新编

实用小儿推拿

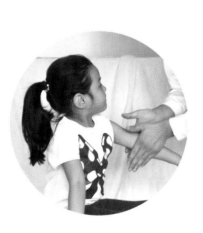

李玉乐　王韵舟　主编

上海交通大学出版社
SHANGHAI JIAO TONG UNIVERSITY PRESS

内容提要

推拿是中国传统医学的重要组成部分,是一种应用广泛、疗效显著、非药物的可起到康复保健作用的外治疗法。

本书共3篇16章。第一篇总论部分简述了推拿学的历史及其演变,详述了推拿与阴阳五行、脏腑经络、营卫气血、筋骨节窍、辨证论治的关系,同时阐述了与美容、药物、气功、针灸等的关系,并收录了编者多年来的行医感悟,颇具创新之意。在第二篇小儿推拿章节中,介绍了小儿生理病理的基本特点、小儿推拿的常用手法、小儿推拿的常用穴位和部位以及小儿常见疾病的额推拿治疗方法等。在附篇章节,介绍了推拿歌赋选、临床常用方剂、足部按摩法、耳穴按摩法等内容,以供读者参阅。

本书可供从事小儿推拿临床、教学、科研工作者学习参考。

图书在版编目(CIP)数据

新编实用小儿推拿/李玉乐,王韵舟主编. —上海:
上海交通大学出版社,2021.11
ISBN 978 - 7 - 313 - 24684 - 4

Ⅰ.①新… Ⅱ.①李…②王… Ⅲ.①小儿疾病－推
拿 Ⅳ.①R244.15

中国版本图书馆 CIP 数据核字(2021)第 139089 号

新编实用小儿推拿
XINBIAN SHIYONG XIAOER TUINA

主 编:李玉乐 王韵舟
出版发行:上海交通大学出版社
邮政编码:200030
印 制:上海四维数字图文有限公司
开 本:787mm×1092mm 1/16
字 数:432 千字
版 次:2021 年 11 月第 1 版
书 号:ISBN 978 - 7 - 313 - 24684 - 4
定 价:108.00 元

地 址:上海市番禺路 951 号
电 话:021-64071208
经 销:全国新华书店
印 张:17.25
印 次:2021 年 11 月第 1 次印刷

赠王健 李玉米 弟子存念

小儿推拿华夏特有，国医瑰
宝必延弘扬中医专艳传承创
新，保健幼童天佑大德，兰已
青芳，竹稳致远。

庚子杏月　　师睿强

编 委 会

序　一

　　著名中医药学专家、齐鲁推拿流派学术思想传薪者、济南市中医药学会推拿专业委员会主任委员、济南市中医医院推拿科主任卞春强同志的学术继承人王健及李玉乐两位医师的新著《新编实用小儿推拿》一书即将付梓之际，谨表衷心的祝贺。

　　中国医药学是中华民族文化遗产的重要组成部分，是中华文明遗产中的瑰宝，针灸推拿医术更是瑰宝中的奇葩，以其独特的功能与临床疗效，屹立于世界医林之中，熠熠生辉。

　　卞春强主任医术源于祖传，从医50余年。他聪明智睿，尊拜名师，勤学苦读，倾心专业，坚持临床，教研结合，桃李芬芳，硕果颇丰，曾主编撰写《齐鲁推拿医术》《中国现代推拿》《中国推拿与临床》《健康美容按摩》等著作15部，并有4部译成外文，发行世界。他不断总结发表专业论文，参与各种学术活动等，形成了"齐鲁推拿"学术思想流派的核心内容。概括言之，可谓：以经典指导临床，从临床总结经验，不断升华形成新的学术思想；辨证论治，辨证施术，以灵活的手法，严格的操作，从而获得可靠的疗效；立足于国内，并经常走出国门，服务于世界，影响深远。

　　卞主任既是老师也是榜样，名师出高徒。李玉乐与王健两位医师师承卞主任，是卞主任的得意门生，他们亦师亦友。两位医生都各自出生于中医世家，皆有家传的基因，自幼承其家学，又得以名师的言传身教，在跟师、随师的临床实践中不断地总结、升华从而提高了疗效。两位医师踏踏实实、精益求精地学习中医药学知识，刻苦钻研，宗古创新，可以说是青出于蓝而胜于蓝了。愿卞春强主任杏林满园春，更希望广大岐黄传人不断更新理念，用自己的技术造福于社会，为人民群众的健康作出更大的贡献。

　　吾与春强主任在一个单位工作生活已历53年之久，共同研习，相互交流，引为知己，对两位医师也非常熟悉，对他们取得的成绩深感欣慰，谨以贺喜之意，是为序。

迟景勋

2020. 12. 1 修改

序　二

  小儿推拿是推拿医术的重要组成部分,是中医学宝库中的奇葩,是独具特色、立于世界医学之林的一道靓丽的风景,我们为传承了祖先留下的宝贵遗产而自豪。

  我在从医、授业、治学方面以严谨、踏实、博学、敬业为宗旨。遵从古训,有教无类,并以中国传统文化的道德标准要求自己和弟子。在为人处世方面要做到严于律己,宽以待人,以善为本,以和为贵,以孝为大,以成为用,养浩然之正气,修人身之本领。在为学方面则要求弟子掌握"全中医"医技,即既会用针灸、推拿,又会运用中医中药治疗内、外、妇、儿、骨伤等各种病证;既会养生保健,也需知晓气功导引。只会用一招一式、一方一药者,这不是真正的中医学家的标准。我是这样,也要求我的弟子也要做到这样。

  我与李玉乐、王健两位主编的师徒关系已有35年,他们都是六代家传的中医世家。祖训告诫他们"万般皆下品,唯有医德高",要做德心仁厚、善心良行的好医生。继承传统也必须博学新知,为求真才实学,35年前他们拜我为师。他们随我一起治病救人,出国进行学术交流,编书著述。我是看着他们一步步成长起来的。他们潜心钻研医术,总结家传经验,在前人的基础上,不断继承并发扬光大,"德安堂祖传中医"被评为连云港市非物质文化遗产。他们俩也是齐鲁推拿流派的传承者。

  古人曾说:"三年访师,三年访徒。"实践验证了他们是真心拜师,我也是真心教徒。师徒缘分实现了"师徒如父子"的亲密关系。弟子们清楚他们的责任,对于家族,他们是第六代非物质文化遗产的传承人,有承上教下的任务。为了走中西医结合的发展道路,二位弟子毅然支持子女赴英国留学,学习了生物医学专业,并选择了将癌症治疗作为研究方向。走中西医结合的发展道路,这是中国医学进一步发展的必然之路。

  成功总是留给有准备的人。跟我学习30多年来,他们留心学、细心研、决心未变,勤于技,重笔耕、善总结,已成习惯。"积土成山,风雨兴焉",他们已到了可以编书著述的程度了。"蓝已青矣",理应如此。

  常言道,孩子看着是自己的好。师父永远喜欢有作为的弟子,我们师徒缘分也许是前世安排的,有此一缘,我欣慰、高兴、骄傲!用我曾写的一首《愿做门前上马石》诗作为结尾:

才高不必逞豪强,烛尽无需忆辉煌。

愿做门前上马石,托起后生快飞扬。

卞春强

2021 年 2 月 16 日

前　言

　　本书是一部集传统医学小儿推拿精华与现代医学理论、融科学性与实用性为一体的现代小儿推拿学专著。本书简要介绍了小儿推拿的发展简史、小儿生理、病理特点和诊断方法，重点介绍了小儿推拿的 90 多种推拿手法、常用推拿部位、常用穴位的位置及功效等，并提供了 20 余种针对小儿常见病的治疗小验方。此外还介绍了小儿保健常识和保健按摩方法，以及有关推拿歌诀。

　　推拿疗法，也称按摩疗法，是祖国医学的重要组成部分。早在 2000 多年前的中医经典著作《黄帝内经》中，就已经有了用按摩治病的记载。推拿疗法概括而言，其具有简、便、廉、验的特点。具体而言，一者，推拿疗法操作简便，所需设施简单，一桌一椅即可，故而经济实用；二者，推拿疗法疗效好，患者痛苦小，且无药物之毒、针刀之苦，容易为患者所接受；三者，推拿对医师而言易学，易操作；因此，推拿疗法广受医师和患者的欢迎。

　　儿童是祖国的未来，民族的希望。一个强盛的国家，一个伟大的民族，必须重视对儿童德、智、体、艺等多方面的培养。健康必须从儿童抓起，传统医学在这方面已有经可查，有验可用，这也是祖国医学留给我们的一份宝贵文化遗产。

　　然而，随着社会的发展，各种致病因素对人体造成的危害也愈加严重，各种新老病毒都在以不同的方式威胁着儿童的身心健康。此外，由于各种不良生活方式所导致的肥胖、哮喘、性早熟等疾病也严重威胁着儿童的身心健康。面对这些疾病，只有做好防范，才能保护好儿童，防患于未然。而小儿推拿正是保护儿童健康的最佳选择之一。

　　从事小儿推拿治疗，医师必须具有深厚的中医理论知识，能够正确地进行诊断和辨证，根据疾病的病位、性质、严重程度等制订正确的治疗方案。选穴位，定程序，施手法，料预后，看似简单，实则要求医师具有高度的责任感、扎实的基本功，运用聪明才智，精心施术，才能完成治疗。为继承发扬祖国医学遗产，总结编者几十年来学习与临床实践经验，我们组织编写了这本《新编实用小儿推拿》。全书共分 3 篇 16 章。总论章节，简述了推拿学的历史及演变；详述了推拿与中医基础理论中阴阳五行、脏腑经络、营卫气血、筋骨节窍、辨证论治的关系，以及推拿治疗原则与治法、推拿练功及推拿常用的介质与工具、推拿的适应证与禁忌证等。在第二篇小儿推拿章节中，对小儿推拿常用手法、常用穴位及部位等做了详细阐述，并以图文并茂的形式，详述了 20 多种小儿常见疾病的推拿治疗方法。在附篇章节，选录了部分小儿推拿歌赋及内外科常用药物及方剂，并简要介绍了小儿足部按摩法、耳穴按摩法，以供读者参阅。全书为方便读者学习理解和掌握，附有照片及图片 100 余幅。本书可供小儿推拿工作者在临床、教学、科研工作中学用参考。

本书的编写是在繁忙的临床工作之余完成的,由于编者水平有限,错误及纰漏之处在所难免,恳请读者批评指正,以助提高。

在本书编写的过程中,承蒙原《中国现代推拿》一书顾问、著名中医外科专家迟景勋院长关怀,百忙中作序,对此表示衷心感谢。承蒙恩师卞春强教授题字、作序并鼓励,一并致以深深的谢意。承蒙著名摄影家郝蔚为本书摄影并配图,在此表示衷心的感谢!对李氏第四代传人王同莲,德安堂祖传中医第五代传人王承文,师母曲桂珍,师弟张春生、李良修,好友王闪亮、许荣良、顾晓群、李玉鸽、李小可等给予本书的关心和帮助,在此也表示衷心的感谢!

编　者

2021 年 2 月 19 日

目　　录

第二篇 小儿推拿

第三篇 附 篇

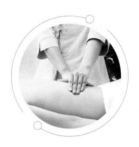

第一篇

总　　论

第一章 推拿简史

第一节 推拿简介

推拿是在中医学理论的指导下,应用手或肢体的其他部位,在患者体表特定的部位和穴位上,施以特定的技巧动作,达到防治疾病目的的一种方法。

推拿又称按摩,古代称为按跷、案扤及爪幕等,其名称目前称谓不一,如北方称为"按摩",南方称为"推拿",中原地区则称为"推按"。对于推拿的概念,前人做过不少的阐述,如《史记索隐》注:"跷者,谓为按摩之法,夭跷引身,如熊顾、鸟伸也;扤,音玩,亦谓按摩而玩弄身体使调也。"《圣济总录》载:"可按可摩,时兼用之,通谓之按摩。"张介宾云:"按,捏按也;跷阴即阳跷阴跷之义。盖谓推拿溪谷跷穴,以除疾病也,病在肢节故用此法。按跷谓按摩肢节以行导引也。"吴鹤皋注云:"手摩谓之按,足踏谓之跷。"《医故》中说:"夫古之按摩,皆躬自为之,振、挨、顿、拔、授、捺、拗、伸,通其百节之灵,尽其四肢之敏。"

推拿这一名称首见于明代,当时的《小儿推拿方脉活婴秘旨全书》《小儿推拿秘诀》等著作就把按摩改称为推拿。这一名称的演变,本身就体现了这一疗法的发展和人们对手法认识的提高,可以说由按摩改称推拿,是推拿发展史上的一个很大的飞跃。

推拿是人类最古老的一种疗法,又是一门年轻而有发展前途的医疗科学。从有人类开始,人们为了生存,从事劳动,并与自然界不利因素做斗争,艰巨的劳动使损伤和疾病成为人们生活中的主要威胁。在实践中,人们逐渐发现推拿能使疼痛减轻或消失,在此基础上,人们逐渐地认识了推拿对人体的治疗作用。

推拿是一种物理疗法。它适用于伤科、内科、外科、妇科、儿科及五官科等疾病,属于中国医学的外治法范畴。

第二节 推拿发展简史

推拿是我国劳动人民在长期与疾病做斗争中逐渐认识和发展起来的一门科学。1973 年底,长沙马王堆 3 号汉墓出土的《五十二病方》记载了我国医药学史上最早的药摩与膏摩。早在 2000 余年前的春秋战国时期,按摩疗法就被广泛地应用于医疗实践,当时民间医生扁鹊运用按摩、针灸,成功地抢救了尸厥患者。我国最早的医学著作,秦汉时期的《黄帝内经》中记载了按摩可以治疗痹证、痿症、口眼歪斜和胃痛等,并描述了有关的按摩工具,如"九针"中的"圆针""锓针"。可见那时按摩和针灸的关系较为密切,常常结合使用。《素问·异法方宜论》载:

"中央者,其地平以湿,天地所以生万物也众,其民食杂而不劳,故其病多痿厥寒热,其治宜导引按跷者,故导引按跷者,亦从中央出也。"这里的中央即我国的中部地区,相当于今之河南洛阳一带。可见,我国的按摩最早发源于河南洛阳地区。我国第一部按摩专著《黄帝岐伯按摩十卷》(已佚),也是出现在秦汉以前,是推拿疗法已被普遍应用的证明。

名医华佗将按摩的方法加以发展。《华佗别传》中记载华佗治一人"若头眩,头不得举"时,"使濡布拭身体""以膏摩立愈"。名医张仲景在《金匮要略》一书中指出:"若人能养慎,不令邪风干忤经络;适中经络未流传脏腑,即医治之,四肢才觉重滞,即导引、吐纳、针灸、膏摩、勿令九窍闭塞。"就是说如人能很好地调养自己,使自己不生病。或已生病,但尚未传入内脏,只停留于经络、四肢之际,就练习气功中的动功、吐纳功,用针灸、按摩等方法加以治疗,可不让病邪内传闭塞九窍。说明那个时期按摩已经是预防和治疗疾病的重要手段。

魏晋南北朝时期(220—589年),葛洪的《抱朴子·遐览篇》中提到《按摩导引经十卷》(现已佚)。《肘后备急方》中提到用指掐虎口治咽痛以及"令爪病人人中治卒死"的按摩方法。这个时期,中国按摩术传到了国外。

隋唐时期(581—907年)是按摩兴旺时期。隋《百官志》中记有:"太医院有主药二人,……按摩博士二人",从行政上设置了按摩专科,并授予一定职务。巢元方在《诸病源候论》中讲述每种病候之后,不录汤药治法,专论导引、按摩的方法。杨上善的《黄帝内经太素》也有按摩的记载。唐代设立了按摩科,并对按摩医生划分了等级,分为按摩博士、按摩师、按摩工、按摩生。如《旧唐书·职官志》中说:"太医院掌医疗之法,承之为二,其属有四,……三曰按摩,皆以博士以教。"《新唐书·百官志》说:"按摩博士一人,按摩师四人,……掌教按摩导引之法以除疾病,损伤折跌者正之。"《唐六典》说:"太医署有按摩工五十六人,按摩生一百一十五人。"由此可知,按摩已列入医学教育的范围。孙思邈《千金要方》中的"老子按摩法""天竺国按摩法"等介绍了许多气功按摩方法。天宝年间(742—755年),按摩术传入日本、朝鲜、印度等国。隋唐时期的按摩主要是自我按摩。按摩与药物的相互配合,也就是在施行按摩手法的同时,在人体的体表涂上用中药制成的膏剂,既可以防止按摩过程中损伤皮肤,又可使药物和手法的功效相得益彰。当时常用的膏类药剂有莽草膏、丹参膏、乌头膏、野葛膏、陈元膏及木防己膏等,这就是膏摩法。如《外台秘要》说:"如初得伤寒一日,苦头痛项强,宜摩之佳。"《诸病源候论》说:"相摩拭目,令人目明。"《肘后备急方》云:"救卒中恶死,……令爪其病人人中,取醒。"

宋金元时期(960—1368年),按摩运用的范围更加广泛。如宋代医生庞安时"为人治病率十愈八九……有民家妇孕将产,七日而子不下,百术无所救……令其家人汤温其腰腹,自为上下按摩,孕者觉肠胃微痛,呻吟间生一男子",运用了按摩法催产。这个时期中又比较重视推拿手法的分析运用,如《圣济总录》中说:"可按可摩,时兼而用,通谓之按摩;按之弗摩,摩之弗按,按之以手,摩或之兼以药,日按日摩,适所用也。……世之论按摩,不知析而治之,乃合导引而解之。夫不知析而治之,固已疏矣,又合以导引,益见其不思也。大抵按摩法,每以开达抑遏为义,开达则雍蔽者以之发散,抑遏则彪悍者有所归宿。"这种对每个具体手法的分析,进一步提高了对推拿治疗作用的认识。这一时期按摩疗法的发展特点是注重按摩概念的研究和各种适应证中手法运用方式的探讨。

明代时期(1368—1644年)是按摩学术发展的第二个兴盛时期。当时,封建社会进入发展高峰,但资本主义生产方式已有萌芽。由于新的生产方式的出现,其中中医学的发展也有了很多进步。在推拿方面,设置了按摩专科,而且按摩治疗小儿疾病在临床上已被广泛运用,并积累了十分丰富的经验,形成了小儿按摩独特的体系。按摩在这个时期被改称为"推拿"。小儿按摩最早的著作《按摩经》被收在杨继洲的《针灸大成》内。《按摩经》为陈四明所编。在《按摩经》中陈氏认为在病理上小儿的发病无七情所干,其病多在肝脾两脏,所以其病不在肝经,即在脾经;不在脾经,即在肝经。在诊法上,提出"视病之虚实,虚则补其母,实则泻其子",在经络穴位上,运用掐、揉、按、推、运、搓、摇及摩等18种手法。陈氏认为按摩治疗小儿科疾病是"以手代针之神术也,亦分补泻"。对后世小儿按摩学术的发展起到十分重要的作用。明代另一本小儿推拿专著《小儿推拿方脉活婴秘旨全书》是由太医龚廷贤编著,其中宗钱乙的《小儿药证直诀》的学术思想,对小儿变蒸的病因、病机、推拿穴位、手法及治法进行了阐述,特别是小儿推拿十二法论之甚详,被曹炳章先生誉为"推拿最善之本"。在这个时期出版的小儿按摩的著作还有周岳甫的《小儿推拿秘诀》《补要袖珍小儿方论》等,其中《补要袖珍小儿方论》有"秘传看惊掐惊口授手法诀""穴道诀·手法经络图""男左女右图""穴道脚面图""家传秘诀""总穴图·辨证穴法""入门看法秘诀""杂证诀法""消肿方"等,在以后发行的小儿按摩著作中大部分被录用。

在清代(1644—1911年),太医院不设推拿科,但由于其疗效卓著,受到普通百姓的欢迎,因此在民间仍有较大的发展,陆续有不少推拿专著问世,其中著名的有熊应雄的《小儿推拿广意》,骆如龙的《幼科推拿秘书》,钱怀邨的《小儿推拿直录》,明代周于藩著、清代张振鋆重编的《厘正按摩要术》,夏云集的《考释推拿法》,吴师机著的《理瀹骈文》,夏鼎著的《幼科铁镜》,汪讱庵的《勿药元诠》,王祖源的《内功图说》,孟日寅的《养生謇要》,张映汉的《尊生导养编》,郑文焯的《医故》,陈士铎的《石室秘录》等。这些著作,不但是推拿临床经验的日益积累,而且在理论上也有很大的提高,对推拿的适应证和治疗法则,也有较系统和全面的阐述。

民国时期(1912—1949年),国民政府在1929年召开第一次"中央卫生委员会议",提出了"废止旧医,以扫除医事卫生之障碍"的方针,1936年又提出"国医在科学上无根据",一律不许执业。中医学遭到了严重的摧残,推拿更是濒于湮没。当时从事医疗推拿者寥寥无几,但由于推拿确是一门行之有效的医疗技术,具有强大的生命力,因此在艰难的环境下,推拿在民间还有一定程度的发展。如在一指禅推拿的基础上,发展形成㨰法推拿流派。在练功和武术基础上,逐渐发展形成了平推法推拿或称内功推拿流派。

中华人民共和国成立后,推拿学术经过了几个发展阶段。解放初期至20世纪50年代中期,某些省、市级医院开设按摩科。50年代以后,有些地区开设了推拿训练班、按摩学校或以师带徒的形式培养了一批又一批的专业推拿人员。其治疗的病证扩大到内、外、妇、伤、儿、骨、五官科等。常用推拿手法有60多种。按摩专著有黄厚璞的《按摩术与体育治疗》、江静波的《推拿疗法简述》、苏醒芝的《新推拿法疗效的原理和方法》、《中医推拿学》等。60年代推拿专著有《胃病推拿法》《外伤中医按摩疗法》《伤科按摩术》《中医推拿学讲义》等。70年代的著作有《按摩》《推拿学》《实用小儿推拿学》。各中医院校开设了按摩课。80年代推拿对高血压、冠心病、脑血栓、脑出血恢复期的治疗,疗效有新的突破。此时的著作有孙承南、卞春强编写的《齐鲁推拿医术》、骆竞洪的《实用中医推拿学》、马秀棠的《点穴疗法》、葛长海的《捏筋拍打疗法》、曹仲刚的《指针疗法》、杨希贤的《推拿疗法》、金义成的《小儿推拿学》、林惠珍的《按摩与刮痧》、骆仲遥的《实用推拿疗法挂图》和《推拿入门》、李永昌的《中国按摩术》等著作。推拿具有独特的医疗作用,目前已引起国际医学界的重视,许多国家都已开展对这方面的研究工作。古老的推拿疗法,正在为人类的医疗保健事业作出新的贡献。

第二章 推拿基础理论

推拿疗法主要是以阴阳五行、脏腑经络、营卫气血等为基础理论,以四诊八纲、辨证论治为指导思想,运用不同的手法通经络、平阴阳、和营卫、调脏腑、理气血来达到治疗疾病的目的。随着中西医学的发展及其他学科的发展,一些新的理论,如热力学理论、系统论、控制论、信息论等理论也逐步渗透进来。因此,推拿医学的发展,更好地证实了其本身的科学性。

第一节 现代医学与中医学对推拿作用原理的认识

一、现代医学对推拿作用原理的认识

推拿疗法在我国历史悠久,具有简、便、验、廉等特点,是治疗各科疾病行之有效的方法。推拿是通过手法作用于人体体表的特定部位,以调节机体的生理、病理状况,从而达到治病目的的一种医疗方法。就是说,医生通过手法所产生的外力,在患者体表特定的部位或穴位上做功,这种功是推拿医生根据病情,运用手或肢体的其他部位,在患者体表特定的部位和穴位上,施以特定的技巧动作所做的有用功,从而起到各种不同的治疗作用。

(一)纠正解剖位置

推拿手法可使腰椎间盘突出症患者的突出髓核产生回纳、部分复位或左右移位,从而改变突出物与神经根的空间关系,使疼痛等症状得以减轻。推拿对关节错位、肌腱滑脱等有关组织解剖位置异常所致的病证,有显著疗效。如脊椎小关节、椎肋关节、足跗关节、骶髂关节错缝及肱二头肌长腱滑脱等,可根据其不同情况,采用相应的推拿手法,使其在推拿所产生的外力作用下,使错位和移位得以还原。

(二)增强血液循环

1. 对血液的影响

(1)加速血液流动:推拿手法作用于患者体表,但力却能传递到血管壁,使血管壁有节律地被压迫、复原,当复原后,受阻的血流骤然流动,使血液流速加快。由于动脉内压力很高,不易压瘪,静脉内又有静脉瓣的存在,不能逆流,故实际是微循环受益较大,使血液从小动脉端流出,向小静脉端的流速得到提高。可见促进微循环内的血液流动,对生命具有重要意义。

(2)降低血液黏稠度:由于血液流速降低,而使血液黏稠度增高,黏稠度的增高又进一步使流速降低,两者如此恶性循环,终使血液凝集、凝固,形成淤血。推拿手法通过有节律的机械刺激,迫使血液重新流动及提高血液流速,也就降低了血液黏稠度,使流速与黏稠度之间进入

了良性循环状态。推拿手法能促进血液循环。因此,已被广泛地用于高血压、冠心病、动脉粥样硬化等病的临床治疗。

2. 对血管的影响

(1)能扩张毛细血管:实验证明,推拿可引起部分细胞内的蛋白质分解,产生组胺和类组胺物质,能使毛细血管扩张开放,使肌肉断面每 1 mm² 中的毛细血管数明显增加,管径增大,改善身体的血液循环。

(2)促进血管网重建:以家兔切断跟腱再缝合,术后进行推拿治疗为例,发现治疗组跟腱断端间有大量小血管生成,而对照组家兔仅跟腱周围组织中有一些管壁增厚并有塌陷的小血管,血管中还有血栓形成。由此可见,推拿能促进病变组织血管网的重建。

(3)恢复血管壁的弹性功能:推拿对体表产生的各种力,可使血管壁上的脂类物质大量地消耗和去除,减缓了血管的硬化,对恢复血管壁的弹性,改善管道的通畅性能,降低血液流动的外摩擦力,都具有一定的作用。

3. 对心脏的影响

推拿治疗心脏疾病已广泛应用于临床。这是因为推拿能使冠心病患者的心率减慢,心脏做功减少,氧耗减少,同时还可使冠心病患者左心室收缩力增加,冠脉灌注增加,从而改善了冠心病患者的心肌缺血缺氧状态。

(三)提高组织温度

安徽中医学院附属医院曾测定患者推拿前后的皮肤温度,发现在推拿局部以及未经推拿的远隔部位,皮肤温度都有升高。由此可见,推拿手法能使毛细血管扩张、开放及血流旺盛,因此可使皮肤温度升高。

(四)闸门学说

闸门学说是 1965 年由 Melzck 和 Wall 最先提出。学说认为在脊髓后角存在有疼痛的闸门控制系统。当细神经纤维兴奋时,能打开"闸门",让疼痛信息通过;当粗神经纤维兴奋时,可关闭"闸门",阻止疼痛信号通过。按照这一学说,推拿镇痛机制有可能在于手法刺激并激活了大量外周粗神经纤维,此信号传入到脊髓后角,抑制了细神经纤维所传导的疼痛信号的传递,从而关闭了疼痛的闸门,达到镇痛之目的。

(五)改变有关的系统内能

某一系统内能的失调,可导致该系统出现病变,而某一系统的病变也必然引起该系统内能的异常。而推拿手法所做的有用功能转换成各种能,并渗透到体内,改变人体有关的系统内能,从而起到治疗作用。如肌肉痉挛者,通过手法使有关肌肉系统内能得到调整,则肌肉痉挛就得到解除;气滞血瘀者,通过手法使气血系统内能增加,加速气血循行,从而起到行气活血的作用,解除了因气滞血瘀引起的各种病证。

(六)信息调整

疾病,既可能是机体在物质、能量方面的异常改变,也可能是机体信息流的异常改变。通过近代生理学的研究证实,人体的各个脏器发生病变时有关的生物信息就会发生变化,而脏器生物信息的改变可影响整个系统乃至全身的功能平衡。通过各种刺激或各种能量传递的形式作用于体表的特定部位,产生一定的生物信息,通过信息传递系统输入到有关脏器,对失常的生物信息加以调整,从而起到对病变脏器的调整作用。这是中医学推拿治疗的依据之一。中医学在信息疗法方面积累了很多实践经验。如在缺血性心绞痛患者的有关俞穴上,用较轻的按揉法治疗,输入调整信息,可起到增加冠状动脉的血供量的作用,从而缓解症状。

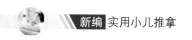

（七）生物全息学说

生物全息学说认为，人体中局部与整体间的信息传导有一定的规律，即任取人体某一局部，它都完整地排列着全身相关的反应点，是全身各器官的缩影。随着生物全息学说的提出，近年来，又兴起了一种新的诊疗疾病的方法——生物全息诊疗法。因此，中医学推拿术中的特殊推拿疗法，如手部、足部、耳部推拿疗法等，不仅积累了丰富的经验，而且古为今用，越来越受到医学界的公认和重视。

二、中医学对推拿作用原理的认识

我国是一个具有 5 000 年历史的文明古国，曾经有过光辉灿烂的古代文明，而在这光辉灿烂的古代文明中，有一颗璀璨的明珠，这颗明珠璀璨了几千年，至今不仅没有陨落，而且更加大放异彩，引起世界许多国家的重视并加以专门研究，这便是中国的古典哲学。它形成了包括政治、经济、军事、文化、道德、宗教、法律、教育、天文、数学、医、卜、星及相等多种学科在内的中国古代文明史。当代量子学权威惠勒曾经这样说："要到中国寻找东方神秘主义，挽救西方科学的没落。"而在中国古典哲学著作中，有两部古今闻名的巨著，这便是"易更三圣"的《易经》和道家学说创始人老子写的《道德经》，这两部书在中国古典哲学中占有统帅地位，分别被推崇为"群经之首"和"大道之源"。《易经》是阴阳学说的始祖，是中国医学的源头。《道德经》创立了"宇宙气化论"的道家学说，它关于"道生一，一生二，二生三"的观点，又大大地丰富和发展了阴阳五行学说这个宝库。这两部书，对以阴阳五行学说为中心的中医学的萌芽、形成和发展，都具有巨大的推动作用。

因此，对中医学的继承、发扬和研究，理所当然地应当追根溯源于《易经》和《道德经》。

（一）易说

阴阳学说是中医学的精髓。《素问·阴阳应象大论》云："阴阳者，天地之道也"，"清阳为天，浊阴为地"，"天地者，万物之上下也"，"水火者，阴阳之征兆也"。由此可见，古人常用"天、地、水、火"作为阴阳的具体的"象"；那么，"象"的观念是从哪里来的呢？阴阳学说又是从哪里来的呢？这就要溯源到中国文化中最古老的典籍——《易经》中去了。

关于《易经》，历来被推崇为"群经之首"，并有"易更三圣"之说。就是说，开始画八卦的，是我们的祖先伏羲，演绎八卦的是周文王，发扬易学精义的，则是孔子。

那么，《易经》的"易"字，到底是什么意思呢？东汉魏伯阳著的《周易参同契》认为"日月谓之易"，也就是说，"易"字为上日下月的象形。我们知道，日为阳，月为阴，上为阳，下为阴，上日下月为易，即是阴阳之义，《易经》就是专门研究阴阳的古籍。它是阴阳学说的始祖，是关于宇宙间万事万物变化规律的一部书籍。中医学中的阴阳学说，便起源于此。

《易经》从乾坤两卦开始，错综重叠，旁通漫衍，由八卦演变为六十四卦，循此再加演绎，层层推广，便多至无数，大至无穷。阴阳的互相制约、消长转化、对立统一等多种变化规律，都在这古老的卦爻中表现出来。如果归纳卦爻内在的交互作用，便可发现，乾、坤、剥、复、睽、家人、归妹、渐、姤、夬、解、蹇、颐、大过、未济、既济这十六卦，在六十四卦的交互中，每卦都出现过四次，再由此十六卦求其内在的交互作用，便是乾（☰）、坤（☷）、未济（☵）和既济（☲）四卦，每卦各出现过十六次。由此而知，在天地之间，只有乾（天）、坤（地）、坎（水）、离（火）代表阴阳的原本功能。这便是古人用"天、地、水、火"作为阴阳的具体的"象"的原因。

人们经过长期对《易经》的研究认为，易学的内涵，主要包括"理、象、数"三个要点。"理"是属于哲学性的，"象、数"是属于科学性的。"理"是探讨宇宙人生虚无之道、实有之器的能变、所变与不变的原理；"象"是从现实世界的万有现象中，寻求其变化的规律；"数"是根据现象界中实有之器的数理，演绎它的变化过程。由此而知，人事与万物的前因后果。

中医学是渊源于易学的，它吸取了易学"理、象、数"的精华，形成了以阴阳五行学说为中心的中国传统医学，这可以从中医学最早的典籍《黄帝内经》中得到证实。《黄帝内经》结合易理，分别从阴阳五行、脏腑经络、病因病机、诊法、治则及摄生等方面进行了较为系统的论述，确立了一套比较完整的中医学理论体系，奠定了中医学的理论基础。结合易象，提出了以五行为中心的脏象学说，将人体分为五大生理、病理运动系统，这五大系统既相互生化，又相互制约，共同维持着一个动态的生理平衡。如张景岳云："造化之机，不可无生，也不可无制，无生则发育无由，无制则亢而为害。"如果五行的生克失其常度，这个动态平衡即被破坏，这时就成为病理状态。如《素问·五运行大论》所云："气有余，则制己所胜而侮所不胜；其不及，则己所不胜，侮而乘之，己所胜，轻而侮之。"

先贤还将易学中的八卦引入小儿推拿，以小儿的掌心为圆心，从圆心至中指根横纹约 2/3 处为半径所作圆周，称为内八卦；掌背外劳宫周围，与内八卦相对处称为外八卦。以拇指用运法，顺时针方向掐运，称为运（内、外）八卦，运内八卦能宽胸利膈，理气化痰，行滞消食，主要用于痰结喘嗽、乳食内伤、胸闷腹胀、呕吐纳呆等症；运外八卦能宽胸理气，通滞散结，临床与它穴配合治疗胸闷、腹胀、便结。八卦，是指八个方位而言，以小儿中指根处为离，它的对面便是坎，按顺时针方向排列，便出现乾、坎、艮、震、巽、离、坤、兑八卦。如《保赤推拿经》曰："运内八卦，从坎到艮左旋推，治热也治吐。从艮到坎右旋推，治凉也治泻。掌中：离南，坎北，震东，兑西，乾西北，艮东北，巽东南，坤西南。"

另外，中医学中的五运六气学说、子午流注学说，都是受易数的启发而提出来的。易学蕴涵着数学的规律，这就是它具有强大生命力的原因。它既是哲学，又是科学，既可凭意识的思维观念来类比推断，又可用科学的象数理论来分析计算，这是世界上任何一门学科无法比拟的。国内外的数学大家，用现代数学去研究易学的卜筮，发现 5 000 年以前的占卜就已经应用了现代数学的许多规律，电子计算机的发明者，所应用的二进制计数方法，就是渊源于易学的阴阳规律。可惜的是，中医学的先哲们，虽成功地将"理、象"运用到了中医学中，却对易数的发挥甚少。虽然《内经》中有"三阴俱搏，二十日夜半死，二阴俱搏，十三日夕时死"以及"大骨枯槁，大肉陷下，胸中气满，喘息不便，其气动形，期六月死，真藏脉见，乃予之期日"的关于生死预后具体日期的论述，但比起它对"理、象"的发挥是微不足道的。中医学对"数"的阐发甚少，是它的哲学性大于科学性的原因，也是它迟迟不能与现代科学接轨的原因，也期待中医学的后学们，将易数之学引进中医学，使这棵千年古树，再生新枝，使之与《易经》一样，成为集"理、象、数"于一身的具有强大生命力的一门学科。

（二）道家学说

"道"是我国古代圣贤老子在其不朽著作《道德经》中提出的一个关于宇宙本原的概念。老子认为"道"是万物万事的原始材料，是先天一炁，混元无极，是宇宙中的能量，太空中的气场，是其大无外，其小无内，至简至易，至精至微，至玄至妙的自然始祖，是万殊之大宗。如《道德经》曰："有物混成，先天地生，寂兮寥兮，独立而不改，周行而不殆，可以为天地母，吾不知其名，字之曰道。"也就是说：有物混然一体，先于天地而存在，无音声，无形象，独一无二，不停地循环运行，可以为天下万物之母，我不知道它的名字，就称它为道。

道是宇宙的本原，当然也是阴阳的本原。道涵阴阳，是阴阳二气的中和、平衡与统一。道产生了混沌而阴阳未分的一，由一再分为阴阳二气，阴阳再产生天地万物。《周易》云："一阴一阳谓之道。"《淮南子》曰:"道始于一,一而不生,故分为阴阳,阴阳合而生万物。"古人所说的无极生太极,太极生两仪,也是此义。无极即"道",它无形无象,无音无声,无臭无味,无热无寒,无左无右,无前无后,无内无外,无始无终,无边无际,无情无思,无善无恶,恍恍惚惚,杳杳冥冥,无征兆,无端睨,至虚至空,由它产生太极。太极是无极在极小点上的变化场,它含阴阳而未分,由太极分而生两仪,即阴阳,阴阳生万物。《素问·阴阳应象大论》云:"阴阳者,天地之道也,万物之纲纪,变化之父母,生杀之本始,神明之府也。"阴阳二气相互制约,相互转化,此盛彼衰,此消彼长,是一切事物不断运动、变化和发展的根源,阴是寒,阳是热,阴阳即寒热,它们一正一负,一切相反,彼此抵消中和为中性的混沌——道。

道是无极,阴阳则是太极,道是无,阴阳则是有,阴阳二气相互凝聚,必然生出无穷的自然万物,自然万物皆分阴阳,阴阳并立,则为太极。因此,太极是相反的、对立的矛盾体。无极生太极,太极归无极,两者是纵向的派生关系,无极是本,太极是末;无极是母,太极是子;无极是源,太极是流;无极是总,太极是分;无极是全,太极是偏;无极是定,太极是变;无极顺而生太极,太极逆而归无极;无极动而生太极,太极静而归无极。无极与太极的关系,是纵向的派生关系,太极中阴和阳的关系,是横向的对待关系,可以用前者是母子关系,后者是夫妻关系来形容。

《内经》虽言阴阳者天地之道,但在具体运用中还会遇到这样的问题,譬如以方位言,东方为木属阳,西方为金属阴,中央为土,则为中,南方为火属阳,北方为水属阴,中央则不阴不阳为中。《太平经》云:"太虚元气,涵三为一。"道教更有"太一三元"和"三气"之说。此三元说,除了阴阳两端,还有介于两者之间的中性之气。老子也主张"三生万物"。这个"三",即是阴、中、阳三元。五行学说中的木火土金水,在色为青赤黄白黑,黑白为复色,青赤黄则为单色,青为蓝为阴,赤为红为阳,黄为中色。在美学中,红黄蓝为三原色,它们可以合成任何颜色。由此可见,阴阳学说为二元说,五行学说为三元说。实验证实,万物由原子组成,原子则由质子(阳)、中子(中)和电子(阴)三种基本粒子组成。也就是说,在阴阳二气之间,还存在着一种中和之气。《内经》曰:"谨察阴阳所在而调之,以平为期。"这里的"平"即"中"。

综上,道是一元说,阴阳学说是二元说,五行学说是三元说。《道德经》曰:"道生一,一生二,二生三,三生万物。"即是此义。

道的概念是老子提出来的。气的概念也是由老子提出来的。《道德经》中所说的"万物负阴而抱阳,冲气以为和",就是指万物由阴阳二气和合而成。庄子更明确地指出,"通天下一气耳",气化宇宙论乃是老庄的杰作,道即气,气即现代科学所讲的"场",道论其实就是中国古代的场论。爱因斯坦说:"物质是由场强很大的空间组成的……在这新的物理学中,并非既有场又有物质,因为场才是唯一的实在。"推拿作为治疗疾病的手段,并非单纯用力,而是气力结合的功,功即气即场。推拿讲究用心施术,心主神志为神明之官。《庄子》云:"志至焉,气次之。"意即神志为心所动之时,气便随之而行。由此可见,气是受心神支配的,推拿者动其心,调其气,将其柔和之气,冲和之气作用于患者,调动人体的正气,以调整病人身上阴阳之气的偏胜偏衰,使之趋于平衡(中),这才是推拿治病的真正原理。

(三)阴阳五行学说

阴阳五行学说是中医学理论体系的一个重要组成部分,它贯穿于整个推拿理论之中,并有效地指导临床推拿。

阴阳是对自然界互相关联的事物和现象对立双方的概括,它们之间的相互制约、相互转化、此盛彼衰、此消彼长,是一切事物不断运动、变化和发展的根源。这正如《素问·阴阳应象大论》所说:"阴阳者,天地之道也,万物之纲纪,变化之父母,生杀之本始,神明之府也,治病必求于本。"

中医学引进这个理论是因为人与自然界是一个统一整体,在人体内反映着自然界的各种变化结果。人体是一个整体,在阴平阳秘时,才能保持着与自然界的和谐,维持着正常的生理活动。若阴阳的一方面偏盛或偏衰,就会使阴阳失调导致机体发病。

推拿是以人的躯体作为手法施治的对象。因此,了解人体组织结构各部位的阴阳属性,对推拿疗法来说尤为重要。一般说来,凡是活动的、外在的、上升的、温热的、明显的、进行的、功能亢进的都属于阳,反之皆属于阴。如自然界里,天为阳,地为阴;日为阳,月为阴;火为阳,水为阴;热为阳,寒为阴。就人体来讲,上为阳,下为阴;背为阳,腹为阴;六腑为阳,五脏为阴。经络、推拿手法也有阴阳之分,如小肠经、三焦经、大肠经、膀胱经、胆经、胃经、督脉属阳经。心经、心包经、肺经、肾经、肝经、脾经、任脉属阴经。古代按摩八法分阴阳两大类,并提出阳性手法用力较重,叫刚术;阴性手法用力较轻,称柔术。手法较轻、刺激性小、比较柔和、有补益作用的抚、摩、运等手法属阴性手法;手法较重、刺激性大、比较刚劲、有泻下作用的掐、拿、点等手法为阳性手法。如推拿学中有所谓"阴阳掌",即手掌正面为阴掌,背面为阳掌。如《按摩经》说:"男以左手验之,女以右手验之。盖取左手属阳,男以阳为主;右手属阴,女以阴为主。然男女一身,均具此阴阳,左右两手,也须参照。"

《素问·生气通天论》说:"阴平阳秘,精神乃治;阴阳离决,精气乃绝。"《素问·阴阳应象大论》则说:"阳胜则热,阴胜则寒。"尽管疾病的临床表现错综复杂,千变万化,但总不外阴证、阳证两大范畴。

五行,是以金、木、水、火、土5种基本物质的性质及相互关系来划分和说明宇宙万物的性质及相互关系的。它比阴阳对万物的分析和认识更为细致深入。总之,阴阳是宏观地认识宇宙、利用宇宙的工具,而五行则是微观地分析世界、掌握世界的方法。五行是以相生、相克、相乘及相侮的关系,相互滋生,相互制约,在不断的运动状态中维持着相互之间的协调与平衡。

古代医家以五行配五脏为中心,通过经络联系五官、五体、五轮以至全身,说明人体的整体性;并通过自然现象的观察与医学实践联系到五方、五时、五色及五味等,说明人与自然界的统一性。《素问·五运行大论》说:"气有余,则制己所胜而侮所不胜;其不及,则己所不胜,侮而乘之,己所胜,轻而侮之。"推拿治病,即可运用四诊所得的资料,根据五大生理系统的特点及生克乘侮规律,分析、诊断疾病,正如《难经·六十一难》所说:"望而知之者,望见其五色,以知其病。闻而知之者,闻其五音,以别其病。问而知之者,问其所欲五味,以知其病所起所在也。切脉而知之者,诊其寸口,视其虚实,以知其病,病在何脏腑内。"然而,根据"有者求之,无者求之,盛者责之,虚者责之,必先五胜,疏其血气,令其调达,而致和平"及"虚则补之,实则泻之"等治疗原则确定具体治疗大法。如"泻南补北""滋水涵木""佐金平木""补火生土""壮水制火""扶土抑木"等就是根据五行生克规律及临床实践总结出的方法。心肾不交的失眠症,推拿治疗时,在心经上掐神门、灵道、通里、少海,拿腋窝以泻其心火;在肾经上摩腰眼、推脚心(涌泉)、揉三阴交以滋补肾水,即属"泻南补北"之法。

小儿推拿更能体现出推拿与五行的密切关系。小儿推拿时手部的主穴位,大多以五行来命名,如"脾土""肝木""肾水"等穴;有些手法名称也是以五行来命名的,如"运水入土""运土入水"等。其治疗取穴时间更注重五行生克规律。如小儿肺气虚时,推补脾土,即取其培土生金之意。小儿肝木盛,除平肝木外,往往加补脾土,以健脾胃,此即《金匮要略》"见肝之病,知肝传脾,当先实脾"之意,为防止"木克脾土"之法。

总之,阴阳五行学说是我国古代朴素的唯物辩证法,它对中医学的发展起了积极的推动作用。由于历史条件的限制,阴阳五行学说不可避免地存在着一些形而上学的观点。因此,必须一分为二地学习它并正确运用于推拿临床。

(四)脏腑经络学说

脏腑和经络都是人体重要的组成部分。脏腑学说和经络学说是中医学理论体系的核心,是指导临床实践的基础。

经络,即经脉、络脉的总称。经脉是经络系统的主干,络脉是分支,它们纵横交错,网络全身;脏腑,即内脏的总称,包括五脏六腑和奇恒之腑。《灵枢·海论》说:"夫十二经脉者,内属于脏腑,外络于肢节。"不仅脏与脏、腑与腑在生理、病理上有着密切的联系,而且脏腑与五官九窍、四肢百骸等组织器官都有着不可分割的关系。故临床推拿诊治有两方面:一方面可以根据脏腑经络理论诊断疾病,进一步确定治疗方案;另一方面,脏腑经络理论也有助于确定推拿取穴,循经定位。

"有诸内,必形诸外",内脏的病变可表现于外,根据脏腑功能所主,以外在症状可以推断病变属于何脏何腑,从而选取适当的部位或穴位施行手法。在取穴方面,由于经络的相互络属,导致了脏腑病理的互相影响,当某一脏发生病变时,可通过经络影响及他脏,进而影响整体。这时,可根据经络络属关系和疾病转化规律恰当、全面地取穴。经络的传导作用,不但可使内脏病变传之于外,还能将外邪及外来刺激传于里。正如《素问·缪刺论》所说:"夫邪之客于形也,必先舍于皮毛,留而不去,入舍于孙脉,留而不去,入舍于络脉,留而不去,入舍于经脉,内连五脏,散入肠胃……"根据这个作用,推拿治疗时,在体表部位施以各种手法,产生酸、麻、热及胀等得气感,传之于里,即可间接地调节内脏。

脏腑经络理论是我们先辈经过长期临床实践得出的结论,离开脏腑经络学说,推拿将无从下手,所以说只有全面系统地掌握这一理论,才能将之灵活自如地用于临床推拿。

〔附〕 十四经脉循行

手太阴肺经

- 肺手太阴之脉,起中焦,下络大肠,还循胃口,上膈属肺,从肺系横出腋下,下循臑内,行少阴、心主之前,下肘中,循臂内上骨下廉,入寸口,上鱼,循鱼际,出大指之端;
- 其支者,从腕后直出次指内廉,出其端(图2-1)。

手阳明大肠经

- 大肠手阳明之脉,起于大指次指之端,循指上廉,出合谷两骨之间,上入两筋之中,循臂上廉,入肘外廉,上臑外前廉,上肩,出髃骨之前廉,上出于柱骨之会上,下入缺盆,络肺,下膈,属大肠;
- 其支者,从缺盆上颈,贯颊,入下齿中,还出挟口,交人中,左之右、右之左,上挟鼻孔(图2-2)。

足阳明胃经

- 胃足阳明之脉,起于鼻之交頞中,旁纳太阳之脉,下循鼻外,上入齿中,还出挟口,环唇,下交承浆,却循颐后下廉,出大迎,循颊车,上耳前,过客主人,循发际,至额颅;
- 其支者,从大迎前下人迎,循喉咙,入缺盆,下膈,属胃,络脾;
- 其直者,从缺盆下乳内廉,下挟脐,入气街中;
- 其支者,起于胃口,下循腹里,下至气街中而合,以下髀关,抵伏兔,下膝膑中,下循胫外廉,下足跗,入中指内间;

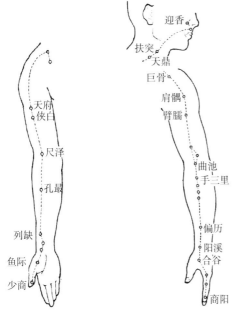

图 2-1　手太阴肺经　　图 2-2　手阳明大肠经

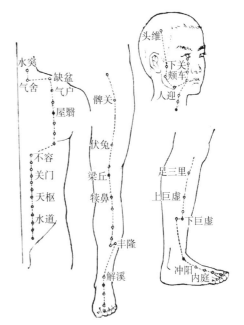

图 2-3　足阳明胃经

◎ 其支者,下廉三寸而别,下入中趾外间;

◎ 其支者,别跗上,入大趾间,出其端(图 2-3)。

足太阴脾经脾

◎ 脾足太阴之脉,起于大趾之端,循趾内侧白肉际,过核骨后,上内踝前廉,上踹内,循胫骨后,交出厥阴之前,上膝股内前廉,入腹,属脾,络胃,上膈,挟咽,连舌本,散舌下;

◎ 其支者,复从胃,别上膈,注心中(图 2-4)。

手少阴心经

◎ 心手少阴之脉,起于心中,出属心系,下膈,络小肠;

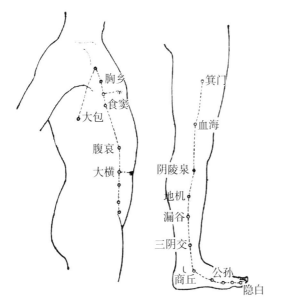

图 2-4　足太阴脾经

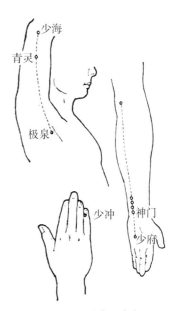

图 2-5　手少阴心经

● 其支者,从心系上挟咽,系目系;

● 其直者,复从心系却上肺,下出腋下,下循臑内后廉,行太阴心主之后,下肘内,循臂内后廉,抵掌后锐骨之端,入掌内后廉,循小指之内,出其端(图 2-5)。

手太阳小肠经

● 小肠手太阳之脉,起于小指之端,循手外侧上腕,出踝中,直上循臂骨下廉,出肘内侧两骨之间,上循臑外后廉,出肩解,绕肩胛,交肩上,入缺盆,络心,循咽,下膈,抵胃,属小肠;

● 其支者,从缺盆循颈上颊,至目锐眦,却入耳中;

● 其支者,别颊,上䪼,抵鼻,至目内眦,斜络于颧(图 2-6)。

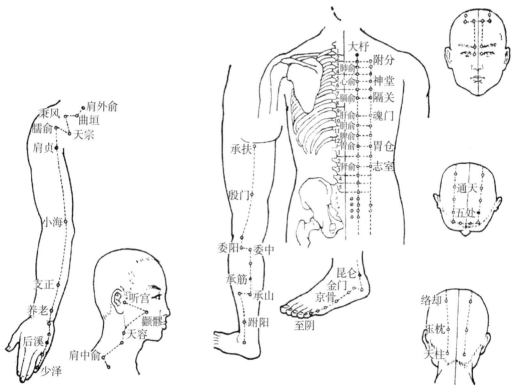

图 2-6　手太阳小肠经　　　　　　　　图 2-7　足太阳膀胱经

足太阳膀胱经

● 膀胱足太阳之脉,起于目内眦,上额,交巅;

● 其支者,从巅至耳上角;

● 其直者,从巅入络脑,还出别下项,循肩膊内,挟脊抵腰中,入循膂,络肾,属膀胱;

● 其支者,从腰中下挟脊,贯臀,入腘中;

● 其支者,从髆内左右,别下贯胛,挟脊内,过髀枢,循髀外,从后廉下合腘中,以下贯踹内,出外踝之后,循京骨,至小趾外侧(图 2-7)。

足少阴肾经

● 肾足少阴之脉,起于小趾之下,斜走足心,出于然谷之下,循内踝之后,别入跟中,以上踹内,出腘内廉,上股内后廉,贯脊属肾络膀胱;

● 其直者,从肾上贯肝膈,入肺中,循喉咙,挟舌本;

其支者,从肺出络心,注胸中(图2-8)。

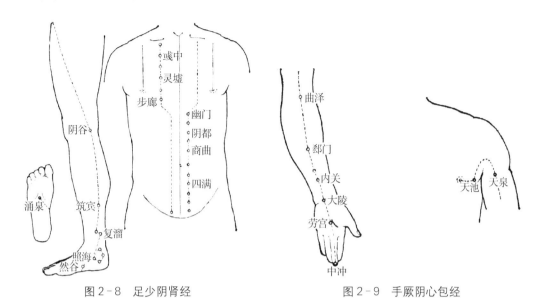

图2-8 足少阴肾经   图2-9 手厥阴心包经

手厥阴心包经

* 心主手厥阴心包络之脉,起于胸中,出属心包络,下膈,历络三焦;
* 其支者,循胸出胁,下腋三寸,上抵腋下,循臑内,行太阴、少阴之间,入肘中,下臂,行两筋之间,入掌中,循中指,出其端;
* 其支者,别掌中,循小指次指出其端(图2-9)。

手少阳三焦经

* 三焦手少阳之脉,起于小指次指之端,上出两指之间,循手表腕,出臂外两骨之间,上贯肘,循臑外上肩,而交出足少阳之后,入缺盆,布膻中,散络心包,下膈,循属三焦;
* 其支者,从膻中上出缺盆,上项,系耳后,直上出耳上角,以屈下颊至𬨎;
* 其支者,从耳后入耳中,出走耳前,过客主人前,交颊,至目锐眦(图2-10)。

足少阳胆经

* 胆足少阳之脉,起于目锐眦,上抵头角,下耳后,循颈行手少阳之前,至肩上,却交出手少阳之后,入缺盆;
* 其支者,从耳后入耳中,出走耳前,至目锐眦后;
* 其支者,别锐眦,下大迎,合于手少阳,抵于(𬨎),下加颊车,下颈,合缺盆,以下胸中,贯膈,络肝,属胆,循胁里,出气街,绕毛际,横入髀厌中;
* 其直者,从缺盆下腋,循胸,过季胁,下合髀厌中,以下循髀阳,出膝外廉,下外辅骨之前,直下抵绝骨之端,下出外踝之前,循足跗上,入小趾次趾之间;
* 其支者,别跗上,入大趾之间,循大趾歧骨内,出其端,还贯爪甲,出三毛(图2-11)。

足厥阴肝经

* 肝足厥阴之脉,起于大趾丛毛之际,上循足跗上廉,去内踝一寸,上踝八寸,交出太阴之后,上腘内廉,循股阴,入毛中,环阴器,抵小腹,挟胃,属肝,络胆,上贯膈,布胁肋,循喉咙之后,上入颃颡,连目系,上出额,与督脉会于巅;

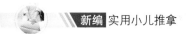

- 其支者,从目系下颊里,环唇内;
- 其支者,复从肝,别贯膈,上注肺(图2－12)。

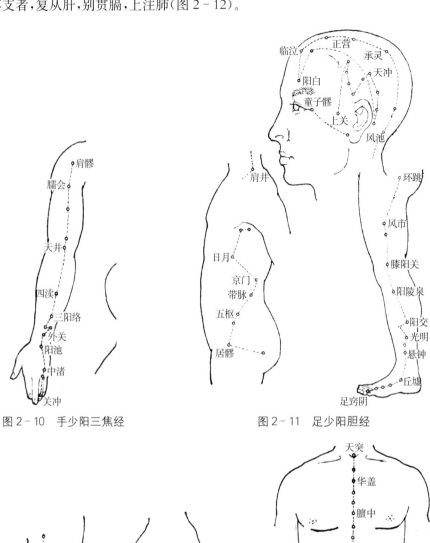

图2－10 手少阳三焦经

图2－11 足少阳胆经

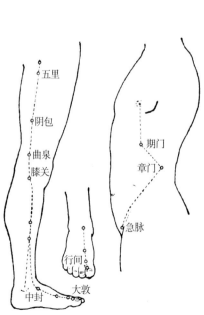

图2－12 足厥阴肝经

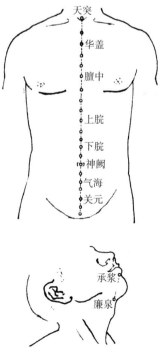

图2－13 任脉

任脉

任脉者,起于中极之下,以上毛际,循腹里,上关元,至咽喉,上颐,循面,入目(图2-13)。

督脉

督脉者,起于少腹以下骨中央,女子入系廷孔,其孔,溺孔之端也,其络循阴器合篡间,绕篡后,别绕臀,至少阴与巨阳中络者,合少阴上股内后廉,贯脊属肾,与太阳起于目内眦,上额交巅上,入络脑,还出别下项。循肩膊内,挟脊抵腰中,入循膂络肾;其男子循茎下至篡,与女子等。其少腹直上者,贯脐中央,上贯心入喉,上颐环唇,上系两目之下中央(图2-14)。

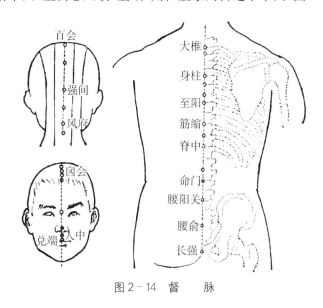

图2-14 督 脉

第二节 推拿治疗的基本原理

推拿属中医学外治法范畴,它具有整复、止痛、温通、补泻的作用,是医生根据病人病情施用手法治疗的一种治疗方法,它是通过推拿手法产生的物理效应作用于人体体表的特定部位,以调节机体内的生理、病理状况,从而达到治疗效果的物理疗法。

物理学认为,力作用于物体上,使物体沿着力的方向移动一段距离,那么这个力就对物体做了功。推拿在治疗关节脱位、肌腱滑脱时,利用的就是这个原理。这是因为脱位的关节、滑脱的肌腱已离开了原来的解剖位置,使其复位,必须对其施以外力,并使其沿着这个外力的方向移动一段距离。所以,所施外力做的"功"是推拿作用的基本原理之一。

物理学还认为,一个物体能够对另一物体做功,那么后一个物体就获得一定的"能量",简称为"能"。"能",分为动能、势能、化学能、热能、电能、磁能、核能等。推拿时,所施的"静止的力",产生的是势能;"运动的力",产生的是动能;由运动而产生的摩擦,形成的是热能。这些"能"传入机体后转换成机体内有关系统所需的内能,从而调整了系统内的脏腑组织的功能。这是因为某一系统内能的失调,可导致该系统出现病变,而某一系统的病变必然引起该系统内能的异常。通过对失调的系统内能进行适当的调整,使其恢复正常,就能起到积极的治疗作用。

现代科学研究证明,当脏器发生病变时,有关的生物信息就会发生变化,而脏器生物信息的改变可影响整个系统乃至全身的功能平衡。通过信息传递系统输入到有关脏器,对失常的生物信息加以调整,从而起到对病变脏器的调整作用。

信息传递的途径有两条:一条是内脏到体表,一条是体表到内脏。这两条途径都要经过神经元、中枢神经和神经递质。

临床经常见到因某一部位解剖位置的失常而使其相应的脏腑发生病变,这是因为某一解剖位置的失常,必然会使有关组织的系统内能和生物信息发生变化,从而造成有关组织器官的病变。对这类病证的治疗就必须根据具体情况用纠正解剖位置的失常和调整信息相结合以及改变系统内能的方法。

总之,推拿治疗的基本原理不外乎是"力""能"和"信息"三方面的作用。

第三节 现代医学对推拿作用原理的研究

现代中医推拿学是以现代医学的神经、循环、内分泌、消化、运动等系统的解剖生理学为基础,结合中医学的经络、穴位、营卫气血等理论来指导手法操作治疗疾病的一门学科。

一、推拿疗法的物理基础

推拿是在中医学理论的指导下,应用手或肢体的其他部位,在患者体表特定的部位和穴位上,施以特定的技巧动作,达到防治疾病目的的一种方法。它是一种物理疗法。因为它不是依靠药物的内吸和外用,而是依靠各种手法作用于人体,引起人体生理、病理的变化而达到防治疾病的目的。因此,推拿治疗首先是机械力学作用,其次才是热力学作用以及生物电与生物场的综合作用。

推拿需要用力,在推拿手法中,按法用的是压力;推法、摩法使用的是摩擦力;振法用的是振动力;叩法用的是爆发力;拿法、捏法、抓法用的则是弹性力。推拿作用力的大小不同所产生的治疗效果也是不同的。当轻度用力时,作用于患者体表的皮肤或皮下组织患部,不发生变形,患者仅有轻微刺激感。经常施抚摩法,能促进局部祛瘀消肿,镇静止痛。当中度用力时,患者有较明显的刺激感或舒适感,温热感。当重度用力时,力量可达深部组织及内脏,患部组织明显变形,患者有强烈的酸、麻、胀、热感,称为"得气"。用力均匀、有节奏地给予轻刺激可镇痛,强刺激有兴奋神经的作用,中度刺激则有调节神经的作用。经研究,推拿手法的方向与血液循环和淋巴循环的方向关系密切。力的作用点的选择对于推拿疗法尤为重要,这是因为经络学说是中医学推拿的理论基础。推拿治疗如果不能循经取穴或取穴不准,都会降低疗效。

推拿过程可产热。根据《内经》中"按之则热气生,热气生则痛止矣"的论述,有人在青年人肩部三角肌按摩 5 分钟,发现被试验者该部皮肤温度推拿后比推拿前升高,最高达 $4.6℃$,可见推拿的热力学作用不可忽视,尤其是对虚寒病或寒邪凝滞所致疾病更为适宜。

推拿不仅能生热,而且还能产生生物电。有人对 3 名正常青年的肩部三角肌推拿 5 分钟,并对推拿前后皮肤电阻的测试结果进行了对比,经统计学处理后,发现有明显差异。说明推拿可以影响皮肤电阻,具有一定的电磁效应。总之,推拿的作用机制的物理因素较复杂,在力、热能、生物电、生物场的综合作用下,起到改善皮肤、肌肉血液循环,加强组织器官的新陈代谢,促进胃肠蠕动,兴奋和抑制神经,纠正错位、镇静、止痛、消炎、解痉及改善循环,调整人体功能和增强机体免疫功能等主要作用。

二、推拿治疗对皮肤、肌肉、关节及肌腱的作用

临床医师运用摩擦类手法直接接触患者的皮肤,可清除局部衰亡的上皮组织,改善皮肤的呼吸和毛细血管的循环,有益于汗腺和皮脂腺的分泌,并使皮肤内产生一种类组胺物质,这种物质能活跃皮肤的血管和神经,使皮肤的血管扩张,改善皮肤的营养,增强皮肤深层细胞的生命活力,从而使皮肤变得光泽美丽而富有弹性。

推拿可使肌肉的张力和弹性增强,使其收缩功能增强和肌力增加,因而有利于肌肉耐力的增强和工作能力的提高。临床上,有人通过一些因外伤所致的"失用性"肌肉萎缩病例的治疗观察,发现推拿不仅能防止或减轻肌肉萎缩,并且还能使其恢复到原有的形态和功能。

在紧张的活动后引起的肌肉水肿、僵硬、紧缩和疼痛,经推拿后,可很快地消除。由此可知,推拿能使肌肉中闭塞的毛细血管开放,因而被推拿的肌肉群能获得更多的血液和营养物质,增强和发挥肌肉的潜在能力。

推拿可使关节周围血液循环增强,使韧带的活动性与弹性增强,使关节滑液凝滞、淤积及关节囊肿胀、挛缩的现象消除。此外,推拿可使关节局部的温度上升,这可消除某些患者关节寒冷的感觉,还有利于因外伤而致的关节功能障碍的恢复。

三、推拿治疗对神经系统的作用

镇痛、镇静是推拿疗法最显著的治疗作用,对其镇痛、镇静机制的探讨,主要来自神经生理学和推拿后引起血液中部分生化成分变化的研究这两个方面。

前文所叙述的"闸门学说",就是指推拿能够引起神经传导阻滞,可一时性地减缓疼痛感觉,从而增强神经系统的自我调整和修复功能。

在20世纪70年代,有人提出大脑皮质中枢干扰学说,认为在中枢神经系统存在着抑制反射。当疼痛冲动传至大脑中央后回时,疼痛可被来自别处而到达大脑同一部位的第2个冲动所抑制。

在这个时期,有人把推拿麻醉应用于甲状腺手术时,发现部分病人手术后血液中的胆碱酯酶比术前增高。乙酰胆碱是致痛物质,而胆碱酯酶能起水解乙酰胆碱的作用。因此,推拿镇痛的效果,与推拿后血液中的胆碱酯酶增高有关。

推拿治疗失眠病人时,患者常常在推拿过程中处于昏昏欲睡状态,部分患者甚至可不时发出鼾声。推拿治疗嗜睡病人时,施术后病人常感头清目明,精力充沛。该现象与推拿手法对神经系统的抑制作用与兴奋作用分不开。不同的推拿手法对神经系统的作用也不同。缓慢而轻的推拿手法有镇静作用;快速而重的手法则起兴奋作用;弱的和短时间的手法可改善皮质的功能,并通过自主神经反射,调整疲劳肌肉的适应性和营养供求状况;长而强的推拿手法则起相反的效果。

四、推拿治疗对循环系统的作用

推拿对循环系统的影响,主要表现在推拿时被作用的体表部位或区域,血液循环呈反射性地增加。曾有人测定过患者推拿前后的皮肤温度,发现被推拿的局部以及未经推拿但有某些联系的远隔部位,皮肤温度均有升高,说明推拿可使周围血管开放,血流旺盛。有人对正常人一侧的委中穴施行推拿,并同时测定双腿推拿前后的血流量,发现推拿单侧穴位后,可引起双侧肢体血流量持续性增加。在进行微循环的研究中,发现推拿具有改善微循环障碍的作用。

推拿能加速血液循环,改善血管功能,因而可使心肌和脑组织的供氧状况得到改善。推拿治疗冠心病时心电图有明显改变。推拿对心律失常者也有一定疗效。有心绞痛发作的冠心病患者,在灵道穴进行推拿,治疗前心电图异常的患者,经治疗后恢复正常者占 33.3%。推拿时由于血管扩张,血流阻力减少,故可减轻心脏负担,心搏变得有力,心搏次数减少。因而,改善了心脏的功能。

推拿能降低血压早就得到国内外医学界的肯定。日本学者对高血压患者进行腹部推拿后,观察到收缩压下降 $0.7\sim2.0\,kPa$,舒张压下降 $2.8\,kPa$。病人经过多次推拿后,血压可恒定在一定水平。由此可见,对高血压患者进行推拿,是行之有效的。

五、推拿治疗对呼吸、消化、代谢的作用

推拿可以直接刺激胸壁并通过神经反射而使呼吸加深。推拿治疗消化系统疾病,疗效显著。如胃肠痉挛性疼痛,包括幽门痉挛、肠道痉挛、胃炎等。治疗时则用较重的刺激手法,按 $T_6\sim T_{12}$ 旁的压痛点(持续刺激 2 分钟以上),则立即止痛。这是因为重刺激对中枢神经起兴奋作用,中枢在兴奋状态下交感神经处于优势,而且选取的部位又是支配病变脏器的脊髓节段,通过自主神经中枢反射,使胃肠交感神经兴奋性提高,从而解除症状。推拿对机体代谢的影响虽不甚显著,但据实验观察,在全身或腹部推拿后,能使氧的需要量增加 $10\%\sim15\%$,并且相应地增加二氧化碳的排出量;对疲劳的肌肉进行推拿,能增加尿液的排泄,但推拿未疲劳的肌肉则无此效果。

六、推拿治疗对血液和淋巴系统的作用

据文献报道,推拿后血液成分有明显的变化:白细胞总数增加,白细胞分类中淋巴细胞比例升高,而中性粒细胞的比例相对减少,白细胞的吞噬能力及血清中补体效价也有所增加,红细胞的总数在推拿后可少量增加。如有人对一些营养不良性贫血患儿进行捏脊一个疗程后,发现患者血红蛋白、血浆蛋白、血清中蛋白酶均有增加,认为捏脊有促进造血功能的作用。南京中医药大学针灸研究室,观察了推拿对急性软组织损伤病人血浆单胺类物质的影响,在推拿前和推拿后 30 分钟分别取血测定,结果表明,血浆中单胺类物质水平与推拿作用密切相关,血浆中 5-羟色胺(5-HT)含量比推拿前增加,儿茶酚胺(CA)含量比推拿前减少,且增加量比减少量越显著,则疗效越好。

推拿对淋巴循环系统的影响:在推拿过程中,可促进淋巴液回流,加快淋巴循环,有助于水肿的吸收。

第四节　推拿与营卫气血的关系

营卫气血是构成人体的基本物质,是组织器官进行新陈代谢的物质基础,是维持人体正常的生理活动的不可缺少的物质成分。

营即营气,是与血共行于脉中之气。营气富于营养,故又称"荣气"。营与血关系密切,可分而不可离,故常并称"营血"。营气,主要来自脾胃运化的水谷精气,由水谷精气中的精华部分所化生。营气是较清柔的部分,行于脉中,有化生血液和营养周身的作用。故《灵枢·邪客》说:"荣气者,泌其津液,注之于脉,化以为血,以荣四末,内注五脏六腑。"卫气,是运行于脉外之气。它是人体一切生命活动的物质基础和功能活力,与血相对而言则偏于阳气、功能的一面,

如《难经·八难》说:"故气者,人之根本也。"血是在脉管中流动的红色液体,来源于中焦水谷精微,如《灵枢·决气》云:"中焦受气取汁,变化而赤,是谓血。"《难经·二十二难》说:"气主煦之,血主濡之。"

营卫气血的生成、运行和分布与五脏六腑的关系密切。气是维持人体生命活动的最基本物质,有先天之气与后天之气之分,先天之气即肾气,后天之气即脾胃之气及肺主呼吸之气,人体赖先天之气以蕴化,依后天之气以供养,故气与肾、脾、肺三脏不可须臾相离。肾藏精,精化血,心主血,肝藏血,脾统血,肺朝百脉,各司其职,气血与五脏功能有密切关系。总之,营卫气血的生成,运行和分布是脏腑生理活动的结果,只有脏腑功能协调旺盛,才能保持气血的正常化生和输布,若脏腑功能失调,则气血来源不足,运行就会失常。推拿作用于人体体表,通过调整内脏功能,来保证气血的生成和运行。

生命在于运动。气血也是在人体内不停地运动着,气的最基本的运动形式是升降出入,人体各个脏器都参与升降出入的运动。故《素问·六微旨大论》说:"升降出入,无器不有。"如肝气郁结、胃气上逆、脾气下陷、肺气壅塞等均为升降失调所致。临床根据不同的表现,施以相应的手法,达到升降出入的目的。如肝郁气滞证,临床推拿由上向下搓摩两胁部,分推膻中、肘运环跳等,可疏肝理气,使之痊愈。气为血之帅,血为气之母,气行则血行,气滞则血瘀,血的运行受气的推动,气血运行全身营运各部,使筋骨劲强,关节滑利。而气血的运动又依赖经脉的运行作用。《灵枢·本脏》云:"经脉者,所以行血气而营阴阳、濡筋骨、利关节者也。"《医宗金鉴·正骨心法要旨》又说:"因跌仆闪失,以致骨缝开错,气血凝滞,为肿为痛,宜按摩法,按其经络,以通郁闭之气,摩其壅聚,以散瘀结之肿,其患可愈。"推拿可通经活络、补虚泻实、扶正祛邪、活血祛风、畅通气血,故用推拿方法常获得满意的疗效。

推拿能调节内脏,使营卫气血化生旺盛,使人精神倍增。这是因为气和血是神志活动的物质基础。《素问·八正神明论》指出:"血气者,人之神。"气血充盈,才能神志清晰,精力充沛。故推拿与营卫气血有着密切的关系。

〔附〕经络是气血津液的运行通道

人体的气血津液来源于水谷,化生于中焦,并由经络系统运行到全身各处,内至脏腑,外达皮肉筋脉、四肢百骸,起到温煦濡润等作用,以维持人体的正常生命活动。《灵枢·营卫生会》云:"人受气于谷,谷入于胃,以传于肺,五脏六腑皆以受气,其清者为营,浊者为卫,营在脉中,卫在脉外,营周不休",《素问·痹论》又云:"荣(即营)者,水谷之精气也,和调于五藏,洒陈于六府,乃能入于脉也,故循脉上下,贯五藏,络六府也。卫者,水谷之悍气也,其气慓疾滑利,不能入于脉也,故循皮肤之中,分肉之间,熏于肓膜,散于胸腹。"

据以上论述,营血由中焦化生而成,入于血脉之中,随经络运行周身,贯通五脏,联络六腑,对全身各组织器官起到营养和滋润的作用。如《内经》云:"肝受血而能视,足受血而能步,掌受血而能握,指受血而能摄""血脉和利,精神乃居。"

卫气慓悍而滑疾,不能入于血脉之中。关于它的运行,近年来人们通过对《内经》经文的研究,得出这样的理论:即卫气运行在间隙之中,所谓"皮肤之中,分肉之间"是指体表的分肉间隙,"肓膜""胸腹"是指体内的器官间隙、组织间隙,卫气在这些间隙中运行,起到"温分肉,充皮肤,肥腠理,司开阖"的作用。卫气循着间隙运行到哪,就对哪里的结缔组织、神经、血管、淋巴、组织液和器官、组织、细胞起到激发作用。这种激发作用,对人体的生理功能来说,便是推动、温煦、气化和防御的作用。通过这种激发作用,可以促进人体的新陈代谢。

关于津液,《素问·经脉别论》有这样的论述:"饮入于胃,游溢精气,上输于脾,脾气散精,上归于肺,通调水道,下输膀胱,水精四布,五经并行。"水液入于胃后,经过脾的输转、肺的宣降,其水精可随经络四布,起到外濡皮毛、肢节、孔窍,内润脏腑骨髓的作用,《灵枢·决气》云:"腠理发泄,汗出溱溱,是谓津。谷入,气满淖泽,注于骨,骨属曲伸,泄泽,补益脑髓,皮肤润泽,是谓液。"津液还有许多不同的表现形式,如《素问·宣明五气》曰:"心为汗,肺为涕,肝为泪,脾为涎,肾为唾。"就是说,五脏心肺肝脾肾所化生的津液,分别以汗、涕、泪、涎、唾的不同物质形式表现出来,又各自完成其各自不同的生理功能。古书中还将津液称之为水。《素问·逆调论》说:"夫水者,循津液而流也,肾者,水脏,主津液。"那么,津液到底是什么物质?关于它的研究,有这样的结论:认为它包括器官间液、组织间液、细胞间液、淋巴液、精液、前列腺液及女子带下等,此外,还有其他一些分泌物。这些液体物质都是津液的组成成分。

《内经》云:"营行脉中,卫行脉外",这里的"脉"指的是什么,是经脉还是血脉。若是血脉,而《灵枢·经水》为何又云:"经脉者,受血而营之。"若是经脉,《灵枢·经水》却又曰:"经脉十二者,外合于十二经水,而内属于五脏六腑……夫经水者,受水而行之",如是则经水(即津液)也行于经脉之中,若卫气独行于经脉之外,为何又有卫气"昼行于阳经,夜行于阴经"的说法呢?关于经络的现代研究作出了这样的回答:在十四经脉(包括任督二脉)和十五络脉之中,营血、卫气、津液各行其道,营血运行的通道是血管系统,沿这个系统它可以"循脉上下,贯五脏,络六腑";卫气运行的通道是结缔组织,此系统中的卫气"循皮肤之中,分肉之间,熏于肓膜,散于胸腹";津液运行的通道是淋巴系统。《灵枢·经水》曰:"凡此五脏六腑十二经水者,外有源泉而内有所禀,此皆内外相贯,如环无端。"人体是一个结构复杂、功能齐全的有序整体。网络这个整体的是经络,运行于经络之内的气血津液,在功能活动方面,既相互促进,又相互制约,共同完成人体有序的生命活动。而经络以其独特的一阴一阳,相贯无端,周行不息的运行特点,以其内外脏腑无处不到的联络结构,形成了一个整体的、有规律的、运动的网络系统。这是一个具有信息传递和能量传递功能的网络系统,是一个可控制的网络系统。这个网络系统在体表的投影、感应、反射、体表反应、有序表现等,便是近年来兴起的"全息律穴位系统"学说的理论根据。

推拿施术的主要部位是经络和穴位。施术者将其气力结合的功作用于经络穴位上,可使经络内的气血津液的运行发生变化,卫气畅行则对体内组织细胞的激发作用增强,使人体新陈代谢旺盛,免疫力增加。古人云:"气血冲和,万病不生",推拿使气血运行通畅,可以使以疼痛为主的疾病得以缓解或治愈,譬如心绞痛、胃痛等;推拿经络使津液四布,能够缓解消渴,故推拿可以作为糖尿病的辅助疗法。另外,按摩会阴穴以及少腹、阴囊等部位,有壮阳作用,可使精液生成增多,性激素分泌增加,故对一些性功能低下的疾病有治疗作用;按摩中脘、足三里、脾俞、胃俞等穴,能增强胃肠蠕动,增加胃液分泌,促进消化吸收。在自我保健方面,以自己的手心(劳宫穴)摩足心(涌泉穴),可交通心肾,降低血压,加深睡眠,久而为之,则生精明目,延年益寿。

古人云:"治病不明脏腑经络,开口动手便错。"脏腑经络不仅是内科杂病辨证论治的核心,而且也对推拿科疾病的临床治疗起着极其重要的作用,故作为一个好的推拿医生,不仅要明白脏腑与经络的关系,更重要的是要了解气血津液在经络内的运行规律。

第五节 推拿与筋骨节窍的关系

筋骨节窍是人体的运动器官和支撑结构。筋,即肌腱,分布在机体浅部,结聚于关节,联系于肌肉,约束骨骼,有利于关节的屈伸运动,正如《素问·痿论》所说:"宗筋主束骨而利机关也。"骨，是指全身骨骼，属奇恒之腑，为人体的支架，有支撑形体，参与运动的功能。节窍，包括关节与关节腔，关节是骨与骨之间相互连接的组织；关节腔是关节间的腔隙，有津液充斥，能荣润滑利关节，使关节运动自如。

《灵枢·本脏》说："人之血气精神者，所以奉生而周于性命者也。经脉者，所以行血气而营阴阳，濡筋骨，利关节者也……是故血和则经脉流行，营复阴阳，筋骨劲强，关节清利。"是故筋骨节窍依赖于气血滋养，气血充盈，经脉通利，则筋骨劲强，关节滑利。然而气血的充盈又依赖于脏腑的化生敷布。以上论述体现了筋骨节窍与五脏六腑、气血津液有密切的关系。推拿直接作用于人体体表，通过经络传导，调节内脏，使气血充盛，筋骨节窍得到营润和滋养。

《医宗金鉴·正骨心法要旨》曰："盖一身之骨体既非一致，而十二筋之罗列序属又各不同，故必素知其体相，识其部位，一旦临证，机触于外，巧生于内，手随心转，法从手出。或拽之离而复合，或推之就而复位，或正其斜，或完其阙，则骨之截断、碎断、斜断，筋之弛纵卷挛，翻转离合，虽在肉里，以手扪之，自悉其情，法之所施，使患者不知其苦。"《伤科汇纂》云："伤筋者，寒则拘紧，热则松弛。"《素问·生气通天论》云："湿热不攘，大筋软短，小筋弛长，软短而拘，弛长为痿。"这充分说明筋骨之病，与外伤、六淫邪气有密切的关系。临床推拿要辨证施治。

〔附〕十二经筋

足太阳经筋

足太阳之筋，起于足小指，上结于踝，斜上结于膝，其下循足外踝，结于踵，上循跟，结于腘；其别者，结于腨外，上腘中内廉，与腘中并上结于臀，上挟脊上项；其支者，别入结于舌本；其直者，结于枕骨，上头，下颜，结于鼻；其支者，为目上纲，下结于頄；其支者，从腋后外廉，结于肩髃；其支者，入腋下，上出缺盆，上结于完骨；其支者，出缺盆，斜上出于頄（图2-15）。

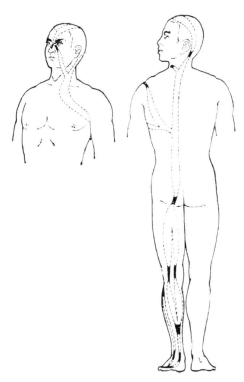

图2-15 足太阳经筋

足少阳经筋

足少阳之筋,起于小指次指,上结外踝,上循胫外廉,结于膝外廉;其支者,别起外辅骨,上走髀,前者结于伏兔之上,后者结于尻;其直者,上抄乘季胁,上走腋前廉,系于膺乳,结于缺盆;直者,上出腋,贯缺盆,出太阳之前,循耳后,上额角,交巅上,下走颔,上结于顺;支者,结于目眦为外维(图2-16)。

足阳明经筋

足阳明之筋,起于中三指,结于跗上,斜外加于辅骨,上结于膝外廉,直上结于髀枢,上循胁,属脊;其直者,上循骭,结于膝;其支者,结于外辅骨,合少阳;其直者,上循伏兔,上结于髀,聚于阴器,上腹而布,至缺盆而结,上颈,上挟口,合于顺,下结于鼻,上合于太阳,太阳为目上纲,阳明为目下纲;其支者,从颊结于耳前(图2-17)。

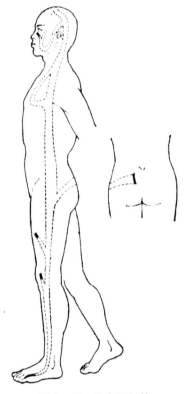

图2-16　足少阳经筋

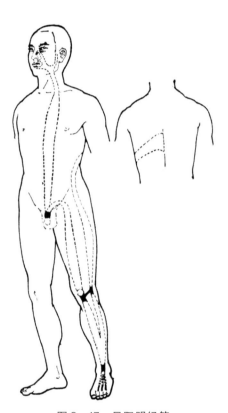

图2-17　足阳明经筋

足太阴经筋

足太阴之筋,起于大指之端内侧,上结于内踝;其直者,结于膝内辅骨,上循阴股,结于髀,聚于阴器,上腹,结于脐,循腹里,结于胁,散于胸中;其内者,著于脊(图2-18)。

足少阴经筋

足少阴之筋,起于小指之下,入足心并太阴之筋,斜走内踝之下,结于踵,与足太阳之筋合而上结于内辅骨之下,并太阴之筋而上循阴股,结于阴器,循脊内挟膂,上至项,结于枕骨,与足太阳之筋合(图2-19)。

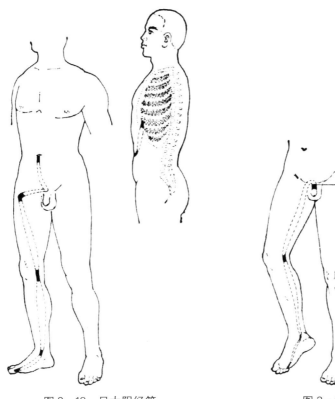

图 2 - 18 足太阴经筋

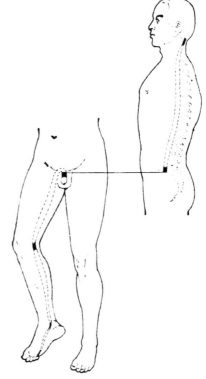

图 2 - 19 足少阴经筋

足厥阴经筋

足厥阴之筋,起于大指之上,上结于内踝之前,上循胫,上结内辅骨之下,上循阴股,结于阴器,络诸筋(图 2 - 20)。

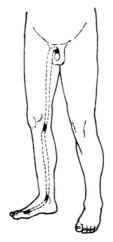

图 2 - 20 足厥阴经筋

手太阳经筋

手太阳之筋,起于小指之上,结于腕,上循臂内廉,结于肘内锐骨之后,弹之应小指之上,入结于腋下；其支者，后走腋后廉，上绕肩胛，循颈出足太阳之筋前，结于耳后完骨；其支者，入耳中；直者，出耳上，下结于颔，上属目外眦(图2-21)。

手少阳经筋

手少阳之筋，起于小指次指之端，结于腕，上循臂结于肘，上绕臑外廉，上肩走颈，合手太阳；其支者，当曲颊入系舌本；其支者，上曲牙，循耳前，属目外眦，上乘颔，结于角(图2-22)。

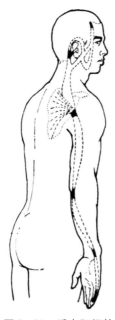 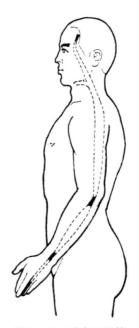

图2-21 手太阳经筋　　　　　　　图2-22 手少阳经筋

手阳明经筋

手阳明之筋，起于大指次指之端，结于腕，上循臂，上结于肘外，上臑，结于髃；其支者，绕肩胛，挟脊；直者，从肩髃上颈；其支者，上颊，结于顺；直者，上出手太阳之前，上左角，络头，下右颔(图2-23)。

手太阴经筋

手太阴之筋，起于大指之上，循指上行，结于鱼后，行寸口外侧，上循臂，结肘中，上臑内廉，入腋下，出缺盆，结肩前髃，上结缺盆，下结胸里，散贯贲，合贲下，抵季胁(图2-24)。

手厥阴经筋

手心主之筋，起于中指，与太阴之筋并行，结于肘内廉，上臂阴，结腋下，下散前后挟胁；其支者，入腋散胸中，结于贲(图2-25)。

手少阴经筋

手少阴之筋，起于小指之内侧，结于锐骨，上结肘后廉，上入腋，交太阴，挟乳里，结于胸中，循贲，下系于脐(图2-26)。

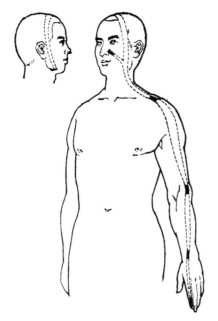

图 2-23　手阳明经筋

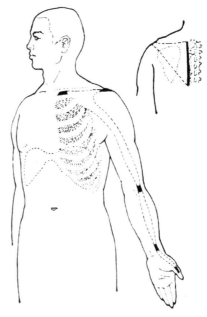

图 2-24　手太阴经筋

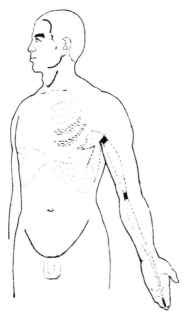

图 2-25　手厥阴经筋

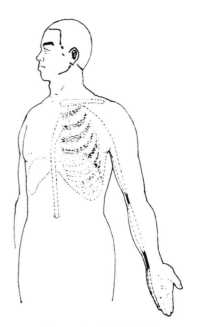

图 2-26　手少阴经筋

第六节　推拿与辨证论治的关系

辨证论治是运用四诊八纲、脏腑、病因、病机等中医学基础理论对患者表现的症状、体征进行周密的综合分析，判断出其证候名称以及疾病的名称，进而拟定出相应的治疗措施，是将理、法、方、药运用于临床的过程,是指导中医学临床的理论基础。临证必须掌握四诊的基本原则与八纲辨证,才能得到正确的诊断。四诊是望、闻、问、切四种诊病方法的总称。是医生从整体观念出发,遵循"有诸内必形诸外"的理论,对疾病的临床表现进行详尽的认识、综合归纳的过程。《素问·阴阳应象大论》说:"善诊者,察色按脉,先别阴阳;审清浊而知部分;视喘息,听音声而知所苦;观权衡规矩而知病所主;按尺寸,观浮沉滑涩而知病所生。以治无过,以诊则不失矣。"临床运用四诊时,必须有机地结合起来,从望、闻、问、切不同的角度审察疾病,才能对疾病做出全面的正确的诊断,故称之四诊合参。这样,才能全面而系统地了解病情、做出正确的判断,以防临床治疗出现片面性或错误,产生不良后果。

八纲,即阴、阳、表、里、寒、热、虚、实,是辨证的八大基本纲领,是辨证论治的理论基础。它是通过四诊,掌握辨证资料之后,根据病位的深浅、病邪的性质及盛衰、人体正气的强弱等,加以综合分析,归纳为八类证候,称为八纲辨证。在临床应用时,八纲之间也有着密切的联系,辨表里必须结合寒热、虚实,辨寒热必须结合虚实、表里,辨虚实必须结合表里、寒热,而阴阳则是统摄其他六纲的总纲。临床推拿,必须掌握每一纲所概括的特定内容,以及它们之间的复杂关系,才能做出正确的诊断。

辨证,就是分析、辨认疾病的证候。证候不同于症状,症是一个一个症状;而证是证候,它是机体在疾病发展过程中某一阶段出现的各种症状的概括。因此,辨证过程实际上就是以脏腑、经络、病因及病机等基本理论,对通过四诊所取得的症状、体征等临床资料进行综合分析,辨明其内在联系和各种病变间的相互关系,从而做出诊断的过程。辨证论治必须以临床实践为基础。因此,推拿必须在辨证论治理论指导下,辨别证候,审明病因、部位和性质,抓住主要矛盾,分清标本缓急,然后有针对性地进行推拿。疾病既有阴、阳、表、里、寒、热、虚、实的不同表现,临床就有滋阴、壮阳、解表、攻里、散寒、清热、补虚、泻实等不同法则。如出现头痛、项强、恶寒发热、苔白脉浮等外感风寒表实症状,根据泻实和解表的原则,选用开天门,运太阳,揉拿风池,点揉大椎,拿曲池、合谷等手法,以发汗解表,使邪随汗出。另外,治宜因人因时因地制宜。

推拿与辨证论治有着密切的关系。推拿医生必须全面掌握中医学辨证论治的理论体系,领会中医学精髓,灵活地运用于推拿临床。

第七节　推拿与美容的关系

推拿是保持皮肤健康与活力的最有效的美容法。推拿是一种强弱适宜的刺激,它可促进血液循环,使皮脂和汗液分泌正常,增强皮下组织的功能,使皮肤具有活力,并适当地补给肌肤必要的油分及水分,使皮脂的功能活泼而产生滑润感。同时也能使肌肤更柔韧、富抗力,让皮肤产生张力和弹力,预防小皱纹、青春痘及发红现象。所以,在解除皮肤疲劳、预防皮肤老化方面有很理想的效果。同时,按摩后,皮肤松软,毛孔张开。由此可见,推拿与美容关系十分密切。

美容推拿,又称美容按摩。是以推拿手法作用于患病部位(或易衰老部位)及穴位,用于防治某些常见的影响容貌美的疾病和早衰现象的一种特殊推拿疗法。美容推拿又分为保健美容和治疗美容两大部分。前者是无病防衰防老,通过保健推拿而使形体容颜更健美;后者属于治疗学内容。下面从中医学和现代医学以及研究成果等三方面来探讨推拿的美容原理。

中医学理论认为:"有诸内必形诸外。"五脏气血的盛衰、功能的正常与否,直接关系到面容荣枯,故有人把面部皮肤看作是"五脏的一面镜子"。

五脏气血的盛衰可直接影响人的外观。《素问·痿论》云:"肺主身之皮毛,心主身之血脉,肝主身之筋膜,脾主身之肌肉,肾主身之骨髓。"《素问·五脏生成》又云:"心之合脉也,其荣色也;肺之合皮也,其荣毛也;肝之合筋也,其荣爪也;脾之合肉也,其荣唇也;肾之合骨也,其荣发也。"若人体的五脏气血旺盛,则皮毛、血脉、筋膜、肌肉、骨髓皆得其养,那么人的面色、毛发、爪甲、口唇就会光亮而润泽。人就会精神焕发,身体轻强,气色光华,媚好如童。反之,若五脏气衰,荣血不畅,气血凝滞,人则会大失色泽。如《素问·痿论》中论:"肺热者,色白而毛败;心热者,色赤而络脉溢;肝热者,色苍而爪枯;脾热者,色黄而肉蠕动;肾热者,色黑而齿槁。"推拿疗法以其独特的调和阴阳、宣畅营卫、行气活血、运行津液、化瘀散结的功能,可间接地使人体的气血旺盛,五脏强盛。如此皮毛筋脉皆得所养,必然使之美颜悦色。

现代医学理论认为:推拿疗法把治疗信息(适宜地刺激经络,按摩穴位等)作为物理刺激因子,通过神经节段性反射、躯体内脏反射或扩散和反馈等,引起一系列应答性的反射,直接作用于或通过神经系统作用于内分泌器官,调节人体的神经、体液及内分泌器官的功能,使之处于良好的水平。自我健美信息,通过神经系统反射的机制,促使组织内不活动的组胺释放出活动性组胺、乙酰胆碱,进而加强血液循环,增强淋巴循环,加强新陈代谢。推拿疗法对人体的健美有明显的影响;它对血液动力也有影响,可引起一时性血液的再分配,而且能增加血液中的红细胞、白细胞、血小板、血红蛋白的数量以及白细胞的吞噬细菌能力和血清中补体的效价,还可增强机体免疫能力,使机体协调统一,达到人体的自我健美。推拿可消除忧虑及悲观情绪,增强战胜和克服困难的勇气和信心。实践证明,情绪的确能影响人体的健康与健美。"生命在于运动",要想有一个健康和健美的身体,就必须全面掌握健美知识,坚持锻炼。"用进废退"是生物学中的一条基本规律。故在练习时要循序渐进,坚持不懈,以达到健美的目的。

总之,推拿与美容有着密切的关系。推拿美容应充分调动人体自身的积极因素,深入细致地分析病情及各种致病因素,灵活选择相应的手法,这样才能得到真正的美容效果。

第八节　推拿与药物的关系

推拿是在中医学理论的指导下,应用手或肢体的其他部位,在患者体表特定的部位和穴位上,施以特定的技巧动作,达到防治疾病目的的方法,属外治法范畴内的物理疗法。药物是用于治疗、预防和诊断疾病的物质,它不论是内服还是外用都是通过药物的化学作用达到治疗目的的,以药物作介质进行按摩,称为药摩。故推拿与药物之间有着千丝万缕的关联。

推拿与药物的关系在古籍中已有记载。如《周礼疏》中说:"扁鹊过虢境,见虢太子尸厥,使子明炊汤,子仪脉神,子游按摩。"充分说明对同一病人、同一病种分别施以药物和推拿治疗的记载。又如《素问·血气形志篇》说:"岐伯曰:'形数惊恐,经络不通,病生于不仁,治之以按摩醪药'。"《圣济总录·卷四》中说:"若疗伤寒以白膏摩体,手当千遍,药力乃行,则摩之用药,又不可不知也。"以上记载足以证明按摩和药物的关系。再如《幼科铁镜·推拿代药赋》曰:"前人忽略推拿,卓溪今来一赋。寒热温平药之四性,推拿揉掐性与药同;用推即是用药,不明何可乱推? 推上三关,代却麻黄肉桂;退下六腑,替来滑石羚羊;水底捞月,便是黄连犀角;天河引水,还同芩柏连翘。大指脾面旋推,味似人参白术,泻之则为灶土石膏。……病知表里虚实,推合重症能生;不谙推拿揉掐,乱用便添一死。代药五十八言,自古无人道及,虽无格致之功,却也透宗之赋。"以上记载再次明确了推拿与药物的关系和推拿的治疗作用。《推拿捷径》曰:"推拿纯凭手法,施治须察病情,宜按宜摩,寓有寒热温平之妙。或揉或运,同一攻补汗下之功;推上三关,温能发表,退下六腑,凉为除烦;推五经则补泻兼,施运八卦则水火既济,开气机以防气闭。……宜左宜右,能重能轻,掌手之劳,可回春于顷刻;得心之处,调气息于临时。与其用药有偏,或益此而损彼,何如按经施求,俾兼顾而并筹,即无虑肌肉筋骨之伤,便可免针灸刀圭之险。可以平厥逆,定抽搐,原凭手上功夫。非惟止吐,醒昏迷,不费囊中药石。"

推拿与药物的配合形式:可以药物配制的药膏为介质,治疗前先涂以药膏,然后再施术;在施推拿手法时,可将配伍好的药物煎汤熏洗;推拿后,患处可敷以膏药。伤及内脏或内脏疾患需要按摩者,根据病情的轻重,或者先服汤药,或者后服汤药。

总之,推拿虽有显著的疗效,但对某些疾病的治疗并非唯一的方法。临床应根据不同情况,配以适当的药物,则疗效更佳。

第九节 推拿与气功的关系

推拿与气功是两门不同的学科,彼此有着密切的联系。推拿是在中医学理论的指导下,应用手或肢体的其他部位,在患者体表特定的部位和穴位上,施以特定的技巧动作,达到防治疾病目的的方法。气功是培育和运用真气的功夫,是以"三调"为手段,以开发人体潜能为目的的技能技巧。

古代医家对气功的论述甚多。如《素问·异法方宜论》曰:"其地平以湿,……故导引按跷者也从中央出也。"《汉书·艺文志·扁鹊仓公列传》记述:"上古之时,医有俞跗,治病不以汤液醴酒、镵石、挢引、案扤、毒熨……"《周礼疏》曰:"扁鹊过虢境,见虢太子尸厥,使子明炊汤,子仪脉神,子游按摩。"说明气功与推拿就是针对病因病理发展而来的治疗方法,那时候为他人按摩或接受他人按摩以及气功,已经广泛应用于临床。

推拿与气功相互结合,其形式归纳为 4 种:自我保健按摩、医师练功按摩、医师按摩与患者呼吸相结合、气功按摩。推拿与气功的结合,充分发挥临床推拿的作用,利用了气功的特殊效应,使疗效更佳。

推拿与气功的适应证基本相同:推拿多用于骨伤、筋伤,气功重用于内、妇科疾病。推拿与气功为何关系密切,这是因为人的生命活动是人体内的内环境与人体外的外环境相互协调的结果。这种协调是通过高级神经活动完成的,而高级神经活动又是通过体表到内脏、内脏到体表两条通道加以调节的。从体表到内脏通道是人体接受外界信息以影响内脏及相关系统功能的信息传递途径;内脏到体表通道是内脏及相关系统发现信息,由体表加以反应的信息传递途径。这两条通道相互作用,相互调节,使人体与外界保持着相对的协调。

推拿与气功在强化、激活、调整、改善内脏及相关系统的功能方面相同,但信息接受、传递过程和方式是不同的。推拿操作时的施力,所具备的各种能转化成良性信息(酸、麻、胀、痛等),由载体沿体表——内脏的通道传递内脏和相关系统的组织,从而调整和改善了内脏及相关系统的功能;气功是人体在高级活动调节,向内脏及相关系统发出的良性信息,强化或激活该内脏及相关系统组织的功能活动,产生生物信息,以人体内的生物电能、磁能、热能、化学能为载体,沿着内脏—体表的通道传递到体表,在体表反映出来。

总之,推拿与气功有着密切的关系,两者相互结合,相互补充,相互促进,密不可分。

因此,必须全面地、熟练地掌握两者的关系,才能灵活地运用于推拿临床。

第十节 推拿与针灸的关系

针灸与推拿是中医学形成初期的两门不同的学科。推拿是外治法范畴内的物理疗法,依靠的是推拿的力、功、能量和信息,通过几方面的作用达到治疗疾病的目的;针灸是"针"与"灸"两种治疗方法的合称,是通过针刺和艾灸人体体表上特定的部位,以调整脏腑、组织、器官的功能,从而达到防治疾病的目的。针灸与推拿都是以中医学的经络、俞穴学说为基础,在脏腑学说、治疗原则的指导下形成的物理疗法,都属中医学的外治法。

推拿与针灸都是中医学形成初期的主要治疗方法。如《素问·调经论》曰:"按摩勿释,著针勿斥,移气于不足,神气乃得复。"又如《灵枢·九针十二原》中说:"排阳得针,邪气得泄,按而引针是谓内温。"以上论述了针灸与推拿的相互结合;推拿与针灸都是通过刺激体表的特定的部位(或穴位),沿体表到内脏的通道传递信息,从而达到治病防病的目的。针灸是通过针的机械性刺激,产生酸、麻、胀、痛等生物信息,传至中枢神经,然后转换成新的冲动,从而调节内脏功能。艾灸是通过艾绒所产生的热能对穴位进行艾灼,产生热的信息,传递到内脏。由此可见,推拿与针灸的原理是相同的;从针灸和推拿的治疗效果看,针灸取效速而短暂,推拿取效缓而持久。分而言之曰针灸,曰推拿,合而言之,则针灸不能离开推拿,推拿不能背离针灸。两者兼施,只在于病证的临床表现。可先针灸后按摩,也可先按摩后针灸。先针灸后按摩者,按摩可继行针灸已得之气,使针灸的效果更速;反之,推拿可活动经气,而使针灸的效果倍增。

推拿与针灸的机制及治疗范围:推拿既有信息的传递,又有能量的转换和做功,故推拿适应于内、外、妇、儿、五官、伤科及骨科等疾患;针灸是一种机械性刺激,它可以产生酸、麻、胀、痛的生物信息,但其功能作用只是信息传递,并无能量转换和做功。艾灸虽有能量的转换,但无做功。故针灸适用于内、外、妇、儿等科,而不能用于伤科的肌腱滑脱、关节脱位、骨折等疾病。

综上,推拿与针灸相互结合,相互促进,相互补充,对中医学的发展起了积极的推动作用,至今仍有效地指导着临床实践。我们只有系统地掌握针灸和推拿的关系,使两者结合起来,才能对临床治疗和医疗保健事业的发展起到积极的推动作用。

第三章　推拿的治疗原则及治法

第一节　推拿的治疗原则

治疗原则又称治疗法则，是在整体观念和辨证论治精神指导下，对临床病证制订具有指导意义的治疗规则。治疗原则与具体的治疗方法不能等同。这是因为任何具体的治疗方法，总是由治疗原则所决定，并从属于一定的治疗原则。推拿治疗的原则与中医学整体治疗的原则是一致的，只是有其自己的特点而已。

疾病的证候表现多种多样，病理变化极为复杂，且病情又有轻重缓急的差别，不同的时间、地点，不同的个体，其病理变化和病情转化不尽相同。因此，只有从复杂多变的疾病现象中，抓住病变的本质，治病求本，采取相应的措施，扶正祛邪，调整阴阳，并针对病变轻重缓急，以及病变个体和时间、地点的不同，治有先后，因人、因时、因地制宜，才能获取满意的治疗效果。

一、调整阴阳

疾病的发生，从根本上说是阴阳的相对平衡遭到破坏，即阴阳的偏盛偏衰代替了正常的阴阳消长。故调整阴阳是其治疗原则之一。

阴阳偏盛，即阴或阳的过盛有余。阳盛则阴病，阴盛则阳病，治疗时应采用"损其有余"的方法。阴阳偏衰，即阴或阳的虚损不足，或为阴虚，或为阳虚。阴虚则不能制阳，常表现为阴虚阳亢的虚热证；阳虚则不能制阴，多表现为阳虚阴盛的虚寒证。例如，颈椎病因风寒之邪而诱发者，骨质的退行性改变即为正虚，感受风寒即为邪实。盛者，损其有余；虚者，补其不足。所以颈椎病的治疗手法中有点、按、揉及拿等手法，以驱其邪，损其有余；拔伸、端提等手法以扶正，补其不足。

在调整阴阳时，还应注意"阴中求阳""阳中求阴"。所谓"阴中求阳"是指补阴时也应注意温阳。这是因为阴得阳升而源泉不竭之故。"阳中求阴"是指温阳时要注意滋阴，这是由于阳得阴助而生化无穷之故。

二、治病求本

"治病必求其本"是中医学推拿辨证施治的基本原则之一。求本，是指治疗要了解疾病的本质，了解疾病的主要矛盾，针对其根本的病因病理进行治疗。

本，是指病的本质，疾病的主要矛盾和矛盾的主要方面。求本，即是针对最本质的病因病理进行治疗而言。"标"和"本"的含义有多种，两者是相对而言的，主要是用来说明病变过程中各种矛盾的主次关系。如从正邪双方来说,正气是本,邪气是标;从病因与症状来说,病因是本,症状是标;从病变部位来说,内脏是本,体表是标;从疾病先后来说,旧病是本,新病是标;原发病是本,继发病是标,等等。

疾病的发生、发展,是通过若干症状显示出来的,这些症状只是疾病的现象,并不完全反映疾病的本质,有的甚至是假象。临床只有全面地了解疾病的各个方面,包括症状表现在内的全部情况的前提下,通过综合分析,才能透过现象看到疾病的本质,找出病之所在,确定正确的治疗方案。

治病求本这一原则在临床运用时,还应正确处理"正治与反治""治标与治本"之间的关系。

(1)正治与反治:正治,是指针对疾病的本质而采取的治疗方法,属正常治疗方法。如寒者热之、热者寒之、虚者补之、实者泻之等。临床推拿时,虚寒者,多采用摆、摩、压等手法以增加内能和热能,手法缓慢而柔和;对实热者,用推、摩、捏、拿等手法以泻之。

反治,治疗的方法与症状表现相同的方法,属"不正常"的治疗。虽治疗方法与症状表现相同,但其治疗仍然是针对疾病的本质。临床上之所以采取反治法,是因为症状的表现与病因不符,出现假象的缘故。

(2)治标与治本:在复杂多变的病证中,临床医生应分清标本主次,先后缓急。

一般情况下,治本是根本原则,但在某些情况下,标症甚急,不及时解决可危及病人生命。因此,应当遵循"急则治标,缓则治本"的原则,先治其标,后治其本。如大出血的患者,不管属于哪种出血,应采取应急措施止血,待病情缓和后再治其本。总之,治标只是在应急情况下或是为治本创造必要的条件时的权宜之计,而治本才是治病的根本目的。

标本的关系并不是绝对的、一成不变的,而是在一定条件下可以相互转化。所以,临证必须掌握标本相互转化的规律,抓住疾病的主要矛盾,做到治病求本。

三、扶正祛邪

疾病的整个过程,在某种意义上可以说是正气与邪气矛盾双方相互斗争的过程,邪胜于正则病进,正胜于邪则病退。

正,即正气,指的是人体的本质和抗病的能力。邪,即邪气,指的是致病的因素。疾病的发生、发展与变化,取决于邪正双方的力量对比。正气充盛则邪不易入,既入也易愈;邪气盛实则易入人体,且易消耗正气。扶正即是扶助正气,祛邪即是驱逐邪气。扶正利于祛邪,祛邪是为了扶正。推拿临证,须多采用这个原则。在运用时应注意邪正双方的消长情况以及邪正所占的主导地位,以决定扶正祛邪的主次。

四、因时、因地、因人制宜

因时、因地、因人制宜,是指治疗疾病要根据季节、地区以及人的体质、年龄等不同而采取相应的治疗方法。推拿时要注意时间、地区、个体的差异,这是推拿时的一项重要原则。例如,春夏少用擦法,秋冬多用摩法;皮肤娇嫩者手法宜轻,皮肉粗壮者手法宜重;北方多用重按,南方多用轻而柔和的刺激。故临证时要因时、因地、因人制宜。

第二节 推拿的基本治法

推拿是中医学外治法,它不同于针灸和药物,但其基本治法,也以中医学基础理论为依据,不外乎补虚泻实、扶正祛邪、调和阴阳,使气血复归于平衡,达到治病的目的。《内经》云:"寒者热之,热者寒之,坚者削之,客者除之,劳者温之,结者散之,散者收之,损者益之。"又提出:"治病必求其本"的治疗原则。

推拿是用手法作用于患者体表的特定部位或穴位来治病的一种疗法。其治疗作用取决于两个方面:①手法作用的性质和量;②被刺激的部位和穴位的特异性。因此,临床上衡量其治疗效果,不能单纯地以手法和量或者以部位和穴位衡量和确定。

根据手法的性质和作用量,结合治疗部位,推拿治疗作用也有"温、补、通、泻、汗、和、散、清"八法,分述如下。

一、温法

温法适用于脾、胃、肾的虚寒证。它使用摆动、摩擦、挤压等手法,用较缓慢而柔和的节律性操作,在每一治疗部位或穴位上连续作用,时间稍长,病人有较深沉的温热等刺激感。温法有补益阳气的作用,适用于阴寒虚冷的病证。如在腹部的中脘、气海、关元和背部的肾俞、命门、脾俞、胃俞施以按、摩、揉、擦诸法,以缓慢、柔和、有节律的动作治之,有温经散寒的作用。治疗后患者会感到脏腑、治疗的部位有温暖舒适的感觉。

二、通法

通法有祛除病邪壅滞的作用。即行气血,通气机,适应于经络不通之病。《素问·血气形志》:"形数惊恐,经络不通,病生于不仁,治之以按摩醪药。"指出了按摩能治疗经络不通所引起的病证。临床治疗时,手法要刚柔兼施。《厘正按摩要术》上说:"按能通血脉。"又曰:"按亦最能通气。"故经络不通之病,宜用通法。

三、补法

补法具有健脾和胃、补中益气、培补元气、强壮肾阳的作用,多用来治疗脾胃虚弱、气血虚亏、阴阳失调、精气失固、肾气不足而引起的疾患。《素问·调经论》云:"按摩勿释,着针勿斥,移气于不足,神气乃得复。"说明了因气不足而致病者可用推拿的方法补气,使精神得复。如脾胃虚弱,气血双亏者选用腹部的中脘、气海、关元、天枢及背部的脾俞、胃俞等部位和穴位;肾气不足治疗时,可在命门、肾俞、志室用一指禅推法或擦法,再用摩法、揉法、按法治疗腹部的关元、气海,从而起到培补元气,以壮命门之火的作用。

四、泻法

泻法多用于下焦实证。因结滞引起下腹胀满和胀痛、食积火盛、二便不通等。均可用本法治疗。临床可选用腹部的神阙、天枢、尾骨部的长强等部位和穴位,用一指禅推法,摩法等。施术力量稍重,频率由慢渐快。阴虚火旺,津液不足,大便秘结者用摩法顺时针方向在腹部轻柔地摩擦,起到通便而不伤阴的作用。

五、汗法

汗法是发汗、发散之意,使病邪从表而解。通过手法作用后,达到发汗解表、祛风散邪的目的与效果。《素问》云:"其在皮者,汗而发之。"又云:"体若燔炭,汗出而散。"

汗法大致适用于风寒外感和风热外感两类病证。对风寒外感,治疗的部位和穴位是颈项部的风池、风府、大椎,肩部的肩井,背部的风门、肺俞,手部的合谷、外关。施术手法挤压类、摆动类手法中的一指禅,按、拿、揉等法。刺激性质先轻后重,用力先小后大,逐渐加强刺激。风热外感则轻松柔和,频率加快。施术时,病人感觉汗毛竖起,周身舒适,肌表微汗潮润,贼邪自散,病体则自愈。故金代张从正把推拿列为汗法之一。

六、和法

和法有调经脉,和气血,扶正气,驱客邪的作用,适用于气血不和,枢机不利,经络不畅的肝胃气滞、月经不调、脾胃不和、周身胀痛等半表半里证。治疗时通过手法和经络穴位等的作用,可达到气血调和,表里舒通,阴阳平衡的目的,恢复人体正常的生理状态。在临床应用中"和"法又可分和气血,和脾胃,疏肝气等三方面。和气血的方法有四肢及背部的擦、推、按、揉、搓等或用轻柔的拿法治疗肩井等方法;和脾胃,疏肝气则用推、摩、搓、揉等手法在两胁部的章门、期门、腹部的上脘、中脘,背部的肝俞、脾俞进行治疗。

七、散法

散法的主要功能是活血散瘀、消肿散结,行气导滞。它适用于外科痈肿、气滞胀痛、癥瘕积聚等证。临床多选用发病的部位,以推、摩、揉、搓、缠等法治之。《内经》曰:"坚者消之,结者散之。"因此,对脏腑之结聚,气血之瘀滞,痰食之积滞,应用散法可使气血得以疏通,结聚得以消散。临床气郁胀满,则施以轻柔的推、摩之法;有形的凝滞积聚,可用推、摩、揉、搓等法,频率由慢转快,可消结散瘀。

八、清法

清法能清解邪热,用于热实证、虚热证。临床选取背部督脉、腰部和阳经,施以轻重并用,快慢相兼的推法和擦法,达到清热除烦的目的。《内经》云:"热者清之",这是热性病的治则。病在表者,当治以清热解表;在里且属气分大热者,当清其气分之邪热;在血分者当治以清热凉血;虚则滋阴清火,实则清泻实热。

第三节 推拿的诊断方法

正确的诊断来自正确的病史和检查。要得到正确的病史和检查结果,临床医师必须对人体的解剖、生理功能及该部位各种创伤和疾病的临床表现有深刻的了解,能正确地掌握和运用各种检查方法,并能将取得的正确的病史和检查结果作出综合的分析和判断,这样方得正确的诊断。

推拿疗法适应范围广泛,涉及骨伤、外科、妇科、内科、儿科及五官科等疾病。现代中医学推拿诊断,不仅运用中医学的望、闻、问、切四诊合参,而且运用了现代医学的影像学、实验室等物理检查方法,以全面了解患者的生理、病理状况。故推拿医生应以中医学诊断为基础,参以现代医学诊断法,方可不失偏颇。

一、现代医学诊断法

(一)病史的采集

询问病史首先询问来诊者的主要病痛,引起病痛的原因和疼痛的持续时间,然后要患者详述从发病到就诊时刻的疾病发展过程。

1. 外伤史

多数患者没有严重的外伤史,但可有"扭腰"、腰部撞伤、扛抬、搬重物时伤腰等主诉。这些患者多半是腰、背部的软组织(筋膜、韧带、关节囊)等处的损伤和劳损。对严重外伤史的患者,除软组织损伤外,还要考虑有无骨折的可能。老年患者应考虑与脊柱关节椎体的增生、退变有关,并且可以没有任何的外伤史。

2. 疼痛的描述

疼痛是患者的主要表现,应当详细询问,对疼痛描述主要包括以下内容。

(1)疼痛的性质和程度:疼痛有胀痛、酸痛、麻痛、刺痛、牵拉痛、绞痛、灼痛、刀割样痛、重痛、冷痛及隐痛等几种。其中酸痛、胀痛及麻痛常见于软组织的慢性劳损和陈旧性损伤,也可见于风湿、类风湿病变;刀割样痛、刺痛多见于关节的急性损伤;灼痛、牵拉痛常见于神经根的刺激;绞痛应考虑脏器的疾病。

疼痛的程度难以正确地描述。这是因为不同的人对疼痛耐受性和痛阈的高低不同的缘故。目前,我们还没有用来测试疼痛程度的仪器,所以临床只能根据患者的主诉来判断。临床常用的术语有:难以忍受的剧烈疼痛,剧痛;严重疼痛;中度疼痛;轻痛及微痛。

(2)疼痛的部位与放射范围:让患者用一个手指指出疼痛部位往往比单纯的口述要准确得多。若有放射痛,也应指出其部位。通常颈部病变引起的疼痛可放射到项背部、肩部、直至上肢手部;腰椎间盘突出的疼痛,常自腰部沿大腿后侧牵引踝、足外侧;髋关节痛,常沿大腿内侧牵引膝部。

(3)疼痛与活动:多数患者减少活动与卧床休息能使疼痛明显好转,但也有少数患者卧床休息反使疼痛加重。如增生性关节炎疼痛,常在卧床休息时作痛,活动时减轻;再如严重的椎间盘突出、椎管内占位性病变等,因病变对神经根的挤压较重,站立及活动时患者可自行适当调整体位、减轻病变对神经根的挤压而使疼痛减轻;若卧床体位不适,则疼痛加重。

(4)疼痛与治疗:临床医生应询问患者对疼痛是否进行过治疗,治疗的具体方法,其疗效如何,这对推断病变的性质和部位有很大帮助,在治疗过程中求诊断是临床医师常用的方法,了解过去的治疗史对于后来的正确诊断,可起到极其重要的作用。

(二)临床检查方法

1. 一般检查方法

视诊、触诊是临床推拿常用的检查方法,在此详细介绍视诊、触诊的内容,而叩诊、听诊等不再叙述。

1)头面部

(1)视诊:视头面部形态。若额骨及颞骨双侧凸出,顶部扁平,呈方形,俗称方头,多见于佝偻病患者。不自主的头部震颤,可见于帕金森病患者或老年人。头轻度前倾位,姿势牵强,多为落枕、颈椎病。小儿头倾向患侧,颜面转向健侧,呈倾斜状态,大多见于小儿肌性斜颈。一侧不能闭眼,额部皱纹变浅或消失,作露齿动作时口角斜向健侧,鼻唇沟变浅或消失,多为周围性面神经麻痹(如中枢性的面神经麻痹主要表现在面下半部瘫痪,口角歪向病侧)。颞下颌关节强直,如发生于单侧,则颌部偏斜于患侧,面部不对称,患侧丰满,健侧扁平;若病发于双侧,自幼得病者,则整个下颌骨发育不良,颌部后缩,形成下颌畸形;成年得病者,畸形不显著,而张口困难。

(2)触诊:医生用手按摩病人体表的一定部位,辨别寒热润燥,肿胀和疼痛,观察病人对按压的反应。如对婴儿囟门的检查,医生两手掌分别置于左右颞部,拇指按在额部,用中指和示指(俗称"示指")检查囟门。正常的前囟门可触及与脉搏一般的跳动,囟门与颅骨平齐,稍有紧张感,一般闭合是在出生后的 12～18 个月。当前囟门隆起(排除小儿哭闹),多见于高热,颅内出血和颅内压增高的疾病。若前囟凹陷,临床多见于吐泻后津液大伤的患儿。囟门迟闭见于佝偻病。成年人的落枕或患有颈椎病时,常可在颈项部触摸到肌肉强硬痉挛。

2)胸腹部

(1)视诊:胸腹部视诊应当注意胸腹壁有无皮肤发红、肿胀、包块和皮下青筋暴露和胸腹的异态,如乳房红肿变硬且有明显压痛,伴有发热的,多见于乳腺炎患者。腹部青筋暴露,并伴有腹水、脾肿大者,临床多为肝病所致的门静脉高压症。小儿骨瘦如柴,腹大如鼓,且见青筋暴露,多为疳积。若胸廓表现高度扩大,形如桶状,称桶状胸,多见于肺气肿和支气管哮喘患者。若胸骨明显前突,胸廓前后位扩大,横向缩小,即称鸡胸,临床见于佝偻病。脊柱畸形也可引起胸廓变化,如脊椎结核或老年驼背,造成脊柱后凸,使胸部变短,肋骨互相重叠或接近,胸廓牵向脊柱。若发育畸形,脊柱突起的一侧胸廓膨隆,肋间隙加宽,而另一侧胸廓下陷,肋骨相重叠或接近,两肩不等高。站立时,如见上腹凹陷,而脐部及下腹部隆起,多于胃下垂。正常腹部不能见到蠕动波(极度消瘦者,因腹壁较薄,可能看到),在幽门梗阻或肠梗阻时,可出现明显的胃和肠的蠕动波,且伴有肠型或胃型。

(2)触诊:胸腹部触诊要注意压痛点。一般来说,按照该脏器的解剖位置,其病变在相应的体表上会有疼痛反应和压痛。如胸部压胸试验,检查肋骨是否骨折。检查方法是患者坐位或站立位,检查者将一手掌按住其背部正中,另一手掌按住胸骨,然后两手轻轻对压,如有肋骨骨折,则骨折部位出现疼痛,有时可闻及骨擦音。胸壁有皮下气肿时,用手按压,可有握雪或捻发感。这是由于胸部外伤,使肺或气管破裂,气体溢于皮下所致。

胆囊炎在胆囊点(右季肋缘与腹直肌右缘的交角处)有压痛。检查时用四指或拇指压住胆囊点。当患者深吸气时,胆囊下移,因碰到手指感到剧痛而突然屏气,即为胆囊压痛试验阳性。胆道蛔虫症,可在剑突下二指,再向右旁开二指处有明显压痛,此点可称为胆总管压痛点。阑尾点,位于右髂前上棘至脐部所引直线的外 1/3 与内 2/3 交界处。阑尾炎患者此点常有压痛。腹部的神经反射检查法是患者取仰卧位,下肢屈曲,腹肌放松。医生用钝尖物轻快地划其两侧季肋部、脐平面和髂部腹壁皮肤。划的方向是由外向内,正常者可见腹肌收缩。上腹部的反射中心在胸椎第 7～8 神经节,中腹部的反射中心在胸椎第 9～10 神经节,下腹部的反射中心在胸椎第 11～12 神经节。一侧反射消失为锥体束损害。某一水平面反射消失,提示周围相应的神经和脊髓损害。

3)脊柱部

(1)视诊:首先要注意脊柱生理弯曲是否改变,有无畸形。正常人脊柱有 4 个生理弯曲,即颈椎前凸、胸椎后凸、腰椎前凸和骶尾椎后凸。检查时一般取站位和坐位,首先观察姿势有无异常,如脊柱侧弯或倾斜、驼背、腰前凸增大或减小、骨盆歪斜。若脊柱前凸畸形多因姿势不良或脊髓灰质炎(小儿麻痹症)。若脊柱后凸畸形表现为成角如驼峰状,临床多见于小儿佝偻病和脊柱结核;后凸畸形为圆弧状,姿势强直,多见于强直性脊柱炎。老年人后凸畸形多在胸椎一段。若脊柱侧突畸形大多由于姿势不良、下肢不等长、肩部畸形、腰椎间盘纤维环破裂症、小儿麻痹症以及慢性胸腔或胸廓病变。若姿势不良引起的侧突畸形,平卧和弯腰时可消失。脊柱部视诊时,还要注意皮肤颜色、汗毛和局部软组织肿胀情况。如背腰部有不同形状的咖啡色斑点,反映了神经纤维瘤或纤维异样增殖综合征的存在。先天性骶椎裂,可见腰骶部肤色深、汗毛过长。若硬脊膜膨出,可见腰部中线软组织肿胀。一侧腰三角区肿胀,多为流注脓肿。

（2）触诊：检查取站位或卧位，沿棘突、棘间、椎旁寻找压痛点。首先要了解脊柱的正常生理位置。肩胛骨内上角相当第2胸椎平面。肩胛骨下角相当第7胸椎平面。髂嵴最高点的连线相当第4腰椎棘突。髂后上棘连线，相当腰骶关节。骶髂关节在髂后上棘下方，相当第2骶椎平面。

检查脊柱部压痛点，要分别采用浅、深压痛和间接压痛法。浅压痛表示浅部病变，如棘上、棘间韧带的软组织劳损。此法大多能在病变部位找到肌痉挛和压痛。如棘间韧带劳损在棘突之间有压痛。棘上韧带劳损在棘上有压痛。腰筋膜劳损多在第3腰椎横突旁有压痛和肥厚感，或见肌痉挛，或见索状结节，腰背肌劳损时，该肌可有痉挛、压痛。颈腰椎间盘纤维环破裂症，在病变椎间盘的棘突间及两旁有深压痛和放射痛。若腰部只有酸痛，压痛点不明确，或根本没有压痛点，用拳叩击腰背反觉舒适，往往是子宫后倾、肾下垂、神经衰弱等症状性腰痛。心脏疾患可在左侧心俞处有压痛。肝、胆病患也可在右侧肝、胆俞处有压痛。故腰背部的压痛点，就应注意区别是否为内脏疾病在腰背部的反射性疼痛点。

（3）活动检查：正常脊柱有前屈、后伸、左右侧屈及旋转的功能。颈椎和腰椎的正常活动幅度见图3-1和图3-2。若发生病变，在其做主动或被动前屈、后伸、侧屈、旋转时，可因疼痛等原因而使运动受限，检查时做好记录。

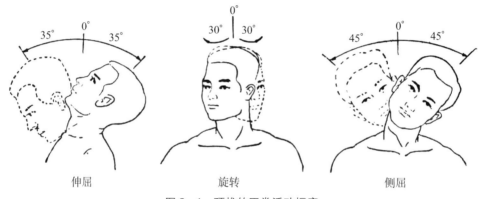

伸屈　　　　　　　　　　旋转　　　　　　　　　　侧屈

图3-1 颈椎的正常活动幅度

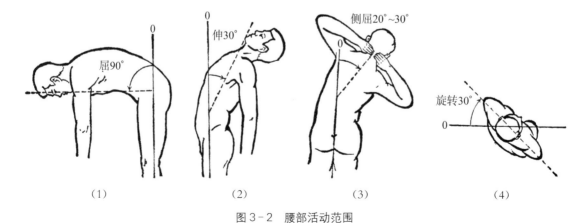

（1）　　　　　　（2）　　　　　　（3）　　　　　　（4）

图3-2 腰部活动范围

4）上肢部

（1）肩部：①视诊。肩部的视诊首先是两侧的对比检查。检查时，两肩要裸露，对比其两肩是否等高,并检查外观及颜色情况,视肩部有无畸形、肿胀、窦道和肿块及静脉怒张,对比两侧三角肌的发育及锁骨上、下窝的深浅是否对称,肌肉有无萎缩。然后检查背部,对比两肩胛骨高低是否一致,肩胛冈的上下肌肉有无萎缩。②触诊。肩部触诊首先要了解肩部的正常解剖结构、活动幅度及其骨性标志。肩峰在肩外侧骨性突出的最高点;它的下方的骨性突出有肱骨大结节;肩峰的前内侧方与锁骨外端相接;锁骨的中1/3与外1/3交界处,下行一横指肱骨头内上方为喙突。肩部触诊时,用拇指详细地按压检查,寻找压痛点,并注意关节结构是否正常,活动时有无异常状态及摩擦音等,并应注意排除骨折。对肩部压痛点,须和肩关节功能检查相结合,来判断病变部位。③活动检查。病人活动检查时,取站立位或坐位,先做主动运动。检查时应注意运动方式、幅度、有无疼痛、受限,尤其注意其肩胛骨的动态。必要时应固定肩胛骨下角,避免肩胛骨一起参与活动造成假象。因上臂上举动作不仅仅是肩关节的运动,而是肩关节屈曲或外旋到最大幅度(90°)的基础上,再加上肩胛骨旋转的结果。肩关节被动检查的方式、幅度、病人体位等与检查其主动运动相同,仅是病人自己不用力,由检查者扶其上臂做肩部的各项活动,检查时应固定其肩胛骨。肩关节的正常活动,见图3-3。

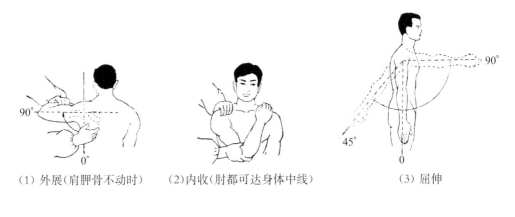

（1）外展（肩胛骨不动时）　（2）内收（肘都可达身体中线）　（3）屈伸

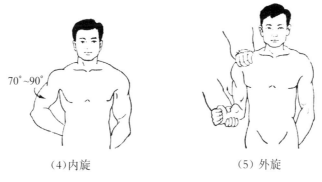

（4）内旋　　　　　　　（5）外旋

图3-3　肩关节的正常活动幅度

（2）肘部:①视诊。需两肘裸出,两侧对比检查。要观察肘关节的轮廓有无肿胀和变形。轻度肿胀时,仅见鹰嘴窝鼓起;严重肿胀时,整个肘部粗大,甚至肘横纹消失。正常肘关节伸直位时,有5°～7°的携带角,女性一般比男性度数稍大。携带角增大为肘外翻,减小或前臂尺偏则为肘内翻。肘关节的形态如有改变,应注意有否骨折和脱位。如果患肢处于半屈肘位时,则提示肘关节脱位或髁上骨折;鹰嘴后突明显时,则是肱骨髁上伸直型骨折或肘关节后方脱位。②触诊。首先要掌握肘关节的骨性标志。肱骨内上髁、外上髁和尺骨鹰嘴是肘关节重要的骨性标志。此三点所构成的"肘直线"和"肘三角"有无改变,对鉴别肘关节脱位和骨折十分重要。触诊时要注意压痛点的位置。肱骨外上髁压痛明显时提示有病灶;鹰嘴部压痛时,提示有骨折或滑囊炎;尺神经位于肘后尺侧,如有压痛和麻木现象,则提示尺神经病变;肱骨外上髁、内上髁、桡骨小头和鹰嘴的部位如有压痛并触到骨摩擦感和异常活动时,则提示该部位骨折;若前臂外展或内收活动受限,则表示内、外侧前臂屈、伸肌起点或侧副韧带的损伤,或内、外上髁撕脱骨折;肘关节如有异常的外展和内收活动,则有脱位或骨折病变。③活动检查。肘关节以屈伸为主,活动的关节主要在肱尺关节。前臂的旋转则依赖于尺桡上、下关节和骨间膜的相互活动。肱桡关节虽参与屈伸和旋转活动,但处于次要位置。肘伸直位无侧方活动,但当侧副韧带损伤时,会出现异常的侧方活动。肘关节的正常活动幅度见图3-4。

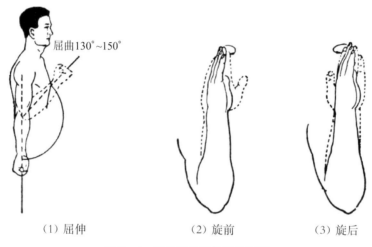

（1）屈伸　　　　　　　　（2）旋前　　　　　　　　（3）旋后

图3-4　肘关节的正常活动幅度

　　（3）腕掌指部:①视诊。手的自然体位(休息位)是自然半握拳状态,犹如握茶杯姿势,各组拮抗肌张力相互平衡。腕关节背屈 $10°～15°$ 并轻度尺偏。拇指处于对掌位,轻度外展,指腹接近或触及示指远侧指间关节的桡侧缘。其他各指的掌指关节和指间关节均呈半屈位,示指屈曲较小,越向小指屈曲越大。示指轻度向尺侧倾斜,小指轻度向桡侧倾斜。当手部损伤,由于肌力不平衡,即可出现手部功能位异常。腕掌指部的视诊要注意两侧对比检查,观察骨的轮廓有无畸形、软组织有无肿胀及肌萎缩等。注意非急性损伤引起的畸形多为神经血管损伤所致。腕下垂则是桡神经损伤。拇指不能做对掌、外展动作,拇指和示指不能弯曲,也不能伸直,大鱼际萎缩,呈猿手状畸形,则是正中神经损伤。拇指不能内收,其余四指不能做内收和外展运动,第四、五手指指掌关节不能屈曲,远端指间关节不能伸直,骨间肌及小鱼际肌萎缩,呈爪形手,乃尺神经损伤所致。临床视诊应注意软组织肿胀的部位和范围。鼻烟窝处饱满多为舟状骨骨折。两侧腕及近侧指间关节呈对称性梭形肿胀,多为类风湿关节炎。腱鞘炎或腱周围炎,多表现为沿肌腱的肿块。腕部局限性肿块,稍能顺肌腱的垂直方向移动,但不能与其平行移动,通常多为腱鞘囊肿。整个手指呈杵状指,多为肺源性心脏病、支气管扩张或发绀型先天性心脏病。异常动作:手足搐搦多因缺钙引起,手指震颤多见于甲状腺功能亢进、帕金森病、慢性酒精中毒等疾病。②触诊。注意压痛点、肿块和叩击痛。掌侧腕横纹中央区压痛,伴手指放射痛和麻木感,为腕管综合征,提示正中神经受压;下尺桡关节处压痛,尺骨茎突高凸且有松弛感,为下尺桡关节分离;远侧和近侧指关节侧方压痛或伴有侧向活动,为侧副韧带损伤。鼻烟窝肿胀和压痛,提示舟状骨骨折。桡骨茎突处压痛,多为拇短肌、拇长展肌腱鞘炎;掌指关节掌侧处压痛,多见于第一至第四指腱鞘炎。③活动检查。腕关节有内收、外展、背伸、掌屈等功能,腕关节的正常活动幅度见图 3-5。

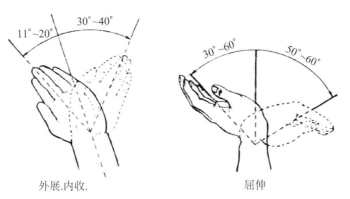

图 3-5　腕关节的正常活动幅度

5) 下肢部

(1) 髋部:①视诊。令患者脱去外衣行走。先从前面观察,注意两侧髂前上棘是否在同一水平,两侧髂部是否对称。然后观察下肢有无过度内收、外展和短缩等畸形。侧面观察大腿有无屈曲畸形,特别是有无腰椎过度前凸。若不注意腰椎过度前凸,就很容易忽视髋关节轻度前屈畸形。视后面时,先嘱患者健侧下肢负重,另一侧下肢屈曲抬起。正常情况下,由于负重侧的髋外展肌群的收缩,使另一侧骨盆向上倾斜高于负重侧。臀中肌麻痹或髋关节脱位(陈旧性)时,当患侧下肢负重,健侧下肢屈曲抬起时,不但不能使健侧骨盆向上倾斜,反而低于负重侧,称站立屈髋屈膝试验阳性,见图 3-6。临床视诊还应注意肿块和肿胀。如腹股沟饱满,则说明髋关节肿胀。臀部异常丰满,常是髂骨本身病变;髋关节外上方突起,多因先天性脱位或半脱位所致;外下方肿胀多属股骨大转子病变或因腰骶部感染脓液流注引起。②触诊。患者仰卧,检查者两拇指用同样力量触压两腹股沟韧带中点下 2cm 处,观察病人的反应,或用拳击

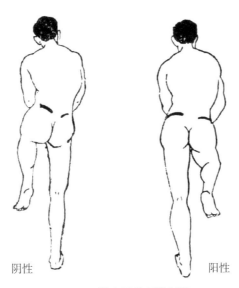

阴性　　　　　　阳性

图 3-6　站立屈髋屈膝试验

大转子或足跟,观察病人的反应,若引起髋关节痛,说明髋关节有病变。外侧大转子浅表压痛,则提示大转子滑囊炎。对髋关节的活动痛要仔细检查,判定其疼痛的位置。其检查方法一是髋关节伸直旋转试验,以检查关节面摩擦痛;二是髋关节屈曲旋转试验,髋关节屈曲位时,髂腰肌松弛,如有轻微旋转即出现疼痛,则为关节面摩擦痛,可排除髂腰肌的牵扯痛;如小幅度旋转无疼痛,幅度增大可出现疼痛,提示髂腰肌等软组织的病变。③活动检查。髋关节有屈曲、后伸、内收、外展、内旋和外旋的活动功能。髋关节的正常活动幅度见图3-7。

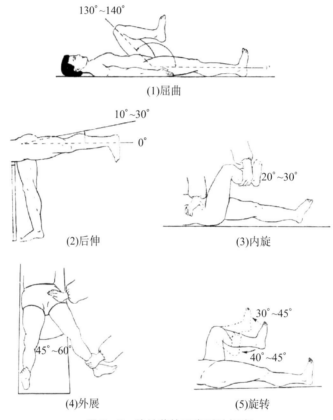

图3-7 髋关节的正常活动幅度

(2) 膝部:①视诊。观察膝部有无畸形。正常膝关节仅有5°的过伸,过伸超过5°为后翻畸形(或膝反张),不能伸直则为屈曲畸形。正常情况下,大腿和小腿有5°~8°的轻度外翻,如外翻超过或小于5°~8°则为外翻或内翻畸形。另外要观察膝关节是否肿胀。轻度肿胀表现为两侧膝眼饱满,严重肿胀时髌上滑囊及整个膝周均隆起肿大。髌上滑囊区的肿块可能是滑囊炎、关节积液。胫骨和股骨髁部及干骺端的肿大可能是骨肿瘤。腘窝肿块一般为腘窝囊肿。观察肌肉有无萎缩及肌张力状态,特别是股四头肌内侧头。由于股四头肌内侧头力量最强,是完成伸膝动作最后10°~15°的主要肌肉,任何膝关节疾患,只要引起膝关节运动障碍,股四头肌内侧头便很快萎缩。故肌萎缩与否对判断膝关节有无病变有较大意义。此外,还需注意小腿有无静脉曲张和浮肿。②触诊。常见压痛点如图3-8所示。若髌骨边缘有压痛,则是髌骨软化症;髌韧带两侧有压痛,则是髌下脂肪垫损伤;关节间隙有压痛,是半月板损伤;胫骨结节有压痛,是胫骨结节软骨炎;髌骨下极有压痛,是髌下韧带病;侧副韧带附着点有压痛,是侧副韧带损伤。临床检查肿块也是触诊的重要内容。检查时应进一步鉴别其性质、压痛、有无波动感、乒乓球感等。骨折时局部压痛明显，能触及断端异常活动和闻及骨擦音。③活动检查。膝关节有伸展、屈曲功能。检查时应先查自动运动，后查被动运动，并对比两侧幅度。如有疼痛，应当注意疼痛出现的角度和部位。膝关节正常活动幅度见图3-9。

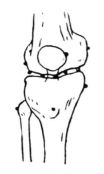

图3-8　膝部常见压痛点

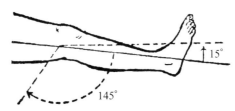

图3-9　膝关节活动范围

　　(3) 踝部：①视诊。观察有无足下垂(马蹄足)、跟足(仰趾足)、内翻足、外翻足、扁平足和高弓足等畸形；有无肿胀、皮下淤血等。若内、外翻足处肿胀、背屈剧痛可能是踝骨骨折；如踝下凹陷消失，兼有波动感，可能为关节内积液或血肿。肿胀局限于一侧，临床多见于侧副韧带损伤。足后部肿胀多属跟腱炎、滑囊炎或骨质增生。②触诊。踝部软组织较薄，往往压痛点就是病灶位置，根据压痛点位置，推断疼痛在某一组织，尔后做自动和被动运动检查，再结合运动检查所引起的疼痛，基本上确定疼痛发生的部位。如压痛点在外踝，踝内翻时外踝部疼痛，而外翻时不痛，则病变在外踝的韧带上；若压痛点在跟腱上，可能是跟腱本身或腱旁膜的病变；压痛点在跟腱的止点处，可能是跟腱后滑囊炎；跟骨的跖面正中偏后处有压痛，可能是跟骨棘或脂肪垫的病证；靠前部可能是跖腱膜的病证；压痛点在跟骨两侧靠内、外踝的直下方，则可能是距下关节病变。肿胀一般多伴有压痛，检查时应注意有无波动感和实质感。软性肿块常属滑膜、腱鞘病变，硬性肿块常为骨病变。另外，足背和胫后动脉的触诊对了解血液循环情况有重要的临床意义。③活动检查。踝关节有背屈和跖屈的功能。跖屈时尚有内翻和外翻活动。踝关节的正常活动幅度见图3-10。

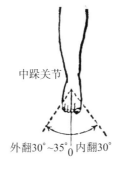

中踝关节

外翻30°~35°　0　内翻30°

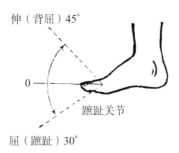

伸(背屈)45°

0

蹠趾关节

屈(蹠趾)30°

图3-10　踝关节活动

2. 特殊检查方法

1) 上肢部

(1) 杜加试验(搭肩试验)：正常人手搭在对侧肩部时，肘关节可以靠紧胸壁，而该试验阳性时,可见到当手搭在对侧肩部时,肘关节不能靠紧胸壁。或肘关节紧靠胸壁时,手不能搭在对侧肩部。或手搭肩和肘靠胸壁均不能。搭肩试验阳性者可能为肩关节脱位,见图3-11。

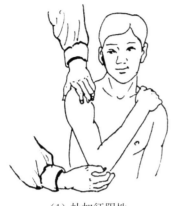
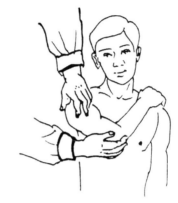

（1）杜加征阴性　　　　　　　　（2）杜加征阳性,右肘不能贴住胸壁

图3-11　搭肩试验

（2）骨性三角检查:大结节、喙突和肩峰三点组成三角形。脱位时,因大结节位置变动,所以所形成的三角形与对侧不同。

（3）肩关节外展试验:病人站立,检查者立于对面,双手按在其肩上,监视其肩胛骨的代偿情况;而后,病人肩关节从中立位起,主动做外展运动,直至上举过头,并及时说明外展过程中什么时候开始肩痛,什么时候停止疼痛。检查者应注意患者疼痛时的外展角度,见图3-12。假如肩关节只能轻微外展,同时引起剧痛者,可能为肩关节脱位或骨折;假如外展到上举过程中都有疼痛,那么可能为肩关节周围炎;假如外展开始时不痛,越接近水平位时肩越痛,那么可能为肩关节粘连;假如外展动作小心翼翼,同时伴有突然疼痛者,可能锁骨骨折;假如外展过程中疼痛,上举时反而不痛,可能为三角肌下滑囊炎;假如从外展到上举60°～120°范围内有疼痛,超越此范围时反而不痛,可能为冈上肌肌腱炎。

（4）肱二头肌长头腱试验:病人屈肘至90°检查者用力前旋病人前臂,嘱病人抗阻力后旋前臂,此时如在肱骨结节间沟部出现疼痛,即为阳性,提示肱二头肌长头腱在结节间沟部有肌腱炎或腱鞘炎。

（5）直尺试验:正常人肩峰和肱骨外髁不能同时与一根直尺相接触,因为肱骨大结节在肩峰与肱骨外髁连线之外。如果直尺两端同时能接触肩峰与肱骨外上髁,就为阳性,这说明肱骨上端向内移位,可能肩关节脱位或肩胛骨颈部骨折,见图3-13。

（6）上臂外展外旋试验:病人主动做上臂外展外旋活动,在肱骨结节间沟部出现疼痛,即为阳性,可能肱二头肌长腱在结节间沟部有肌腱炎或腱鞘炎。

（7）伸肘试验:将患侧手放在头顶上,令病人主动伸直肘关节,不能自动伸直者是阳性,说明鹰嘴骨折,见图3-14。

（8）握拳试验:患者握拳,主动或被动向尺侧屈腕,引起桡骨茎突处疼痛为阳性,可能桡骨茎突部狭窄性腱鞘炎,见图3-15。

（9）屈腕试验:将患者腕关节极度屈曲,引起手指麻痛者为阳性,可能是腕管综合征,见图3-16。

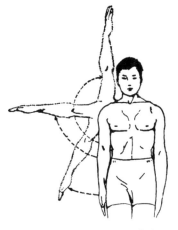

图 3-12 肩关节外展试验

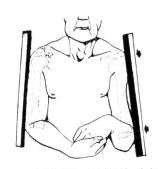

图 3-13 直尺试验(左侧阳性,右侧阴性)

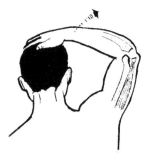

图 3-14 伸肘试验

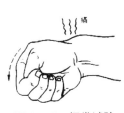

图 3-15 握拳试验

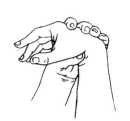

图 3-16 屈腕试验

2) 下肢部

(1) 足内、外翻试验:检查者一手固定小腿,另一手握住足,将踝关节极度内翻或外翻;假如同侧疼痛,那么可能是副韧带损伤。

(2) 膝关节旋转试验:患者仰卧,检查者一手扶膝部,将膝关节做被动屈伸活动,同时外展内旋或内收外旋,引起响声或疼痛时为阳性,可能是半月板损伤,见图 3-17。

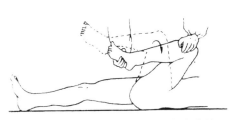

(1) 检查内侧半月板损伤,小腿内收外旋,
再伸直膝关节

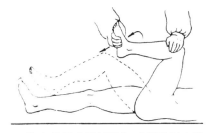

(2) 检查外侧半月板损伤,小腿外展内旋,
再伸直膝关节

图 3-17 膝关节旋转试验

(3) 掌跟试验:患者仰卧,下肢伸直,足跟放在检查者的掌面上。正常情况下,足可直竖在掌面上;假如足尖向外侧呈外旋位,那么为阳性,可能是股骨颈骨折、髋关节脱位或截瘫患者髋关节松弛,见图 3-18。

(4) 跟腱偏斜症:正常站立位,跟腱长轴应与下肢长轴平行;扁平足时,跟腱长轴向外偏斜。

（5）浮髌试验：病者平卧，患肢伸直放松。检查者一手将髌上囊内液体向下挤入关节腔。另一手示指按压髌骨，一压一放，反复数次。假若有波动感，就表示关节腔内有积液。如果有明显的浮动感，提示关节腔内积液较多，见图 3 - 19。

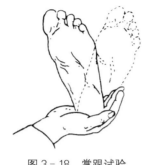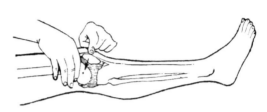

图 3 - 18　掌跟试验　　　　　　　　　　图 3 - 19　浮髌试验

（6）屈髋挛缩试验：病人仰卧，尽力屈曲健侧大腿到腹壁，腰椎紧贴床上，并固定其骨盆；患髋若不能伸直即为阳性，可能该髋有屈曲挛缩畸形，见图 3 - 20。

（7）梨状肌紧张试验：患者俯卧，两下肢伸直；医生用力使患肢做髋内旋，病人做对抗外旋，臀部出现疼痛即为阳性，见图 3 - 21。

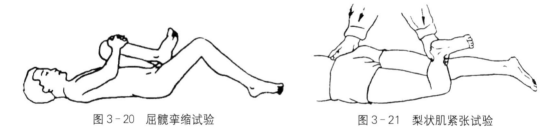

图 3 - 20　屈髋挛缩试验　　　　　　　图 3 - 21　梨状肌紧张试验

（8）屈膝屈髋分腿试验：病人两下肢屈曲外旋，两足底对紧，自动将两下肢外展外旋。如果大腿不易完全分开，被动分开就产生疼痛者，为阳性，可能是股内收肌痉挛，见图 3 - 22。

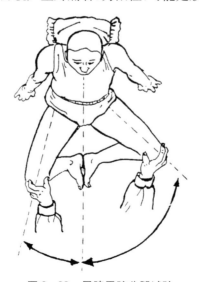

图 3 - 22　屈膝屈髋分腿试验

(9) 抽屉试验：病人仰卧，患膝屈曲 90°，肌肉放松。检查时固定其足不使移动，并先将小腿上端放在正常的位置，然后再检查，否则可能产生与前后抽屉征完全相反的结论。检查者双手握小腿上端将其向前和向后反复推拉；正常情况不活动，如果活动则为胫骨发生前后脱位，为阳性；如果小腿上端能向前拉动，为前抽屉征阳性，可能是前交叉韧带断裂；如果小腿上端能向后推移，为后抽屉征阳性，可能是后交叉韧带断裂，见图 3-23。

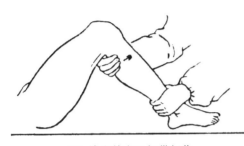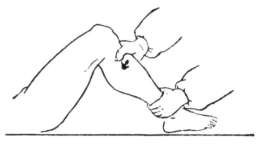

（1）检查前交叉韧带扭伤　　　　　　　（2）检查后交叉带扭伤

图 3-23　抽　屉　试　验

(10) 足跟叩击试验：患者仰卧，两下肢伸直。检查者一手将患肢抬高 30°左右，另一手用拳击其足跟。假如髋关节发生疼痛，为阳性，可能是髋关节病变，见图 3-24。

(11) 刮髌试验：也称指甲试验。髌骨骨折时，用拇指甲背面，在髌骨表面从上向下划过，可触及缩小的骨折间隙，这种试验也可用于其他皮下骨的骨折线检查；可是如果局部明显肿胀，那么骨折线就不易触及，见图 3-25。

(12) 半蹲试验：患者用患足站立并逐渐下蹲，假如出现膝痛、膝软的感觉，为阳性，可能是髌骨软骨病，见图 3-26。

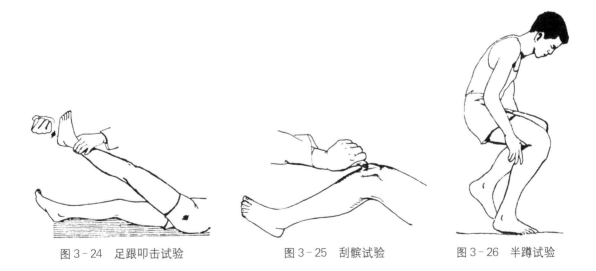

图 3-24　足跟叩击试验　　　　图 3-25　刮髌试验　　　　图 3-26　半蹲试验

3) 脊柱部

(1) 深呼吸试验：病人正坐位，两手放在膝上，深吸气后屏住呼吸，仰头并将下颌转至患侧；同时医生一手下压患侧肩部，另一手测定患肢桡动脉搏动情况。如果桡动脉搏动减弱或消失，且疼痛增加，为阳性，说明是前斜角肌综合征。

（2）仰卧挺腹试验：病者仰卧，将腹部挺起，腰部及骨盆离开床面，同时咳嗽一声，假如引起腰腿痛为阳性，说明腰脊神经根受压，见图 3-27。

（3）击顶试验：又称颈椎间接叩击试验。病人正坐位。检查者左手掌紧贴于病人头顶上，用右手叩击左手手背，如果引起病人颈部疼痛或伴有上肢放射痛，为阳性。检查者必须注意：病人颈、胸、腰椎均要挺直，勿与病人讲话，嘱病人牙齿咬紧。阳性者可能是颈椎间盘、颈椎后关节或颈椎骨病变，见图 3-28。

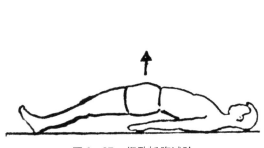

图 3-27　仰卧挺腹试验

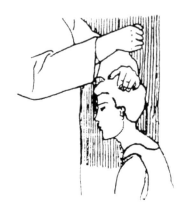

图 3-28　颈椎间接叩击试验

（4）双膝双髋屈曲试验：病人仰卧，检查者将患者屈曲的两下肢同时压向腹部，假如有活动受限并发生疼痛者，为阳性，说明腰骶关节或椎间关节有病变；双髋屈曲 90°以下，发生疼痛者，病变在髋部；屈曲 90°以上 120°以下，发生疼痛，那么病变在骶髂关节，见图 3-29。

（5）桡骨膜反射检查法：嘱病人肘关节半屈曲，前臂略外旋，腕关节自然垂下，检查者以叩诊锤叩击桡骨茎突上方；正常反应为前臂旋前及肘关节屈曲，此反射弧中枢在颈髓第 5～8 节，见图 3-30。

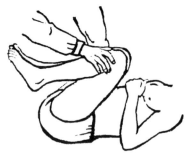

图 3-29　髋膝屈曲试验

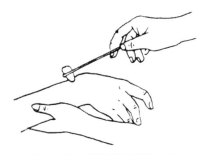

图 3-30　桡骨膜反射检查法

（6）直腿抬高加强试验：直腿抬高到出现腰腿痛的角度时，放低 5°～10°，然后背屈踝关节，又引起疼痛者，即可排除股后肌群紧张或挛缩引起的直腿抬高阳性，并进一步证明腰骶部神经根的损害，见图 3-31。

（7）弹趾试验：轻叩足趾的基底部或用手将足趾向背面挑动，假如足趾跖屈表现为阳性，则说明可能有锥体束损害，见图 3-32。

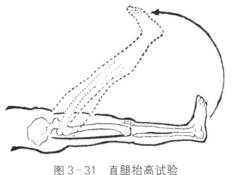

图 3-31 直腿抬高试验

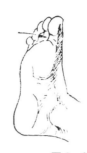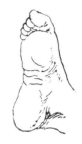

图 3-32 弹趾试验

（8）跟臀试验：病人俯卧，两下肢伸直，肌肉放松。检查者握其足部，使足跟触到臀部。假如骶髂关节有病变，就引起腰骶部疼痛，骨盆甚至腰部也随着抬起，见图 3-33。

（9）巴宾斯基征：又称划足底试验。检查时医生用钝尖物轻划患者足底外缘，由后向前；阳性者拇趾缓缓背屈，其他各趾轻度外展，说明有锥体束损害，见图 3-34。

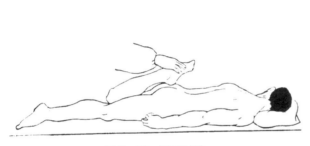

图 3-33 跟臀试验

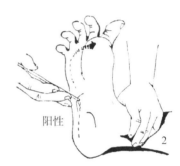

阳性

图 3-34 划足底试验

（10）压顶试验：又称颈椎间孔挤压试验。病人正坐位，头稍向上仰且偏向患侧。医生用手在头顶向下做垂直按压，引起病人颈部及上肢放射性疼痛者为阳性，提示可能是颈椎病，见图 3-35。

（11）斜扳试验：病人侧卧，检查者一手握扶患腿使之屈膝屈髋，并强使该侧髋关节屈曲内收。另一手扶住患侧肩部，以稳定上身不动。这时由于臀肌牵拉和大腿向内侧挤压骨盆，使骨盆纵轴产生旋转压力，如果骶髂关节不稳则产生疼痛，见图 3-36。

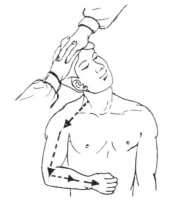

图 3-35 侧屈颈椎间孔挤压试验

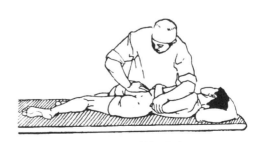

图 3-36 斜扳试验

(12)臂丛神经牵拉试验:患者坐位或站位,头向健侧侧屈,医生用一手抵住患侧头部,另一手握患肢腕部,反方向牵拉,患肢有疼痛或麻木感为阳性,提示臂丛神经根受压,可能是颈椎病或颈椎间盘病变,见图3-37。

(13)膝腱反射检查法:坐位检查时,患者坐在床沿,双小腿自然悬挂,在卧位时病人仰卧,检查者用左手托起其膝部,使其稍屈曲,呈20°～30°角,然后轻叩膝下股四头肌肌腱。正常反应为小腿有伸展动作,此反射的反射弧中枢在腰髓第2～4节,冲动沿股神经传导,见图3-38。

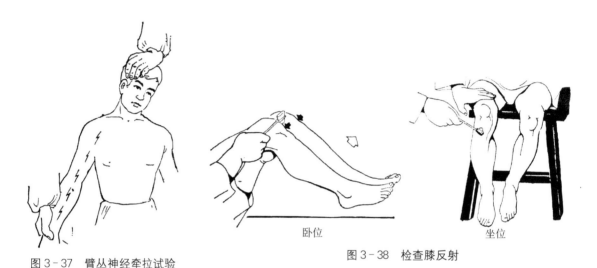

图3-37 臂丛神经牵拉试验

卧位　　　坐位

图3-38 检查膝反射

(14)骨盆挤压或分离试验:病人仰卧,检查者用手分别压在两侧髂骨翼上,并用力向外按(分离)或向内挤压。有疼痛者为阳性,说明骶髂关节有病变,或者有骨盆骨折等。

(15)霍夫曼试验:病人前臂旋前,掌面向下。检查者左手握住病人前臂近腕关节处,右手示指和中指夹住病人的中指,并向前上方提拉,再用拇指的指甲急速弹刮病人中指的指甲。假如有拇指屈曲内收,其余手指末节有屈曲动作时,为阳性反应,说明椎体束在第5、第6颈髓以上受损;可是此征有时在反射活跃的正常人也可出现,应引起注意,见图3-39。

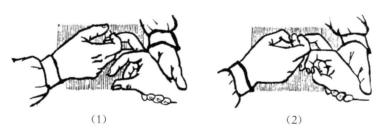

(1)　　　　　　　　(2)

图3-39 霍夫曼试验

(16)床边试验:病人仰卧于床边,患侧下肢悬垂于床外边,另一侧下肢髋与膝部尽力屈曲,病人用双手抱住膝部,以固定脊柱。检查者一手按住屈曲的膝部,另一手按住悬于床边的大腿下端,此时骶髂关节受到旋转力的作用,如果发生疼痛,为阳性,说明骶髂关节有病变。需要注意的是,本试验必须在排除髋关节病变的基础上进行才有效,见图3-40。

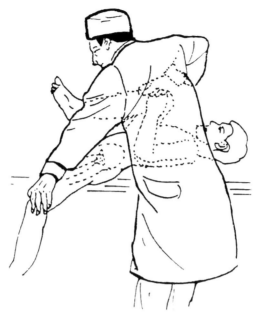

图 3-40 床边试验

（三）X线检查法

阅读X线片,要注意宏观的改变和细致的变化;既要观察主要部分,也不可忽视相关的部位;既要重视骨与关节,又不可忽视软组织。为防止顾此失彼,避免误诊和漏诊,故阅片时一定要按一定顺序进行读片,养成良好的读片习惯。

1. 软组织

阅片时要从软组织观察起,骨与关节的疾患常可导致软组织肿胀、破溃、萎缩、钙化等改变。而软组织病变也可波及骨与关节组织,引起骨质破坏或增生。尤其是急性骨髓炎,其X线变化出现较晚,而软组织变化于发病后 2 小时至数日内出现。X线片上显示皮下组织与肌肉间的正常分界变得模糊起来,肌肉间隙阴影消失,并可见皮下增厚和皮下脂肪间隙呈辐射状线条阴影。如果病变波及关节,那么关节邻近的脂肪阴影模糊、变形或消失。若能发现和掌握这些改变,即可获得早期诊断。所以在阅读X线片时,一定要重视对病变部位软组织的观察。软组织正常X线的表现为:其密度比软骨组织低,皮肤、皮下脂肪、肌肉、肌间隙、肌间脂肪的正常X线征象可形成自然对比,当软组织有病时,正常的密度关系就会发生改变。

2. 关节

1）关节的组成

（1）关节腔:构成关节诸骨间的密度减低区,它包括X线平片不显影的关节面软骨、关节间纤维软骨,以及较狭窄的关节固有间隙,在X线诊断中统称为关节腔,其宽度与年龄及部位有关,如有增宽或变狭窄,均表示异常。

（2）关节面:软骨下由骨皮质覆盖,外缘光滑平整。

（3）滑膜及关节囊:正常时不显影,但当积液肿胀时,因其本身密度增加,在周围脂肪垫的衬托对比下,显示出致密的膨隆阴影。

（4）韧带:通常不显影,有时在大关节附近可见。创伤和炎症后,影像模糊,有助于早期的诊断。

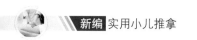

（5）关节附近脂肪：关节附近的脂肪阴影，位于关节囊外的脂肪垫和位于软组织间的脂肪线，均呈透明性密度减低区。若发现阴影变形、模糊、移位或消失，即为异常表现。

2）关节 X 线片的分析

关节的疾病很多，X 线表现较复杂，同一种病变可有不同的 X 线所见，而不同的病变又可具有相似的 X 线表现，故仅笼统地观察形态，或机械地背诵疾病的变化，都会导致误诊。

（1）软组织肿胀：多见于炎症、水肿、出血、脓肿和肿瘤。炎症、出血及水肿的 X 线表现为组织结构影像模糊，甚至消失。脓肿、血肿和肿瘤，可见软组织中的肿物阴影，边界清晰，邻近组织有压迫和移位影像。

（2）软组织内的气体：为密度减低的阴影，弥散或积聚于软组织中，可见于外伤引起的气胸、伤口厌氧菌感染或缝合口残存气体。

（3）软组织钙化：可见密度高，形态不一的钙化迹。

（4）软组织异物：可见密度增高的异物阴影。

（5）软组织溃疡和瘘管：有密度减低的透亮区，多见于慢性感染性疾患。

3）关节疾患的 X 线表现

关节周围软组织肿胀：X 线表现软组织肿胀、层次模糊、组织间隙消失及软组织内脂肪层移位、消失。多见于关节外伤出血、感染或积液。

（1）关节及关节周围软组织萎缩：X 线的表现是关节腔狭窄、骨骼变细、骨端变形、骨纹理粗大、周围软组织薄弱和肢体变细，临床常见于失用性关节疾患。

（2）关节腔增宽：多见于关节积液或积血。

（3）关节腔狭窄：临床有两种诱因。一种是软骨退变：关节软骨发生退行性改变，分裂溶解，弹力消失代之以纤维组织，导致关节腔狭窄，同时常伴有骨质增生。临床见于大骨节病、骨关节病、外伤性关节炎。另一种是软骨破坏：由关节软骨破坏而引起。常见于感染性关节炎、类风湿关节炎、血友病、痛风等。若病变侵犯骨质，可见关节面骨质破坏。

（4）关节脱位：关节面失去正常的解剖关系，临床见于先天性畸形和外伤，也可见于肿瘤、大骨节病、骨关节病及血友病等。

（5）关节骨质增生和硬化：X 线示为关节面有唇样变、骨刺形成、附着韧带钙化或骨化、关节面下骨松质硬化等改变。临床可见于骨关节病、血友病、神经关节病、大骨节病晚期、外伤性关节炎以及老年骨质退行性病变。

（6）关节强直：分关节性强直和纤维性强直两种。前者关节腔消失，骨小梁贯穿其间；后者因纤维组织不显影，故关节腔不消失，关节周围软组织增厚，伴有强直后畸形。临床可见于慢性关节炎后期和血友病。

（7）关节内游离体：又称关节鼠，系由碎裂的关节软骨、关节面脱落的碎块或脱落的滑膜形成。临床见于关节软骨瘤病、创伤性关节炎、骨软骨炎、夏科关节病等。

（四）超声诊断法

1. 简况

超声诊断是一门新兴的科学，迄今为止仅有数十年的历史。1942 年，奥地利的 Dussik 率先使用 A 型超声波装置探测颅脑，了解骨质变化。1949 年，Dussik 成功地探测头部并获得了含脑室在内的超声波波形图。1956 年，有人用 A 型超声诊断仪来诊断脑肿瘤、脑出血、胆结石、乳腺肿瘤及肾肿瘤而获得成功。1958 年，芬兰的 A. Okasala 首次报道用超声诊断眼科视网膜剥离获得成功。1959 年，日本和贺井等报道临床诊断子宫肌瘤、早期妊娠等成功的病例。

1958 年,我国上海第六人民医院用超声诊断肝、胃、子宫颈癌及乳腺等疾病获得成功。

2. 基本原理

听觉可感到的声波叫可闻声波,可闻声波频率范围在 20～20 000 Hz,高于 20 000 Hz 的称为超声波。超声波在介质传播的过程中,遇到不同的声阻抗的界面,声能就发生反射折回,超声仪将这种声的机械能转变为电能,再将这种电信号处理放大,在荧光屏上显示出来。将回声转换成的电信号显示为振幅高低不同的波型时,即 A 型诊断法(A 超声示波);显示为光点扫描时,即 M 型超声诊断法(M 超声光点扫描);显示超声的多普勒(Doppler)效应所产生的差频时,即 D 型超声诊断法(D 超声频移);显示为灰度不同的光点,进而组成图像的,即 B 型超声诊断法(B 超声显像)。

3. 临床应用

(1)超声示波诊断法:临床多用于颅脑外伤引起的颅内血肿,以及颅内占位性病变;也可用于胆结石、子宫颈癌、子宫肌瘤、早期妊娠及乳腺肿瘤等病。

(2)超声光点扫描:1954 年,瑞典 Edler 首先用超声光点扫描法诊断心脏疾病,尔后,欧美等国有人用 M 型超声诊断心血管疾病,并称此法为超声心脏图或回声心脏图。

(3)超声显像诊断法:1952 年,美国 D. H. Howry 从超声示波法发展至超声显像诊断法(B 超)用来探测肝、颈和四肢。现几乎可探测全身各器官,且能实时成像,即可观察脏器的动态情况。

该法用于脊柱的探测,可清晰地显示出椎管和周围组织的关系,也可用于四肢骨和软组织的肿瘤或损伤的诊断。尤其是对椎管的肿瘤、黄韧带肥厚、腰椎间盘突出症等病的诊断是很有价值的。因为超声诊断法对人体无损害,所以它已被广泛地应用于临床。

(五)肌电图

1. 简况

从前将直流电和感应电用于临床治疗,而软组织损伤和神经肌肉的损伤,多采取临床一般检查法,这种诊法不甚精确。近年来,用电生理检查法来检测神经肌肉的功能情况。随着技术的进步,相继产生了直流感应电检查法、时值的测定、时间强度曲线的测定、肌电图、神经传导速度的测定和诱发电位检查法。

2. 基本原理

用特制的皮肤电极或针电极,把肌肉的动作电位引出,尤其是针电极,它的记录面积较小($0.015～0.07\,mm^2$),可以记录单个或几个动作电位(运动单位)。经肌电仪的放大、储存、计算等处理,对动作电位的时限、波幅、波形和频率等参数的分析,结合被检者的放松、小力收缩和最大力收缩三个时象的表现,协助判断神经肌肉的功能状态,有利于临床的正确诊断。

3. 临床应用

1)病损种类和程度

(1)部分神经元性损害:插入电位延长或无明显延长,放松时出现自发电位,轻度收缩时,出现动作电位时限延长,大于正常值 20 以上,多项波的比率增高或正常,强力收缩时,则出现干扰相至单纯相间的不同运动相的表现。

(2)完全性神经元性损害:插入电位延长明显,出现自发电位,轻度收缩和强力收缩时,没有动作电位出现。

2)骨科疾病

(1)腰椎间盘突出症:多发于腰 4～5 或腰 5～骶 1,检查时,先查腰 3～4、腰 4～5、

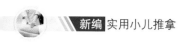

腰 5～骶 1 的腰回旋肌、股内侧肌、胫骨前肌及腓肠肌内侧头的肌电图。当腰 4～5 回旋肌、胫前肌有异常肌电图征,而腰 3～4、腰 5～骶 1 回旋肌、股内侧肌及腓肠肌内侧头表现基本正常时,其结果表明腰 4 神经受累,其所见符合腰 4～5 椎间盘突出症。若双侧表现异常时,临床多为中央型腰椎间盘突出;若单侧表现异常时,多为腰椎间盘侧突型。

（2）颈椎病:根型颈椎病可压迫双侧,临床表现多为单侧发病;脊髓型颈椎病涉及双上肢;临床若外展小指肌有异常肌电图,而外展拇短肌正常,临床有尺神经受累现象,应考虑下位颈椎的病变。

（六）CT 检查

1. 简况

自 1895 年伦琴发现 X 射线以来,X 射线就为人类健康事业作出了重要贡献。1969 年,英国工程师 G. N. Hounsfield 设计计算机横断体层摄影装置,以后由神经放射诊断学家 Ambrose 应用于临床,诊断效果极为满意。1972 年,在英国放射学年会上发表了这一成果。1979 年,Hounsfield 等获诺贝尔医学或生理学奖。其诊断方法初期仅用于头部诊断,1974 年,Ledley 设计成功了全身 CT 诊断装置,对全身各部位的病变均可进行断层扫描检查。

2. 基本原理

CT 是以 X 线束从多个方向对身体被检查的某一断层层面进行投照,计算机将测得的透过人体的 X 线量转变成数据,数字化后,再经计算得出这一断层层面各个单位容积的吸收系数,电子计算机又复将这些数据和系数重建转换成图像。因正常组织和病变组织两者 X 线吸收系数不同,作了定量分析后,将不同的吸收系数转换成图像。由于装置密度分辨率高,故能清楚地反映异常病变的图像,使病变的检出率和诊断确诊率显著提高。

3. 临床应用

骨科疾病用 X 线片检查,就能满足诊断的需要。遇到疑难病,X 线片未能明确诊断的,可运用 CT 检查来进行诊断。

1）骨科疾病的诊断

CT 可从横断面来了解脊椎、骨盆、四肢骨关节的病变,它不受骨阴影重叠或肠内容物遮盖的干扰。因为 CT 具有较高密度分辨率的性能,所以对脊椎的小关节突、椎管侧隐窝、骨盆及长骨骨髓腔等处的微小改变,尤其是对诸如后韧带骨化症、椎板增厚、小关节突肥大、椎间盘突出等病所引起的椎管狭窄,有较高的分辨率,是理想的检查方法。

2）脏器的诊断

（1）肝脏:肝脏与胆总管、胆囊、胰腺、十二指肠、门静脉在解剖上关系密切。故肝脏患病,或其他邻脏器有病,均可相互影响。临床运用肝的 CT 扫描,同时观察到同一水平面的数个器官有无变化,即可得出正确的诊断。

（2）胆系:能检出肿瘤、炎症、结石等病变,影像表现胆系受压或堵塞引起的胆管或胆囊的扩大,以及占位性病变的图像。

其他:CT 可诊断妇科、泌尿系统疾病,对肾脏、子宫、卵巢病变的诊断更有意义。

（七）磁共振成像（MRI）

1. 简况

磁共振成像技术使机体组织的成像从比较单纯的解剖显像发展到解剖学、组织生物化学和物理特性变化相结合,它可使临床医生探测到许多早期病变。

2. 基本原理

Lauerbur 在 1973 年提出了核磁共振的概念。他是根据在物质的原子核内具有单数的质子和中子,而质子在特定的磁场内进行着自旋运动,若外加一个与其频率相同的射频脉冲,则此脉冲可激发质子,使其自旋方向发生改变,质子从外加的射频脉冲中获得能量,从稳定状态跃至高能状态,受激发的原子核(质子)将发生"共振效应",以共振频率将能量放至周围环境,这种能量可被检测出,称为 NMR 信号。信号的强弱在人体各部分根据质子的不同差数而有差异,这包括活动质子的密度、质子的分子环境、温度与黏稠度等因素在内。核磁共振器利用生物体内存有可被测量出的微量磁力质子或中子,如^{1}H、^{17}O、^{23}Na 和^{31}P,而人体内 H 核(质子)被选定为做 NMR 检查的物质。当这些磁力强弱不同和各组织器官内同一原子核数量不同,核磁共振器中的电子计算机有重组图像的技术,可将脏器原子核分布的一维、二维及三维图像显示出来,从而得到脏器显示出来的各种不同的图像。根据不同的组织在 NMR 图像上可显示出不同的灰阶,其顺序如下:最暗的是空气;最亮的为脂肪组织,其次是骨髓、脑及脊髓、内脏、肌肉、充满液体的体腔、韧带、肌腱、血流迅速的血管及密质骨。

3. 临床应用

临床多用来探查肿瘤,也可检查骨关节和软组织的病变。其应用范围与 CT 相同,也因设备昂贵,未能普遍使用,一般用 X 线检查法未能解决的疾病诊断问题,才求助于 MRI 了。

二、中医学诊断法

(一)望诊

望诊是医生通过视觉观察病人的精神、面色、形体、动态、局部情况、舌象和分泌物,以及排泄物色、质、量的变化来观察疾病的方法。

望诊的内容包括望整体情况、望局部情况、望舌象、望排出物及望小儿指纹等。

1. 望全身情况

(1)望神:神的表现可分为有神、无神、假神和精神错乱 4 种。①有神:表现为神志清楚,两目精彩,呼吸平稳,语言清晰,面色荣润,肌肉不削,动作自如,反应灵敏。说明精气充足,体健神旺;或虽病而正气未伤,精神未衰,属病轻。②无神:表现为精神萎靡,两目晦暗,呼吸气微或喘促,面无光泽,肌肉瘦削,动作艰难,反应迟钝,甚则神昏谵语,循衣摸床,撮空理线。说明正气大伤,精气亏虚,属病重。③假神:是病情危重时出现的精神暂时好转的假象。古人将这种现象比做"回光返照",又比做"残灯复明"。④精神错乱:可见于癫、狂及痫等证。

(2)望色:望色,是观察病人面部的颜色和光泽以诊察疾病的一种方法。①皮肤光泽:凡面色荣润光泽者,说明脏腑精气充足,为无病或病轻。凡面色晦暗枯槁者,说明脏腑精气已衰,为病重,或病危。②面色:面色发白主气虚证和血虚证。面色发黄主虚证、湿证。面色发红多主热证,满面通红,属实热证,两颧发红,属虚热证。面色发青主寒证、痛证、瘀血、惊风。面色发黑主肾虚证、水饮证、血瘀证。

(3)望形体:是观察病人体形的强弱胖瘦和头背腰膝骨等形体表现以诊察内在病变的方法。①望形体的强弱胖瘦:人的形体内合五脏(肺合皮毛,脾合肉,心合脉,肝合筋,肾合骨),体形的强弱胖瘦内与脏腑气血的盛衰相应,故望形体可以测知内脏的虚实、气血的盛衰和邪正的消长。体强表现为骨骼粗大、胸廓宽厚、肌肉充实、皮肤润泽,是内脏坚实、气血旺盛的表现。体弱表现为骨骼细小、胸廓狭窄、肌肉消瘦、皮肤枯槁,是内脏脆弱、气血不足的表现。形胖气虚表现为形体肥胖、肤白无华、精神不振、乏力气短,属阳气不足,多湿多痰。形瘦阴虚表现为形体消瘦、胸廓狭窄、面色苍黄、皮肤干焦，属阴血不足，内有虚火。大骨枯槁、大肉陷下表现为骨瘦如柴、眼窝深陷、卧床不起、动转艰难，是久病、重病脏腑精气衰竭的危重表现。②望头背腰膝骨的异常表现：五脏是身体强壮的根本，而头背腰膝骨五者内与脏腑关系密切，故观察头背腰膝骨等处的异常表现和功能障碍，可以判断内在脏腑病变的程度和预后。如头垂不抬、目陷无光，是精神衰惫之象。背弯肩垂，是胸中脏器衰惫之象（畸形者例外）。腰酸软疼痛不能转动，是肾脏衰惫之象。膝屈伸不利，行则俯身，是筋将衰惫之象。不能久立，行则振摇不稳，是髓不养骨，骨将衰惫之象。

（4）望姿态：望姿态，是观察病人形体的动静姿态和异常动作以测知内在病变的诊病方法。①望动静姿态：身体躁动，掀去衣被，面常向外者属阳、热、实证。身体静卧，喜加衣被，面常向里者属阴、寒、虚证。坐而仰首、喘粗痰多者多属肺实证。坐而俯首、少气懒言者，属肺虚证。咳逆倚息不得卧，每发于冬者是内有痰饮。心悸浮肿、卧则气逆者是心阳不足，水气凌心。②望异常动作：四肢抽搐、角弓反张者见于肝风内动。脸、唇、指（趾）不时颤动，是血虚筋脉失养，或为动风先兆。手足软弱、运动不灵者见于痿证。关节疼痛、屈伸不利者见于痹证。半身不遂，语言謇涩者见于中风证。

2. 望局部情况

1) 望头与发

（1）望头：小儿头形过大或过小，伴有智力发育不全者是先天不足，肾精亏损。头形过大见于脑积水，也可见于呆小病、先天性伸舌样痴呆等。而头形过小则可见于大脑发育不良及先天性尖颅畸形，后者往往由囟门早闭所引起。小儿囟门突起，又称为"囟填"，为温病火邪上攻，或脑髓有病，但在小儿哭泣时囟门暂时凸起者为正常。小儿囟门凹陷，见于吐泻伤津及气血不足的患儿，但在6个月以内囟门微陷属正常。头摇，不论成人、小儿，多为肝风内动之兆，或为老年气血虚弱、头失所养所致。

（2）望发：青壮年脱发，头发稀疏易落者多属肾虚或血热。突然成片脱发者为血虚受风，又称为"斑秃"症。青年发白，伴有健忘、腰膝痿软等症状者属肾虚，如无病理症状者不属病态。小儿发结如穗，见于疳积病。

2) 望目

目赤肿痛多属实热证。白睛发黄为黄疸病，但需与中年以上人的结膜部脂肪沉着相鉴别，后者为黄色稍隆起的斑块，在眼睑部最明显，而黄疸的黄色均匀无隆起，在眼球周围明显，越近黑睛越浅。目眦淡白属血虚。目胞浮肿为水肿病。眼窝凹陷多为伤津或气血不足。瞳孔缩小多由肝胆火炽所致，也可见于中毒。瞳孔散大为肾精耗竭，见于危证病人，是濒死前的一个征象，瞳孔完全散大是临床死亡的标志之一，但肝胆风火上扰的肝风内障和某些中毒的病人（如曼陀罗中毒）也可见瞳孔散大。两目上视或斜视为肝风内动。小儿睡时露睛为脾虚、气血不足。

3) 望耳

耳轮厚大红润，多为肾气充足，形体强壮。耳轮干枯焦黑，是肾精亏损、精不上荣的重证。耳内流脓水为聤耳或耳疮。小儿耳根发凉，耳背有红络，为出麻疹的先兆。

4) 望鼻

鼻孔干燥或黑，见于阳明热盛伤津或阳毒热深；鼻翼扇动，见于肺热或喘证。

5) 望唇

一方面望唇色，如口唇淡白为血虚，口唇深红属热盛，口唇青紫见血瘀。一方面望唇的形态，如口唇干裂是津液损伤，口唇糜烂是脾胃积热，口角流涎是脾虚湿盛，多见于小儿，口角掣动是肝风内动或脾虚生风。口歪斜为中风。

6）望齿、龈

牙齿润泽，是津液未伤、能够上充之象。牙齿干燥，是热病伤津，常见有齿垢、口臭等。

望牙龈，如龈色淡属血虚。牙龈红肿或兼出血，是胃火上炎。龈淡不肿而出血者，为脾虚不能摄血所致。牙龈不红不肿而牙齿稀疏松动、齿根外露者，属肾阴不足，虚火上炎。

7）望咽喉

咽部色红娇嫩、肿痛不甚者是肾阴亏虚、虚火上炎所致。咽部两侧红肿，或溃烂有黄白色脓点者为乳蛾。咽部有灰白色假膜，擦之不去，见于白喉。

8）望颈项

颈前部生长肿物和瘤者为瘿瘤。颈侧颔下肿起结块如豆，累累如串珠者，为瘰疬。颈脉跳动明显者，为水肿病。

9）望皮肤

望皮肤，主要是观察皮肤的色泽形态和反应于皮肤的病变。①望皮肤色泽：与前文望色同。②望皮肤形态：以荣泽为正常。若干瘪枯槁，是津液不足或阴血亏虚之象。若皮肤虚浮肿胀、按有压痕，是水肿病。③望皮肤病变：主要是观察有无痘、疹、斑、瘩、痈、疽、疔、疖及其形态的变化。

3. 望舌

望舌时应注意排除因食物或药物染苔所致的假象，还要注意其他因素对舌的影响。望舌主要是望舌质与舌苔。正常舌象是舌质淡红润泽，柔软灵活，舌苔薄白均匀，干湿适中，称为"淡红舌，薄白苔"。

1）望舌质

（1）望舌色：舌淡白瘦薄，是气血两亏不能上荣于舌所致。舌淡白胖嫩、湿润多津、边有齿痕，是阳虚寒湿内停，气血不能上荣于舌所致。舌红干燥，舌面有芒刺裂纹者，属实热证。舌色鲜红，苔少或无，属虚热证（阴虚证）。舌绛少津，苔少或无，是阴虚火旺。舌淡紫湿润，是阴寒内盛，血脉凝涩，舌体脉络血行郁滞所致。舌青紫而暗或有紫色斑点，是血瘀证。

（2）望舌形：舌体纹理细腻，形质娇嫩，主虚寒证。舌体纹理粗糙，形质苍老干燥，主实热证。舌体瘦小而薄，色淡者为气血不足，红绛者为阴虚火旺。舌体肿胀胖大，色淡白者为脾肾阳虚痰湿内停，色红者为心脾热盛，湿热内蕴。舌面有不同形状的裂沟，色红绛者为热盛伤津，色淡者为血虚不润。舌边有齿印，为脾肾阳虚，水湿内停。

（3）望舌态：舌歪斜见于中风病。舌痿软质淡者为气血两虚。舌颤动为气血两虚筋脉失养或热盛肝风内动。舌吐弄多为小儿智力发育不良，也可见于心脾热盛。舌短缩，如舌淡或青者为寒凝筋脉，舌红绛干者为热极伤阴，舌胖滑腻者为痰湿内阻、正气虚损。

2）望舌苔

（1）望苔色：白苔主表证、寒证、湿证，黄苔主里热证，灰、黑苔主热极津枯和阳虚寒盛之证。

（2）望苔质：薄苔说明病邪轻浅，厚苔说明病邪深重。润苔是津液未伤，或水湿内停的表现。腻苔是痰湿内盛，阳为湿遏的表现。腐苔是内有食浊而阳气未衰，能蒸化胃中浊腐上现于舌面的表现。舌苔有根，剥之不去，是有胃气的表现，见于实证、热证；舌苔无根，刮之即去，是胃气大伤的表现，见于虚证、寒证。

舌质和舌苔在反映病情上各有侧重。一般来说，察舌质重在辨脏腑之虚实，察舌苔重在辨六淫之邪的浅深和胃气的存亡。在临床上要舌质与舌苔相结合，才能体现望舌的意义。

4. 望排出物

(1) 望痰:痰黄稠有块者属热痰,痰清稀或有灰黑点者属寒痰,痰清稀多泡沫、眩晕胸闷者属风痰,痰少而黏、难于咳出者属燥痰,痰白滑量多、易于咯出者属湿痰,咳吐脓血痰、味腥臭者为肺痈。

(2) 望呕吐物:吐物清稀,无酸臭者是胃气虚寒。吐物秽浊,有酸臭味者是胃有实热。吐不消化食物,味酸腐者是伤食。吐物色黄味苦者是肝胆郁热。吐血鲜红或紫暗,挟有食物残渣者是胃有积热或肝火犯胃。

(3) 望大便:大便清稀,完谷不化,或有便溏者,是寒湿困脾,或脾胃气虚。大便深黄如糜,有恶臭者属湿热。大便如黏冻,挟有脓血者为痢疾。大便干如羊粪者一般见于噎膈病。先便后血,血色紫暗者为远血(属上消化道出血),可见于肠内伤劳倦;先血后便,血色鲜红者为近血(属肛门或结肠出血),可见于肠风下血和痔疮、肛裂出血等。

(4) 望小便:小便清长量多者属寒证,小便短少黄赤者多属热证。尿中带血而排尿不痛见于下焦有热或脾胃两虚,尿中带血且排尿困难而痛见于血淋。尿有砂石,排尿困难而痛者见于石淋。尿如脂膏,排尿困难而痛者见于膏淋,多由于湿热蕴结下焦所致。

5. 望小儿指纹

望小儿指纹,是观察小儿示指掌侧前缘的浅表脉络变化来诊断疾病的方法,适用于3岁以下的小儿。

(1) 望指纹的方法:将小儿示指按指节分成三关一靠近手掌的为第一节是风关,中间的为第二节是气关,远离手掌最末端的一节为第三节是命关。检查时让家属抱小儿朝光,医生用左手拇指、示指握住小儿示指末端,再以右手拇指在小儿示指掌侧前缘从指尖向指根部推擦几次,用力要适中,指纹就可显见,就可在三关的部位上观察脉络的变化。

正常指纹是红黄隐隐,不超出风关,非此即为病态。

(2) 病理指纹及主病:指纹浮显者为病邪在表,指纹沉隐者为病邪在里。指纹紫红者多属里热证。淡黄者为脾虚。紫黑者为血络郁闭,病属危重。色青者多见于惊风证和痛证。指纹色淡不泽者多属虚证。色深暗滞者多属实证。指纹仅见于风关者为病轻邪浅,透于气关者为邪深病重,透于命关者为病情危重,如一直伸到甲端,称为"透关射甲",则病情更属凶险。

(二) 闻诊

闻诊,是医生听取病人发出的声音的异常变化和嗅病人发出的气味的异常变化以诊断疾病的方法。

1. 听声音

(1) 语声:包括语声改变和语言错乱两个方面。语声改变如语声洪亮多言者多属实证、热证。语声低微懒言者多属虚证、寒证。语声重浊,见于外感风寒,或湿邪内困。呻吟惊呼,多见于疼痛、胀滞之证。新病音哑属实证,久病失音为虚证。语言错乱如狂言见于狂证。独语见于癫证。谵语和郑声见于神志不清或恍惚,但前者多属实证,后者多属虚证。

(2) 呼吸声:呼吸气微属虚证、寒证,呼吸气粗属实证、热证。喘为呼吸急促,甚则张口抬肩,鼻翼扇动,是呼吸困难的表现。实喘者发作急骤,声高气粗,唯以呼出为快,为外邪犯肺所致;虚喘者发作徐缓,声低气短,但得引一长息为快,是肺肾气虚,气失摄纳所致。喘有痰鸣为哮,可见于支气管哮喘的病人。少气是气虚不足,身体虚弱的表现。短气多为肺气虚或胸中有留饮所致。叹息属气郁,为情志不舒、肝气郁结所致。

(3) 咳嗽声:咳声重浊,鼻塞流涕,属实证,见于外感咳嗽。咳声低微,息短气怯,属虚证,见于内伤咳嗽。咳有痰声,痰多易出,是痰湿咳嗽。干咳声短,痰少或无,为肺阴虚或燥邪犯肺的燥咳。咳嗽阵发,连声不断,咳止时带吸吼音,是顿咳(百日咳),为儿童易患的传染病。咳声嘶哑,呼吸困难,为喉风(如急性咽炎),喉风重则可出现窒息,临床上应高度注意。

(4)呕吐声:凡吐势徐缓,声低无力者,属虚寒证。凡吐势较猛,声高有力者,属实热证。

(5)呃逆声与嗳气声:呃声高亢,短而有力者,属实热,为胃气上冲所致。呃声低微,气弱无力者,属虚寒,是脾胃阳虚、虚气上逆所致。久病出现呃逆不止者,是胃气衰败的危候。嗳气,俗称"打饱嗝",可见于宿食内停、消化不良及年老体弱、胃虚气逆的病人。

2. 嗅气味

嗅气味包括嗅病体味、嗅口气味、嗅排出物气味三方面。假如病体有腐臭味,见于瘟疫病,或身有溃腐的疮疡;假如病体有汗臭味,可见于湿温、热痹的病人。假如病体有血腥味,可见于吐血、咯血、经崩、产后失血等大失血的病人;假如病人口气有臭秽味,是胃热、龋齿或口腔不清洁所致;假如口气酸臭并有胃脘胀闷者,是伤食;假如口气腥臭,并咳吐脓血者,为肺痈症。病人排出物凡气味酸腐臭秽者多属实热证;凡气味微有腥臭者多属虚寒证。

(三)问诊

问诊,是医生询问病人或陪诊者,了解疾病的发生、发展、治疗经过、现在症状和其他与疾病有关的情况以诊察疾病的方法,重点是询问与中医学辨证关系密切的方面。

1. 问诊的一般内容

包括问一般情况、问主诉、问现病史、问既往史、问个人生活史及问家族史。

2. 问现在症状

1)问饮食与口味

口不渴属寒证,口大渴喜冷饮兼有热象,属实热证;大渴引饮,小便量多,兼见能食消瘦者,为消渴病;渴不多饮见于阴虚、湿热、痰饮、瘀血等证。食欲减退见于脾胃气虚、湿邪困脾、肝胆湿热等证。厌食多见于食滞内停;多食易饥兼见热象,属胃火亢盛;多食易饥兼见大便溏泻者,属胃强脾弱;饥不欲食见于胃阴不足的病人,口淡乏味属脾胃气虚,口甜或黏腻属脾胃湿热,口中泛酸属肝胃蕴热,口中酸馊属伤食,口苦属热证,口咸多属肾病及寒证。

2)问寒热

恶寒发热可见于外感表证。但热不寒可见于里热证。但寒不热可见于里寒证。寒热往来可见于少阳病和疟疾。

3)问耳目

暴聋者为气火上冲,久聋耳中如蝉鸣者为肾虚。目痛多为肝胆风热或外感风热之邪所致;目眩多为肾阴亏虚或肝阳上亢、痰湿内蕴所致;目昏多为肝血或肾精亏耗所致。

4)问头身

(1)问头部:头痛,假如前头痛连眉棱骨痛,属阳明经头痛;侧头痛连两侧太阳穴痛,属少阳经头痛;后头痛连项痛,属太阳经头痛;巅顶痛,属厥阴经头痛。头晕可由肝阳上亢、痰湿困扰、气血两亏或肾精亏虚等原因所引起。

(2)问周身:身痛多见于外感风寒、风湿之邪的表证。身重多见于感受湿邪或脾气亏虚的患者。四肢痛多见于痹证,为外感风寒湿邪所致。腰痛可有肾虚腰痛、寒湿腰痛、湿热腰痛、瘀血腰痛。

5)问睡眠

可有失眠与嗜睡两类病证。失眠假如是不易入睡并兼有心烦、多梦、潮热、盗汗、腰膝酸软者,属心肾不交。睡后易醒并兼有心悸、纳少乏力、舌淡脉虚者,属心脾两虚。时时惊醒并见眩晕胸闷、胆怯心烦、口苦恶心者,属胆郁痰扰。夜卧不安且兼见脘闷嗳气、腹胀不舒、舌苔厚腻者,属食滞内停。嗜睡如是困倦易睡,兼见头目昏沉、身重脘闷、苔腻脉濡者属痰湿困脾。饭后神疲困倦易睡,兼见形体衰弱、食少纳呆、少气乏力者,属脾气虚弱。

6) 问汗

表证无汗属表实证,表证有汗属表虚证。

里证有汗可分为阳虚自汗、阴虚盗汗、实热证或亡阳证为大汗。局部辨汗如头汗多因上焦邪热或中焦湿热上蒸或病危虚阳上越所致;半身出汗可见于中风、痿证、截瘫等病人;手足心汗多与阴虚或中焦湿热有关。

7) 问二便

(1) 问大便:里热实证出现便秘为热秘,阴寒内结出现便秘是冷秘。此外,气虚、气阴两亏均可引起便秘;泄泻可因脾虚、肾阳虚、伤食、肝郁乘脾而引起。大便若完谷不化,多见于脾虚泄泻和肾虚泄泻;溏结不调,多见于肝郁乘脾或脾胃虚弱。排便时如肛门灼热见于暑泻;排便不爽属肝郁乘脾或湿热蕴结大肠。里急后重见于痢疾。滑泻失禁属脾肾阳虚。肛门下坠属脾虚中气下陷。

(2) 问小便:尿量增多可见于虚寒证或消渴病;尿量减少可见于实热证或水肿病。尿频数急迫而痛者,见于淋证。夜尿增多,小便清长,余沥不尽,多见于老年人,属肾气虚弱而致。尿失禁多属肾气虚膀胱失约,也可见于神态昏迷的危重病人。遗尿多属肾气不足,膀胱虚寒。

8) 问胸胁脘腹

(1) 问胸部:胸痛憋闷、痛引肩臂者为胸痹;胸背彻痛剧烈、面色青灰、手足青至节者,为真心痛。壮热面赤、喘促鼻煽而见胸痛者为肺实热证。胸闷咳喘、痰白量多者为痰湿犯肺;胸痛身热、咳吐脓血痰、味腥臭者属肺痈;胸胀痛走窜、太息易怒者,属气滞为病;胸部刺痛、固定不移者,属血瘀为病。

(2) 问胁部:胁胀痛、太息易怒者,为肝气郁结、情志不畅;胁肋灼痛、面红目赤者,为火灼胁部脉络;胁肋胀痛、身目发黄,为黄疸病;胁部刺痛、固定不移为血瘀。

(3) 问胃脘部:胃脘冷痛剧烈、得热痛减者,为寒邪犯胃;胃脘灼热疼痛、消谷善饥、口臭便秘者,为胃火炽盛;胃脘胀痛、嗳气、郁怒则痛甚,为胃腑气滞;胃脘刺痛、痛有定处,为胃腑血瘀;胃脘隐痛、喜暖喜按、呕吐清水者,为胃阳虚;胃脘灼痛嘈杂、饥不欲食、舌红少苔者,为胃阴虚。

9) 问妇女

首先要问月经的期、量、色、质。月经先期可有血热、气虚之别;月经后期可有血虚、血瘀、寒凝之分;月经先后不定期,假如兼见气郁症状,就属气郁;假如兼见脾肾虚损症状,就属脾肾虚损。行经腹痛,假如是经前作痛,多因气滞血瘀,属实证;假如是经后小腹隐痛,多因气血不足或肾虚,属虚证。闭经的原因很多,可因血瘀、肝气郁结、虚劳病引起。凡崩漏经色深红有块者,多属热证。经色淡红无块者,多为冲任损伤,或中气下陷、脾虚不能统血所致。其次要问带下,黄带属湿热,赤带多因情志不舒、肝郁化热、损伤胞络所致。

10) 问小儿

要问小儿出生前后情况,预防接种、传染病史和传染病接触史,更要问小儿致病原因。

(四) 切诊

切诊分脉诊和按诊两部分,两者同是运用双手对病员体表进行触、摸、按压,从而获得重要辨证资料的一种诊察方法。

1. 脉诊

（1）正常脉象：三部有脉，不浮不沉，不快不慢，节律均匀，和缓有力。

（2）病理脉象：凡脉象异于常脉或正常变异（包括气候、活动等变异脉）之脉，均属病脉。近代临床所用的病脉有 28 种。28 脉主病以及常见相兼脉主病见表 3-1、表 3-2。

表 3-1　二十八脉主病简表

脉纲	特点	脉名	脉象	主病
浮脉类	轻取即得	浮脉	举之有余，按之不足	表证
		洪脉	脉体阔大，来盛去衰	热盛
		濡脉	浮细而软	主虚、主湿
		散脉	浮大无根，至数不齐	元气耗散，脏气欲绝
		芤脉	浮大中空，如按葱管	失血伤阴
		革脉	浮而搏指，中空边坚	亡血、失精、崩漏、虚寒
沉脉类	重按始得	沉脉	轻取不应，重按始得	里证、郁证、水证
		伏脉	推筋着骨，始得其形	厥证、邪闭、痛极
		弱脉	极软极细	气血两虚
		牢脉	沉实有力，形大而长	阴寒内实，疝气癥瘕
迟脉类	一息不足四至	迟脉	一息脉来，不足四至	寒证
		缓脉	一息四至，脉来怠缓	湿证、脾虚
		涩脉	往来艰涩，如雨沾沙	精伤、血少、气滞、血瘀
		结脉	脉来缓慢，时见一止，止无定数	阴盛气结、寒痰瘀血
数脉类	一息五至以上	数脉	一息脉来，五～六至	热证
		促脉	脉来急数，时见一止，止无定数	阳热尤盛，气滞血瘀，痰食停积
		疾脉	脉来急疾，一息八至以上	阳极阴竭，元气将脱
		动脉	脉短如豆，滑数有力	痛证、惊证
虚脉类	应指无力	虚脉	举按无力，软而空豁	气血两虚
		细脉	脉体细小，应指明显	血虚、阴虚、湿证、劳损
		微脉	极细极软，似有似无	阴阳气血诸虚，阳气暴脱危证
		代脉	动而中止，良久自还，止有定数	脏气衰微、风证、痛证、跌扑损伤
		短脉	首尾俱短，不及本位	有力主气郁，无力主气损
实脉类	应指有力	实脉	举按皆得，应指有力	实证、热结
		滑脉	往来流利，如盘滚珠	痰、食、热实证
		紧脉	脉来绷急，状如转索	寒证、痛证、宿食
		弦脉	首尾短直，如按琴弦	肝胆病、痛证、气滞
		长脉	端直而长，超过本位	阳盛、热证

表 3-2　常见相兼脉主病简表

脉名	主病
浮紧	表寒证、风寒痹证
浮数	表热证
浮缓	表虚证

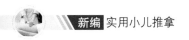

(续表)

脉名	主 病
浮滑	表证挟痰或风痰
沉迟	里寒证(有力为实寒,无力为虚寒)、寒湿痹证
沉数	里热证(有力为实热,无力为虚热)
沉缓	脾肾阳虚,水湿停留
沉弦	肝郁气滞,水饮内结、痛证
沉涩	阳虚、血瘀
沉细	气血俱虚,脾肾阳虚
弦紧	寒痛诸证(多见于寒滞肝脉、寒积腹痛等)
弦数	肝郁化火,肝胆(肝经)湿热
弦滑	肝火挟痰,痰饮、风阳、风痰上扰等病证
弦缓	肝气郁结、肝郁脾弱
滑数	痰热、痰火、实热
洪数	气分热盛、里实热证
细涩	血虚挟瘀、气虚挟瘀
沉细数	阴虚(肝肾阴虚)、血虚发热
弦数细	肝肾阴虚、阴虚肝郁、肝郁脾虚等证
浮数滑实	素有痰饮,复感风热,或外邪化热,热与痰结

2. 按诊

(1)按肌肤:初按皮肤热甚,久按热反轻者,多表热证;初按皮肤有热,久按热更甚者,多为里热证;手足心热而全身无热感者,多为内伤发热;手足背热甚而身有热者,多为外感发热。皮肤润滑,多为有汗而津液未伤,或水湿溢表;皮肤干燥,或甲错者,多为无汗而津液已伤,或内有瘀血。按之凹陷而抬手不随之即起者为水肿,按之凹陷而手举随之即起者多为气肿。

(2)按手足:主要探明寒热。病人手足俱冷的多属阳虚阴盛;手足俱热多属阳盛热炽;身热手足寒多为热厥证,身凉手足寒多为寒厥证。

(3)按胸腹:"心下"按之硬痛,多为结胸实证;"心下"满,按之软而不痛,多为痞证;"心下"坚硬如盘,边如旋杯而不痛者,多为水饮。右胁下按之有块而痛,多为肝血瘀结;左胁下有块,按之不散,多为疟母。腹胀叩之如鼓,按之无凹陷,小便自利者,为气胀;腹胀满,按之如水囊,凹陷不起,小便不利者,为水臌;腹内肿块,按之坚硬,推之不移,痛有定处,为癥为积,多属血瘀;肿块时聚时散,按之柔软或无形,痛无定处,为瘕为聚,多属气滞。左下腹部,按之有块累累,可能是燥屎内结;腹痛喜按,按之痛减,多为虚证;腹痛拒按,按时痛甚,多为实证。

(4)按俞穴:是按压身体上某些特定穴位,以了解这些穴位的变化与反应,从而推断内脏的某些疾病。如有压痛点,出现结节或条索状物等。如胃病可在胃俞穴处有压痛,肾病可在肾俞穴处有压痛。

第四章　推　拿　练　功

练功是我国古代劳动人民所创造的一种锻炼身体、增强体质的方法，一直流传至今。推拿学中所说的练功，一是指手法的练习，二是指推拿之外的武术拳操，气功导引等功法和全身各部的功能锻炼。前者是掌握推拿必不可少的基础训练。至于气功与推拿，自古至今就密不可分，学习推拿，应当了解气功导引的有关式式，这也是学习和掌握推拿疗法的基本功之一。

推拿与练功的关系十分密切。在先秦推拿又称为挢引、案杌、按蹻，其中挢、杌、蹻就是指的练功（医疗体育）方法。《史记索隐》注云："蹻者，谓按摩之法，夭挢引身，如熊顾、鸟伸也；扤者玩，亦谓按摩而玩弄身体使调也。"唐代王冰在注《内经》时说："蹻，谓捷举手足。"唐代释慧琳在《一切经音义》中指出："凡人自摩自捏，伸缩手足，除劳去烦，名曰导引。"唐代孙思邈在《备急千金要方》中写的"老子按摩法""天竺国按摩法"以及宋代《圣济总录》中的"太上混元按摩法"就是以医疗体育为主的练功方法。

练功可以调动病人的主观能动性，尤其是对久病久治不愈患者，应在推拿治疗的基础上结合练功，则必能获效。人是万物之灵，非自我谁能主宰？如能有效地发挥自身能动作用，从绵绵常病的痛苦深渊中觉醒，振作精神，自勉自励，恰如其分地进行锻炼，则恐没有疾病不可治者。

练功对一个推拿医生来说是必不可少的，这是因为推拿手法的基本要求除了要通过手法练习来实现外，还需通过练功使推拿医生具备较好的体质、耐力和手法技巧。由此可见，推拿医生的练功，有益于自身的健康和患者的康复。

第一节　练功的手型和步型

练功中对各部的姿势和要求一定要规范，否则失去了推拿练功的意义。这里着重介绍一下练功中常用的手型和步型。

一、练功的手型

1. 立掌

五指并拢伸直，指尖向上，掌心向内。

2. 垂掌

腕关节伸直，五指并拢伸直，指尖向下。

3. 正掌

五指并拢伸直、指尖向上、掌心朝前,见图 4-1。

4. 俯掌

掌心朝下,手指并拢伸直。

5. 仰掌

掌心向上,手指并拢伸直,见图 4-2。

6. 反掌

拇指向下,其余四指并拢伸直,手掌侧立。

7. 侧掌

拇指向上,其余四指并拢伸直,手掌侧立。

8. 瓦楞掌

拇指伸直,其余四指并拢微屈。

9. 柳叶掌

拇指内收紧贴于虎口,其余四指并拢伸直,见图 4-3。

 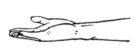 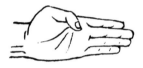

图 4-1　正掌　　　　　　　图 4-2　仰掌　　　　　　　图 4-3　柳叶掌

10. 展掌

虎口张开,拇指挺直向外用力,其余四指伸直微张,小指侧掌略牵张用力,掌心自然成凹。注意防止成平掌型,见图 4-4。

11. 勾手

手指第一节捏拢,屈腕成钩型。又称"鹤顶手",见图 4-5。

12. 剑指

示、中指并拢,挺伸,勿弯曲。余指蜷握,成剑指状,见图 4-6。

13. 握拳

示、中、环、小指自然蜷握,拇指上节贴于示、中指第 2 指间关节部,成拳状。手背面须与腕臂部相平,见图 4-7。

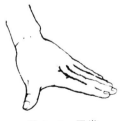 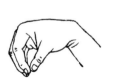 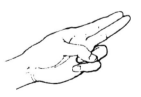 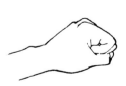

图 4-4　展掌　　　　图 4-5　勾手　　　　图 4-6　剑指　　　　图 4-7　握拳

二、练功的步型

1. 正步

身体端立,头正目平,两足并站,脚尖向前,重心落于双脚。

2. 丁字步

头身正位或稍偏,双脚直立,一脚跟紧靠另脚内侧,如"丁"字形,重心在双脚,见图4-8。右脚在前称为右丁字步,头身可略偏向左侧。反之为左丁字步。也有双脚间距大者,足尖略向旁开,又称横丁字步。

3. 马步

是常用的站桩练功步态。即两脚平行,与肩同宽,此为平步。脚尖向内微扣,腰正身直,目视正前方,膝略屈曲,小腿垂直不动,见图4-9。

4. 弓步

是丁字步的一种发展变形。一腿旁伸屈弓,另腿绷紧,弓腿屈膝成略大于90°角,另腿勿屈,勿翘脚跟,身直肩平,头向可变,见图4-10。

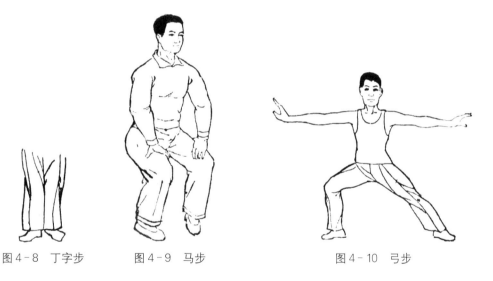

图4-8 丁字步　　　图4-9 马步　　　　　　图4-10 弓步

5. 小八字步

头身正位,双腿直立,两脚跟相靠,脚尖斜向前方如"八"字形,重心在两脚,见图4-11。

6. 大八字步

两脚跟间距约15cm,其他同小八字步,见图4-12。

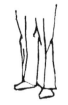 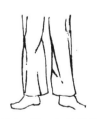

图4-11 小八字步　　　图4-12 大八字步

7. 踏步

两腿交叉,膝内侧相贴,前腿伸直,后腿略屈,双脚交错,前脚跟与后脚尖在一横线上,重心落在前脚,后脚虚踏,身体微偏,目视前侧,见图4-13。根据不同动作,脚距、方向适当变化。

8. 一字步

头身正位,两脚后跟相贴,双腿相近,两脚成"一"字式,重心在两脚,见图4-14。若两脚跟间距约一脚半或稍大,方向不变,也称大一字步,见图4-15。

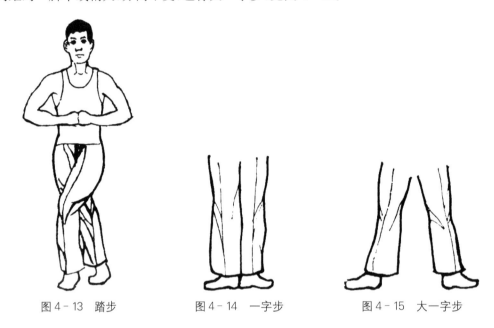

图4-13 踏步　　　　图4-14 一字步　　　　图4-15 大一字步

以上站位姿势,均要身正腰直,松静自然,脚如生根,稳健大方。

第二节 练功的要求

正确地使用练功疗法,掌握练功动作的要领是取得良好疗效的关键。因此,在练功过程中要注意以下事项。

1. 勤学苦练

练功可以强体魄、壮筋骨,而要练好功却非一朝一夕之事。俗话说,要"冬练三九,夏练三伏",不勤学苦练,是练不出真功的。

2. 持之以恒

练功要持之以恒,通过坚持不懈的努力,才能使功夫不断提高和加深,达到出神入化的境界。

3. 循序渐进

练功要从简到繁,由浅入深,即使掌握了基础要领,还要在练意、练气等方面下功夫。练功中的同一个姿势,开始时,时间宜短,逐渐延长,不断增加功力。

4. 注意事项

练功不宜穿得过紧、过多,使活动不方便。练功之前宜稍进食,不可过饥、过饱时练功,可在饮食后稍休息再练。应注意选择空气流通、安静无干扰的环境练功,以早晨为最好。注意练功前做些行走、自我推拿、活动关节等整理功,使身体放松。

第三节 健身气功八段锦

健身气功八段锦的起源可以追溯到远古时代的导引术。4 000～5 000 年前,中国中原大地洪水泛滥,百姓深受雨水潮湿的侵害,筋骨多萎缩而不健壮,气血多瘀滞而不行。有贤能者发明了"舞",用来摆脱这些病痛。这种祛病健身的"舞"后来就演变成导引术。导引者,导气令和,引体令柔;导引术就是通过自身的特殊锻炼方式,使机体气机流畅,骨正筋柔;可以很好地激发自身调理能力,消除病痛,增进健康,延缓衰老。

健身气功八段锦当初是由一些治病保健的单式动作发展组合起来的。因此,八段锦每一式都有其独自的功效,既可选择单式或几式练习,也可以整套练习。下面就来详细介绍一下八段锦各式的健身气功动作要领。

第一式 两手托天理三焦

自然站立,两足平开,与肩同宽,含胸收腹,腰脊放松。正头平视,口齿轻闭,宁神调息,气沉丹田,马步保持片刻,双手十指交叉胸前反掌,徐徐举至头顶,掌心向上,用力向上托举,反复做7～9次后,双手转掌心朝下,沿体侧缓缓按至小腹,还原,见图4-16。

作用:调理三焦,按摩脏器,特别是对肠胃虚弱的人效果尤佳。

动作要点:两手伸直,掌心向上托,眼睛看着手。

三焦:上焦心肺,中焦脾胃,下焦肝肾。

第二式 左右弯弓似射雕

自然站立,左脚向左侧横开一步,身体下蹲成骑马步,双手虚握于两髋之外侧,随后自胸前向上划弧提于与乳平高处。右手向右拉至与右乳平高,置于云门穴,意如拉紧弓弦,开弓如满月;左手捏剑诀,向左侧伸出,顺势转头向左,视线通过左手示指凝视远方,意如弓剑在手,等机而射。稍作停顿后,随即将身体上起,顺势将两手向下划弧收回胸前,并同时收回左腿,还原成自然站立。此为左式,右式反之。左右调换练习7～9次,见图4-17。

作用:锻炼肺气,增加肺活量,改善胸椎与颈部的血液循环。

动作要点:向前推出的示指向上,拇指斜向上,做法正确会有麻胀的感觉。

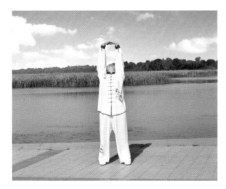

图4-16 两手托天理三焦

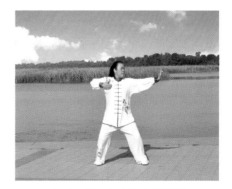

图4-17 左右弯弓似射雕

第三式 调理脾胃须单举

自然站立,左手缓缓自体侧上举至头,翻转掌心向上,并向左外方用力举托,同时右手下按呼应。举按稍停后,左手沿体前缓缓下落,还原至体侧。右手举按动作同左手,惟方向相反,重复7～9次,见图4-18。

作用:调理脾胃,促进胃肠蠕动,增强消化功能。

动作要点:手在上举之时稍用力,胁部稍有拉升的感觉,上举吸气,下落呼气。

脾胃:后天之本,脾主升清,胃主降浊。

第四式 五劳七伤往后瞧

自然站立,双脚与肩同宽,双手自然下垂,宁神调息,气沉丹田。头部微微向左转动,两眼目视左后下方,稍停顿后,缓缓转正,再缓缓转向右侧,目视右后下方稍停顿,转正。如此7～9次,见图4-19。

作用:舒缓情志,调节气血,改善头颈部的血液循环,解除中枢神经系统的疲劳,对于防治颈椎病有良效。

动作要点:上半身可以转动,下半身不动,眼睛尽量向后看。

五劳:指心、肝、脾、肺、肾因劳逸不当,活动失调而引起的五脏受损。

七伤:指喜(心)、怒(肝)、思忧(脾)、悲(肺)、恐惊(肾)等情绪对内脏的伤害。

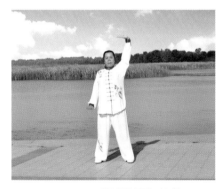

图4-18 调理脾胃须单举

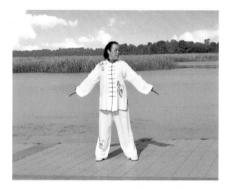

图4-19 五劳七伤往后瞧

第五式 摇头摆尾去心火

两足横开,双膝下蹲,成"骑马步"。上体正下,稍向前探,两目平视,双手反按在膝盖上,双肘外撑。以腰为轴,头脊要正,将躯干划弧摇转至左前方,左臂弯曲,右臂绷直,肘臂外撑,头与左膝呈一垂线,臀部向右下方撑劲,目视右足尖;稍停顿后,随即向相反方向,划弧摇至右前方。反复7～9次,见图4-20。

作用:使心肾相交,疏泄心火,安神定志。

动作要点:动作要柔和,向左右看的时候一条腿弯曲,另一条腿伸直。

心火:为虚火上炎、烦躁不安的症状。

第六式 两手攀足固肾腰

松静站立,两足平开,与肩同宽。两臂平举自体侧缓缓抬起至头顶上方转掌心朝上,向上作托举劲。稍停顿,两腿绷直,以腰为轴,身体前俯,双手顺势攀足,稍作停顿,将身体缓缓直起,双手右势起于头顶之上,两臂伸直,掌心向前,再自身体两侧缓缓下落于体侧反复做7～9

次,见图4-21。

作用:强腰壮肾,醒脑明目,有效防治腰椎间盘突出。

动作要点:双手尽量往下靠,以双手扶在脚面上为佳。

腰为肾之府,肾为先天之本。

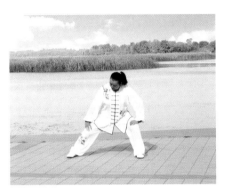
图4-20 摇头摆尾去心火

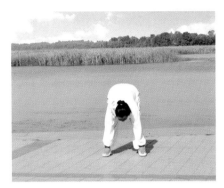
图4-21 两手攀足固肾腰

第七式 攒拳怒目增气力

两足横开,两膝下蹲,呈"骑马步"。双手握拳,拳眼向下。左拳向前方击出,顺势头稍向左转,两眼通过左拳凝视远方,右拳置于章门穴。随后,收回左拳,击出右拳,要领同前。反复7~9次,见图4-22。

作用:补肝肾,壮肾腰,练内气。

动作要点:两拳握紧,两脚跗趾用力抓地,瞪眼怒目,手臂要用力,拳头转着出去,其余不用力,收缩全身肌肉,以利于气血运行。

肝在窍为目,在体为筋,在志为怒,在变动为握。

第八式 背后七颠百病消

两足并拢,两腿直立,身体放松,两手臂自然下垂,手指并拢,掌指向下。顺势将两脚跟向上提起,稍作停顿,将两脚跟下落着地。反复练习7~9次,见图4-23。

作用:震动脊柱和督脉,激荡气血,对各段椎骨的疾病和扁平足有防治作用。

动作要点:脚趾抓地,提肛。

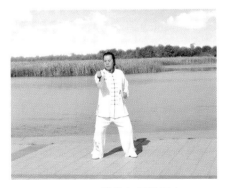
图4-22 攒拳怒目增气力

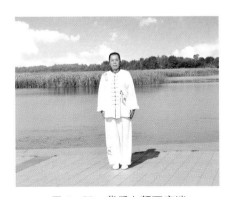
图4-23 背后七颠百病消

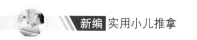

督脉统摄诸阳,循达于体表则可卫外御邪;通达于内则可温通经脉,温煦脏腑。

第四节　健身气功六字诀

六字诀,即六字诀养生法,是我国古代流传下来的一种养生方法,为吐纳法。它的最大特点是可强化人体内部的组织功能,通过呼吸导引,充分诱发和调动脏腑的潜在能力来抵抗疾病的侵袭,防止随着人的年龄增长而出现的过早衰老。

历代文献对此有不少论述,战国末期的《吕氏春秋》中就有关于用导引呼吸治病的论述。《庄子·刻意》中说:"吹呴呼吸,吐故纳新,熊经鸟申,为寿而已矣。"在西汉时期的《王褒传》一书中,亦有"呵嘘呼吸如矫松"的记载。南北朝时代陶弘景发明长息法。他在《养性延命录》一书中说:"凡行气,以鼻纳气,以口吐气,微而行之名曰长息。纳气有一,吐气有六。纳气一者谓吸也,吐气六者谓吹、呼、嘻、呵、嘘、呬,皆为长息吐气之法。时寒可吹,时温可呼,委曲治病,吹以去风,呼以去热,嘻以去烦,呵以下气,嘘以散滞,呬以解极。"隋代天台高僧智顗大法师,在他所著的《修习止观坐禅法要》一书中,亦提出了六字诀治病方法。他谈道,但观心想,用六种气治病者,即是观能治病。何谓六种气,一吹、二呼、三嘻、四呵、五嘘、六呬。此六种息皆于唇口中,想心方便,转侧而坐,绵微而用。颂曰:"心配属呵肾属吹,脾呼肺呬圣皆知,肝脏热来嘘字治,三焦壅处但言嘻。"传至唐代名医孙思邈,按五行相生之顺序,配合四时之季节,编写了卫生歌,奠定了六字诀治病之基础。

一、起势

(1)预备势:自然站立,头正身直,两脚分开与肩同宽,两膝微微弯曲,两臂自然下垂,提肛收腹,含胸拔背,舌抵上腭,面带微笑,两眼看前下方,默想全身放松,站立至呼吸自然平稳。放松时,可意想从头到脚逐一放松。呼吸微微绵绵如安睡状态,再开始练功。

(2)调息:全身放松后,曲肘,两手从体侧内收,手心向上,十指相对,徐徐托起至胸部(约与两乳同高);两掌内翻,掌心向下,缓缓向下按至两臂自然伸直,再曲肘,两手收拢至肚脐前,虎口交叉相握,右手在内(女左手在内),轻捂肚脐,虎口交叉按于肚脐(抱太极),呼吸自然,静养一会儿,也可意守丹田(脐下三寸),或吸气意想气入丹田以补元气。

起势可调动气机,进入练功态。

二、嘘字功　调治肝胆

(1)发音:嘘,音虚(xū),为牙音。口型为两唇微合,嘴角后引,舌后部稍抬起,上下槽牙间有微缝,槽牙与舌头两边也留有微缝,呼气吐字时,气主要从上下槽牙的两边与舌头的缝隙间缓缓吐出。

(2)气流振动源:在上下槽牙处。

(3)动作及意念:接上势,吸气,微屈膝下蹲,两臂自然下垂,两手手背相对置于大腿前,手指自然伸直。然后两脚大趾抓地,吐气发嘘字,两眼圆睁,两手上提至胸部,同时稍加意念,意想真气从足大趾趾甲后内侧进入肝经,随两手上提之势进入肝脏。继续呼气吐字,两臂向上及左右展开,两手伸直,肝及肝经中的病气随两手展开之势向外排出;呼气尽,闭眼,缓缓吸气,两臂内收,两手向下捋胸部至小腹部,再两臂自然下垂,微屈膝下蹲,两手手背相对置于大腿前。重复上述动作,做六次。收势自两臂自然下垂后,两手收回脐部,抱太极按于肚脐,稍事休息。呼吸自然,也可意守丹田,或吸气意想气入丹田以补元气。可做六次呼吸后,再练下一式。

松手转身脚不动,单臂抻展眼圆睁,配合口吐嘘字音,嘴角后引圆口型。动作缓慢不出声,调理气机经络通,呼吸均匀深长细,疏肝明目身轻松。

(4)动作特点:肝属木,喜升发、条达,故嘘字功动作向上、舒展。

(5)作用:嘘字功可以疏通肝气,治疗肝病、目疾、胸胁胀闷、食欲不振、头目眩晕等,并可治疗生殖系统及妇科疾患,见图4-24。

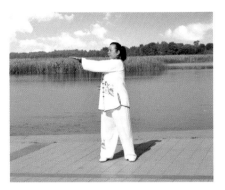

图4-24 嘘字功

三、呵字功 养心降火

(1)发音:呵,音喝(hē),为舌音。口型为两唇张开,舌尖抵两齿,舌体抬起,呼气吐字时气从上腭和舌面间缓缓吐出。

(2)气流振动源:在舌根部。

(3)动作及意念:接上势,呼气,屈膝下蹲,两掌外分,再靠拢(两掌小指、环指相靠),掌心向上呈捧掌(如捧物状),两掌高约与肚脐相平。再吸气,两膝缓缓伸直,同时曲肘,两掌捧至胸前。接着两掌转成掌心向内,指尖向上,两中指尖约与下颌同高,再两肘外展至约与肩同高,两掌内翻,掌指朝下,指背相靠。然后两掌缓缓下插,同时吐气发呵字。两掌下插至约与肚脐平时微屈膝下蹲,吸气,旋掌使掌心向上,同时两掌外分,再收回腰间。重复上述动作,做六次。收势自两手下按、外分后收至脐前抱太极,稍事休息。

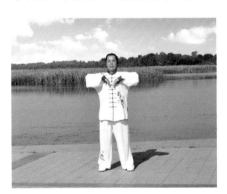

图4-25 呵字功

提掌斜插手并拢,屈肘缓慢捧至胸,转掌下插吐呵音,拨掌屈膝息莫停。屈伸旋转常运动,上肢关节增柔性,舌体上拱泄浊气,调理心肾强功能。

(4)动作特点:心属火,因心火宜降不宜升,且手少阴心经出于心中而下行,故呵字功的特点是两手捧掌上提至胸后即翻掌下按,使心肾相交,心火下降温补肾水。

(5)作用:呵字功降心火,治心悸、心绞痛、失眠、健忘、盗汗、口舌糜烂等心经疾患,见图4-25。

四、呼字功 调整脾胃

(1)发音:呼,音乎(hū),为喉音。口型为撮口如管状,舌体放在中央稍微下沉,呼气吐字时气流从喉部经撮圆的唇部呼出。

(2)气流振动源:在喉部。

(3)动作及意念:接上势,吸气,两臂自然下垂,两手下落置于两腿前,手心向内。然后两脚大趾抓地,起身呼气发呼音,两手上提至腹上部(脾),同时稍加意念,意想真气从足大趾端进入脾经,随两手上提之势进入脾脏。然后左手缓缓上举至头顶,用力上举,右手下按附应(注意力始终在左手),脾中病气随两手上举下按而排出;而后舌抵上腭吸气,左手下落,右手上提至腹部,同时翻掌心向上。再两臂自然下垂,两手置于腿前,手心向内。然后吐字起身,两手上

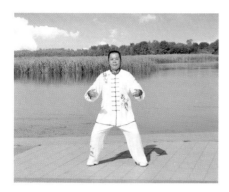

图4-26 呼字功

提,再右手上举、左手下按附应,要领与前相同,只是两手上举下按方向相反。如此左右交替练习,共做六次。做完后抱太极稍事休息。

转掌向内与脐平,掌对肚脐慢收拢,两手外展吐呼字,口唇轻撮成圆形。掌心对脐距相等,开合自然促涌动,气从喉出健脾胃,消食导滞病不生。

(4)动作特点:因脾气宜升不宜降,胃气宜降不宜升,而脾气升为主导,脾气升则胃气降,故呼字功的特点是一手用力上举,一手下按附应。

(5)作用:呼字功治腹胀腹泻、四肢疲乏、食欲不振、肌肉萎缩、皮肤水肿等脾经疾患,见图4-26。

五、呬字功 润肺化痰

(1)发音:呬,普通话读音为戏,俗音读丝,粤语读嘿,吴语读戏,唐韵也读戏,六字诀标准读音(正宗读音)为戏,本六字诀读读戏(xì),为齿音。口型为两唇和牙齿稍微张开,舌抵下腭,呼气吐字时气从门牙缝隙间吐出。呬为六字诀中唯一一个降调发音的字,因练六字诀呼气发音要拉长,故练习时呬发戏音时实际发出的音介于戏和谢之间,所以有的六字诀认为呬发谢音。谢音、丝音也为齿音,故发谢音、丝音对肺也有保健治疗作用。

(2)气流振动源:在上下门牙。

(3)动作及意念:接上势,吸气,两腿伸直,两臂上提外展至两臂侧平举,再用力扩胸展臂,两手自然伸直,深吸气;而后呼气发呬音,两臂前摆内收至前平举,两手自然弯曲。肺及肺经中病气随呼气吐字、摆臂而排出。再吸气,两臂外展至侧平举。重复上述动作,做六次。收势自两臂内收至前平举后收回腹前,两手抱太极,稍事休息。

两掌上托至膻中,顺势立掌展肩胸,藏头缩项依次做,推掌伸项肩放松。口吐呬字掌推平,门牙对齐留狭缝,亮掌旋腕收双臂,清肺壮筋全身轻。

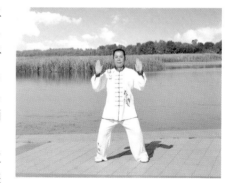

图4-27 呬字功

(4)作用:呬字功可以清肺,治疗呼吸系统疾病,见图4-27。

六、吹字功 补肾益脑

(1)发音:吹,音炊(chuī),为唇音。呼气吐字时两唇先稍撮口,舌尖轻抵上齿内侧,再变至轻抵下齿内侧,两唇稍后缩,舌微上翘并微后收。

(2)气流振动源:在两唇。

(3)动作及意念:接上势,吸气,两臂自然伸直移至股后,手心向外,同时屈膝。然后起身,足五趾抓地,呼气发吹音,两手经身后上提内收,沿脊柱上提至肾部,同时稍加意念,意想真气从足小趾下进入肾经,穿过脚底从腿内侧进入股后沿脊柱上行入肾。两手再沿肋部前移上提至胸前,掌心向下,接着两手下按至下腹部;而后吸气,两手沿腰部后移,手背向内按于两肾,再屈膝,两臂在股后自然伸直,手背向内。重复上式,做六次。收势自呼气发吹音后,两手收于脐部抱太极,稍事休息。

松腕摆臂一字平,掌贴腰眼下滑行,口吐吹字手前摆,掌心向内与脐平。吹字与肾相对应,动作自然莫僵硬,两手对腰摩腹部,预防衰老等功能。

(4)动作特点:肾属水,宜补不宜泄。故吹字功的特点是导引动作由身后而至身前,由下而至胸部,使肾水上升而滋补心阴,涵养心阳;导引动作再由胸部下按,使心火下降而温补肾水,滋阴扶阳。

(5)作用:吹字功可治腰膝酸软、盗汗遗精、阳痿、早泄、子宫虚寒等肾经疾患,见图4-28。

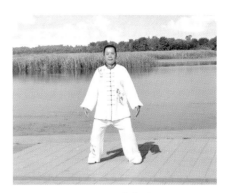

图4-28 吹字功

七、嘻字功 理气通络

(1)发音:嘻,音西(xī),为半舌音。口型为两唇及两齿先张开,舌体抬起使舌居中,发音时两唇及两齿闭合呈微张,两唇后缩,气流经舌尖到门牙后排出。

(2)气流振动源:在舌尖和门牙之间。

(3)动作及意念:接上势,吸气,同时微屈膝下蹲,两手自然下落于体前,掌背相对,掌心向外,指尖向下。接着两膝缓缓伸直,同时提肘带手,经体前上提至胸,两手继续上提至面前,分掌、外开、上举,两臂呈弧形,掌心斜向上。然后呼气吐嘻字,曲肘,两手经面前收至胸前,两手与肩同高,指尖相对,掌心向下。接着屈膝下蹲,同时两掌缓缓下按至肚脐前。两掌继续向下,向左右外分至左右胯旁,掌心向外,指尖向下。呼嘻字的同时稍加意念,意想真气从手环指端进入三焦经,随两手内收、下按之势经过臂、肩部进入胸部,再向下到达下腹部。如此重复上述动作,做六次。收势自两手下落、向左右外分至左右胯旁后,两手收至胸部,相叠按于脐部抱太极,稍事休息。

掌背相对提至胸,外开上举成弧形,屈肘下按吐嘻字,气出槽牙边隙中。提肘带手要轻松,配合吐音做降升,嘻对三焦做调整,调和全身气血通。

(4)动作特点:三焦实为脏腑的总和,有的观点还认为三焦还包括头部及四肢。故嘻字功的特点是动作幅度大,双手上举、下按,全身舒展。

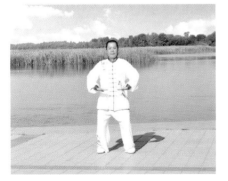

图4-29 嘻字功

(5)作用:嘻字功通手少阳三焦经,而手少阳三焦经又交于足少阳胆经。因此,嘻字功不仅可以调理三焦,而且还可以调治胆经及胆囊疾病。此外,中医学认为"少阳为枢",通少阳即可调理全身气机,三焦的作用正是通行全身诸气,因而嘻字功还可调理全身之气。嘻字功可治口苦胸闷、恶心呕吐、腹满膨胀、气短声微、腹痛肠鸣、腹泻不利或泄不止、小便清长或遗尿等少阳经疾病,见图4-29。

八、收功

默念收功后,轻柔肚脐,顺时针转六圈;两手里外位置交换,再逆时针转六圈。然后两臂外展、上举,再内收、下按,同时慢慢睁开双眼。再两脚尖分别点地,脚以脚尖为中心顺时针转六圈、逆时针转六圈,收功。

收势可进一步调理气机,从练功态恢复到自然状态。

转掌内收身放松,虎口交叉按脐中,轻浮肚脐做静养,深长呼吸作调整。形松意充心清静,练完定要收好功,引气归元揉按腹,顺逆旋转六圈停。

第五节　健身气功易筋经十二式

易筋经气感强,收效快,尤其是内外兼修,身心同养,性命双修,具有御邪疗疾,延年益寿,开发潜能的功效。从中医学研究的角度看,易筋经以中医经络走向和气血运行来指导气息的升降,在身体曲折旋转和手足推挽开合过程中,人体气血流通,关窍通利,从而达到祛病强身的目的。而按现代医学观点来看,修习易筋经,会使人体血液循环加强,从而改善人体的内脏功能,推迟衰老。

预备式:两腿开立,头端平,目前视,口微闭,调呼吸。含胸,直腰,蓄腹,松肩,全身自然放松。

第一式　韦驮献杵第一式

两臂曲肘,徐徐平举至胸前成抱球势,屈腕立掌,指头向上,掌心相对,掌根距膻中10厘米左右。此动作要求肩、肘、腕在同一平面上,配合呼吸,酌情做8～20次,见图4-30。

口诀:立身期正下,环拱手当胸,气定神皆敛,心澄貌亦恭。

第二式　韦驮献杵第二式

两足分开,与肩同宽,足掌踏实,两膝微松;两手自胸前徐徐外展,至两侧平举;立掌,掌心向外;两目视前下方;吸气时胸部扩张,臂向后挺;呼气时,指尖内翘,掌向外撑。反复进行8～20次,见图4-31。

口诀:脚踏实地,两手平开,心平气静,目瞪口呆。

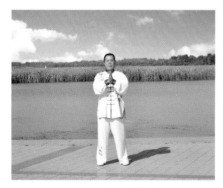
图4-30　韦驮献杵第一式

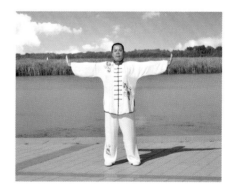
图4-31　韦驮献杵第二式

第三式　韦驮献杵第三式

两脚开立,足尖着地,足跟提起;双手上举高过头顶,掌心向上,沉肩曲肘,目视前下方。舌抵上腭,鼻息调匀。吸气时,两手用暗劲尽力上托,两腿同时用力下蹬;呼气时,全身放松,两掌向前下翻。收势时,两掌变拳,拳背向前,上肢用力将两拳缓缓收至腰部,拳心向上,脚跟着地。反复8～20次,见图4-32。

口诀：

掌托天门目上观，足尖着地立身端。

力周腿胁浑如植，咬紧牙关不放宽。

舌可生津将腭抵，鼻能调息觉心安。

两拳缓缓收回处，用力还将挟重看。

第四式 摘星换斗式

右脚稍向右前方移步，与左脚形成斜微内八字，随势向左微侧；屈膝，提右脚跟，身向下沉，右虚步。右手高举伸直，掌心向下，头微右斜，双目仰视右手心；左臂曲肘，自然置于背后。吸气时，头往上顶，双肩后挺；呼气时，全身放松，再左右两侧交换姿势锻炼。连续5～10次，见图4－33。

口诀：

只手擎天掌覆头，更从掌内注双眸。

鼻端吸气频调息，用力回收左右眸。

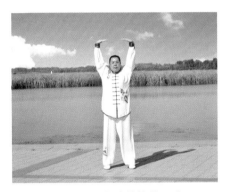
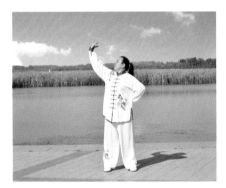

图4－32 韦驮献杵第三式　　　　　　图4－33 摘星换斗式

第五式 倒拽九牛尾式

右脚前跨一步，屈膝成右弓步。右手握拳，举至前上方，双目观拳；左手握拳；左臂屈肘，斜垂于背后。吸气时，两拳紧握内收，右拳收至右肩，左拳垂至背后；呼气时，两拳两臂放松还原为本势预备动作。再身体后转，成左弓步，左右手交替进行。随呼吸反复5～10次，见图4－34。

口诀：

两腿后伸前屈，小腹运气放松；用力在于两膀，观拳须注双瞳。

第六式 出爪亮翅式

两脚开立，与肩同宽。胸前立掌，展肩扩胸，两臂前平举，掌心向前，十指用力分开，虎口相对，两目平视前方。吸气时，两掌用暗劲伸探，手指向后翘；呼气时，臂掌放松。连续8～12次，见图4－35。

口诀：

挺身兼怒目，推手向当前；用力收回处，功须七次全。

第七式 九鬼拔马刀式

两脚自然站立，与肩同宽，两臂向前成叉掌立于胸前。左手屈肘经下往后，成勾手置于身后，指尖向上；右手由肩上屈肘后伸，示指中指环指，按拉住左耳外耳轮。足趾抓地，身体前倾，如拔刀一样。吸气时,双手用力拉紧,呼气时放松。左右交换。反复5～10次,见图4-36。

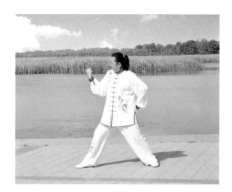

图4-34 倒拽九牛尾式

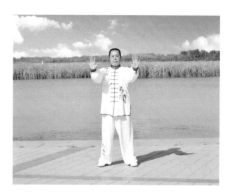

图4-35 出爪亮翅式

口诀:

侧首弯肱,抱顶及颈;自头收回,弗嫌力猛;左右相轮,身直气静。

第八式 三盘落地式

左脚向左横跨一步,屈膝下蹲成马步。上体挺直,屈肘翻掌向上,小臂平举如托重物状;稍停片刻,两手翻掌向下,小臂伸直放松,如放下重物状。动作随呼吸进行,吸气时,如托物状;呼气时,如放物状,反复5～10次。收功时,两脚徐徐伸直,左脚收回,两足并拢,成直立状,见图4-37。

口诀:

上腭坚撑舌,张眸意注牙;足开蹲似踞,手按猛如拿;

两掌各翻起,千斤重有加;瞪目兼闭口,起立足无斜。

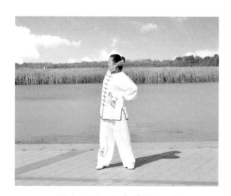

图4-36 九鬼拔马刀式

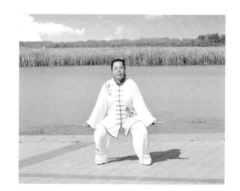

图4-37 三盘落地式

第九式 青龙探爪式

两脚开立,两手成仰拳护腰。右手向左前方伸探,五指捏成勾手,上体左转。腰部自左向右转动,右手也随之自左向右水平划圈,手划至前上方时,上体前倾,同时呼气;划至身体左侧时,上体伸直,同时吸气。左右交换,动作相反。连续5～10次,见图4-38。

口诀:

青龙探爪,左从右出;修士效之,掌平气实;

力周肩背,围收过膝;两目平注,息调心谧。

第十式　卧虎扑食式

右脚向右跨一大步,屈右膝下蹲,成右弓左仆腿势;上体前倾,双手撑地,头微抬起,目注前下方。吸气时,同时两臂伸直,上体抬高并尽量前探,重心前移;呼气时,同时屈肘,胸部下落,上体后收,重心后移,蓄势待发。如此反复,随呼吸而两臂屈伸,上体起伏,前探后收,如猛虎扑食。动作连续 5～10 次后,换左弓右仆腿势进行,动作如前,见图 4 - 39。

口诀:

两足分蹲身似倾,屈伸左右腿相更;昂头胸作探前势,偃背腰还似砥平;

鼻息调运均出入,指尖着地赖支撑;降龙伏虎神仙事,学得真形亦卫生。

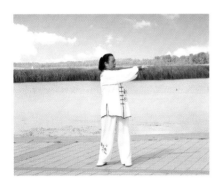
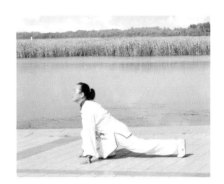

图 4 - 38　青龙探爪式　　　　　　　　　图 4 - 39　卧虎扑食式

第十一式　打躬式

两脚开立,与肩同宽。双手仰掌缓缓向左右而上,用力合抱头后部,手指弹敲小脑后片刻,配合呼吸做屈体动作。吸气时,身体挺直,目向前视,头如顶物;呼气时,直膝俯身弯腰,两手用力使头探于膝间作打躬状,勿使脚跟离地。根据体力反复 8～20 次,见图 4 - 40。

口诀:

两手齐持脑,垂腰至膝间;头唯探胯下,口更齿牙关;

掩耳聪教塞,调元气自闲;舌尖还抵腭,力在肘双弯。

第十二式　掉尾式

两腿开立,双手仰掌由胸前徐徐上举至头顶,目视掌而移,身立正直,勿挺胸凸腹;十指交叉,旋腕反掌上托,掌心向上,仰身,腰向后弯,目上视;然后上体前屈,双臂下垂,推掌至地,塌腰扭臀,头颈缓缓左转抬高,目视臀尾。呼气时,屈体下弯,脚跟稍微离地;吸气时,上身立起,脚跟着地;如此反复 21 次。收功:直立,两臂左右侧举,屈伸 7 次,见图 4 - 41。

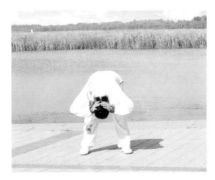
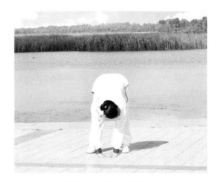

图 4 - 40　打躬式　　　　　　　　　　图 4 - 41　掉尾式

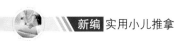

口诀：

膝直膀伸，推手自地；瞪目昂头，凝神一志；

起而顿足，二十一次；左右伸肱，以七为志；

更作坐功，盘膝垂眦；口注于心，息调于鼻；

定静乃起，厥功维备。

第六节　指　功

指功的锻炼旨在增强指力和技功。推拿疗效的高低，在很大程度上取决于手指的功夫。指功大致分为单指功、三指功和五指功。

一、手屈一指式

属单指功类。

（1）动作：双足平站，间距与肩同宽，略屈膝不超过足尖或马步站牢，脊背挺直，头、颈放松，沉肩坠肘，屈指塌腕，静站少时。以上为预备动作。

然后双臂缓慢抬起，手握虚拳，拳眼向上，拇指伸直，指端上跷，高度平齐膻中穴。两眼盯视双指，如体力不及，也可端坐凳边，双肘伏案，翘腕，握拳，力伸拇指，两眼凝视指端。

另，双拇指可经常按压、旋揉沙袋等。

（2）要点：心静体松，力伸指端，每日不得少于半小时，此为静练指功真法。

二、拇示协中式

属单指功类。

（1）动作：预备动作同手屈一指式。待双臂抬起后，拇、示指端分别紧贴于中指末节上端内、外横纹，挟住中指。环指、小指蜷屈向手掌。双手中指端相对，双目凝视两指端。

另，运力于指端，活动腕部如鸟啄食，经常叩击点打多层纸垫、布垫、橡皮垫及其他较硬之物。

（2）要点：心静体松，乃为根本。拇、示指必须挟持住中指，切勿松脱。

三、三指立鼎式

属三指功类。可分三种练法，有捏拿棱角法、三指拢聚法和三指驮体法。

1. 捏拿棱角法

（1）动作：预备动作同手屈一指式。面对棱角光滑的方形模具（如桌、盒、箱、匣等），双手拇、示、中指聚拢触棱角撑开后，再用力捏拿棱角。双手交替练习，也可分别练习。

（2）要点：三指拢紧，触棱角撑开，指端用力，速度从缓。

2. 三指拢聚法

（1）动作：端立案旁，双手拇、示、中指撑张，抚压案面至最大限度，三指再有力缓缓收拢聚合。

（2）要点：三指同时用力拢聚；呼则三指尽开，吸则三指紧收。此法也适用于四指或五指练功。

3. 三指驮体法

三指驮体法也称铁牛耕地。

（1）动作：三指如鼎足三分，落地做伏卧撑式练习。

（2）要点：双臂用力，力聚三指，适可而止，谨防损伤腕部。此法也适用于四指或五指练功。

四、五指鹰爪式

属五指功类。可分两种练法，有对指抓空法和抓提球坛法。

1. 对指抓空法

（1）动作：预备动作同手屈一指式。待双臂缓慢蜷拢抬起，两掌心对肚脐，静站片刻后，双手腕外展，再收拢，两掌心及各手指相对成抱球状。力集手指，十指尽张；稍停后，即由拇、示、中、环、小指依次尽力屈曲内收成鹰爪抓物状，指端聚向掌心；略停后，再以小、环、中、示、拇指依次尽力伸张。坐式则双手悬空，动作同上。

（2）要点：做展掌伸指、屈指，腕、指尽用力。指端屈向掌心，各指保持间隙，不可并拢。动作宜缓，速度均匀。

2. 抓提球坛法

（1）动作：备一大小相宜可抓的球（木、石、铁质皆可）或重量合适的小口大腹坛罐。做马步蹲裆式，双手交替抓拿圆球或抓提坛罐。

（2）要点：根于腿脚，主于背腰，发力指端，抓要紧，提要高，站要稳。

第五章　推拿常用的介质、热敷和用具

第一节　介　质

推拿时,为了减少对皮肤的摩擦,或为了借助某些药物的辅助作用,可在推拿部位的皮肤上涂些液体、膏剂或酒、粉末等。这些液体、膏剂、酒、粉末统称为推拿介质。介质的选用要因病情而异,如病属表证,则用解表药;属血瘀,须用活血药;属寒证,须用温热药;属热证,则用寒凉药作介质。

推拿介质的用药和剂型种类繁多,剂型可分为汁剂、水剂、酒剂、醋剂、油剂、蜜剂、粉剂、汤剂及膏剂等,药物可分为单味药和复方。

一、介质的种类与功效

（一）汁剂

汁剂一般指新鲜生药经过压挤或抽吸获得的原汁,也可配加少量水制成水剂。

1. 姜汁

将鲜生姜捣烂取汁。辛,微温。功效发表散寒、温中止呕。

2. 蒜汁

剥皮捣泥蘸汁用。辛,温。功效解毒杀菌、温中健胃。

3. 葱汁

取葱白(带根)洗净,挤压用其汁。辛,温。功效发汗解肌、通阳利水。

4. 藿香

取其叶、茎捣挤蘸汁用。辛,微温。功效解暑化湿、理气和中。

5. 薄荷

取叶、茎捣烂蘸汁用。辛,凉。功效散风退热、解郁透表。

6. 荷叶

取叶捣烂用其汁。苦、涩、平。功效升发清阳、解暑清热、散瘀止血。

7. 瓜蒌

鲜果去皮、仁,果肉用其汁。甘,寒。功效润肺化痰、散结润肠、润泽肌肤。

8. 藕汁

取其嫩厚根茎绞汁。甘,寒。功效清热生津、凉血散瘀。

9. 人乳

取健康妇女之乳。甘,咸,平。功效补虚益气、清热润燥、补五脏、滋血液、益心气、利胃肠。

10. 鸡蛋清

打蛋取其蛋清。甘,咸,平。功效补益脾胃、润泽肌肤、消肿止痛。

（二）水剂

水剂是用温热清水浸泡适当的药物的水溶液。

1. 麻黄

辛、微苦、温。功效发汗解表、平喘利水。

2. 茶水

苦、甘、微寒。功效醒神明目、清热止渴、消食利尿。

3. 桂枝

辛、甘、温。功效解肌发汗、温经通阳。

4. 芫荽

辛、微温。功效发汗透疹、健胃消食。

5. 麝香

研极细末,温水浸。辛,温。功效开窍辟秽、活血散结。

6. 菊花

甘、苦、平。功效散风清热、明目。

（三）酒剂

将单味或复方中药浸泡于较高醇度的白酒或米酒中,浸泡过程中要经常搅动,浸泡 1～3 周,即可取其浸出液备用。也可将药物置于容器内浸泡 1～3 日,再隔水加温煎煮几小时后,去渣滤液备用。外用药酒方剂虽多,但大多属于活血化瘀、理气止痛、散风祛湿、柔筋健骨之类。常用配方如下。

（1）当归 9g,赤芍 9g,红花 9g,紫草 12g,乳香 6g,没药 6g,鸡血藤 24g,香附 9g,枳实 6g,茜草 9g,玄胡 9g,薄荷冰 0.9g（后入）。用 60％乙醇及较好白酒 1.5 千克浸泡或蒸煮,滤液备用。适用于非开放性新旧损伤肿痛,也可少量内服。

（2）当归 9g,川芎 9g,红花 12g,川乌 15g,草乌 15g,白花蛇 12g,细辛 9g,姜黄 9g,血竭 12g,桂枝 12g,没药 12g,枳壳 12g,冰片 3g（后入）。白酒 1.5 千克浸泡或蒸煮取液备用。适用于腰腿损伤,可祛寒散瘀、消肿止痛。

（3）肉桂 9g,大茴香 9g,白芷 6g,丁香 6g,吴茱萸 9g,细辛 6g,青皮 9g,木香 9g,高良姜 9g,麝香 0.3g（后下）。白酒 1.5 千克浸泡取液备用。主要用于腹胀腹痛痞滞,擦揉神阙部尤效。

（四）粉剂

即因证选用一定药物研成极细粉末。常用的是滑石粉或以滑石粉为主的粉剂,如爽身粉、扑粉及香粉等。其功效为清热渗湿、滑润皮肤、防损止痒。

（五）油剂

用香油（麻油）或浸渍一定药物的浸出剂;或用一定药粉拌成的药膏,或用一些常用的成品油制剂如液状石蜡等。

1. 冬青油

具有祛风补虚、益肌润肤之功效。

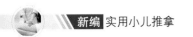

2. 松节油

具有散风胜湿之功效。

3. 甘油

具有补虚润燥之功效。

4. 清凉油

具有散风止痛、消肿止痒之功效。

5. 风油精

具有散风止痛、提神醒脑、解暑辟邪之功效。

6. 按摩乳

具有舒筋活血、消肿止痛之功效。

（六）醋剂

用于伤科疾患,常用于局部挫伤引起的红肿胀痛。如醋浸泡跌打丸,研调成稀糊状,蘸揉摩擦患部,具有良好的止痛消肿作用。

二、介质的选择

临床应根据病情、年龄及季节等来选用介质。

（一）病情

临床根据各种介质的作用,视具体病情选择应用。如小儿发热多用乙醇、冷水等。

（二）年龄

成年人常用介质有水剂、油剂、粉剂及酒剂;老年人常用介质有油剂和酒剂;小儿则多用粉剂、姜汁、葱汁、蛋汁等。

（三）季节

春夏季节常用葱姜水、冷水、蒸馏水、薄荷水、滑石粉、蛋汁等做介质;秋冬季节则用冬青膏、液状石蜡、药酒等。

第二节 热 敷

热敷疗法在我国已有2000多年的历史。《黄帝内经》所述的"熨"法就是热敷法。热敷又分为干热敷和湿热敷。在临床上,常于手法操作后辅以湿热敷,以增强疗效、减轻手法刺激过度所产生的不良反应。

一、热敷疗法

临床用一些具有祛风散寒、温经通络、活血止痛作用的中草药,装入缝制好的布袋,放置锅内蒸热或微波炉加热后外敷于患处。药袋太热时,要用毛巾、棉布包着外敷,不太热时把毛巾、棉布去掉直接敷于患处,药袋冷了加热后接着外敷,一般2～5小时为宜。

或置于布袋内,将袋口扎紧,放入锅中,加适量清水,煮沸数分钟,趁热将毛巾浸透后绞干,折成方形或长条形即可。也可在患部先用擦法,使毛孔开放,随即施以热敷,以便提高疗效。

二、注意事项

（1）因热敷时须暴露患部,故诊室内应保持温暖无风,以免患者感受外邪。

（2）毛巾折叠必须平整，使热透入均匀，以防烫伤皮肤。

（3）热敷的温度应以患者能忍受为度，要防止发生烫伤和晕厥，对皮肤反应迟钝者更应注意。

（4）热敷前，可隔着毛巾使用拍法，被热敷的部位不可再用其他手法，以免损伤皮肤。

三、热敷方剂

（1）红花10g，钻地风10g，樟木50g，苏木50g，紫草15g，伸筋草15g，千年健15g，桂枝15g，路路通15g，宣木瓜10g，乳香10g，没药10g。

（2）桑枝50g，虎杖根50g，豨莶草30g，香樟木50g。

（3）红花10g，川芎10g，川椒15g，当归（酒洗）7g，威灵仙10g，白芷10g，甘草5g，防风10g，乳香15g，没药10g，透骨草15g，海桐皮15g。

第三节 用 具

一、推拿巾

用毛巾、浴巾或软质较好的棉布，做成大小适宜的按摩用布巾。按摩时垫于被按摩的部位，对于某些手法可避免患者皮肤损伤，且有益于卫生，一人一巾，防止发生交叉感染。

二、桑枝棒

用细桑枝12根去皮阴干，每根用桑皮纸卷紧，并用纸绕扎，然后把桑枝合起来用纸扎紧，再用桑皮纸层层卷紧并用线绕好，外面用布裹紧缝好即成。要求软硬适当，富有弹性，粗细应手（约5cm），长约40cm。

用法：棒击，主要用于头部、腰背及四肢部疾患。

三、拨筋板（木板）

用木料制成。临床用于腰背肌筋扭伤、岔气等的治疗，见图5-1。

四、拍子

用5层胶合板制成大小不等的木拍子，常用于腰臀部有下肢疾患的治疗，见图5-2。

五、牛角

取牛角骨制成大小不等的按摩工具，临床用于点穴和理筋的治疗，见图5-3。

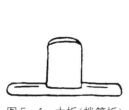

图5-1 木板（拨筋板）

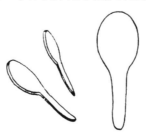

图5-2 木拍子

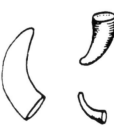

图5-3 牛角

六、拍打棒

胶皮制成掌形,如同手掌,厚2 cm。掌背中央安有弹性柄,长45 cm,临床用于膨闷胀饱、咳嗽痰喘、呼吸憋气、胸膈不利、背脊僵硬等的治疗,见图5-4。

七、膊形棒

膊形棒又分短膊和长膊,主要适用于肩、背、胸、腹、腰、臀及四肢肌肉丰满处痛麻疾患。对风寒湿痹、外伤所引起的疾病均适宜,见图5-5。

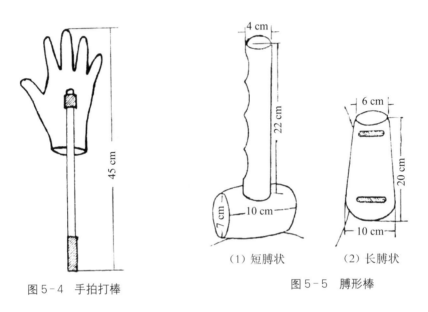

图5-4 手拍打棒

（1）短膊状　（2）长膊状

图5-5 膊形棒

八、木榔头

用木料制成边缘光滑的木锤,主要用于点穴治疗,见图5-6。

九、木滑轮

木滑轮又称木滚子、木滚轮,主要适用于肌肉丰厚的肢体伤筋的治疗,见图5-7。

十、木轴滚

用软质木料制成,常用于肌肉丰满处,见图5-8。

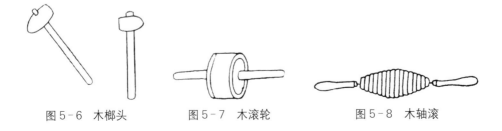

图5-6 木榔头　　　　图5-7 木滚轮　　　　图5-8 木轴滚

第六章　推拿治疗的适应证和禁忌证

第一节　推拿的适应证

推拿的适应证是指目前能用推拿疗法治疗的病证。推拿疗法治疗的适应证颇广,包括伤科、内科、外科、妇科、五官科、儿科中的多种疾病。随着中医学事业的不断发展,以前的冠心病属于推拿疗法的慎用证或禁忌证,现在也成了适应证。一般来说,推拿疗法主要适用于慢性疾病,但对某些疾病的急性期也有良好疗效。如急性腰扭伤,梨状肌综合征,颈、腰椎间盘突出症,急性乳腺炎,小儿消化不良等。现在常用推拿治疗的疾病有以下几个方面。

1. 骨伤科疾病与软组织损伤

如各种扭伤、挫伤、关节脱位或半脱位、关节非感染性炎症、落枕、颈椎病、肩周炎、腰肌劳损、腰椎间盘突出症、股骨头无菌性坏死、肱骨外上髁炎及骨折后遗症等。

2. 内科疾病

高血压、冠心病、胃脘痛、头痛、失眠、胆囊炎、中风后遗症、血栓闭塞性脉管炎早期、糖尿病、尿潴留、遗尿、阳痿、慢性腹泻及便秘等。

3. 妇科疾病

月经不调、痛经、闭经、急性乳腺炎、慢性盆腔炎及产后耻骨联合分离症等。

4. 外科疾病

腹部手术后肠粘连、慢性前列腺炎、慢性阑尾炎、下肢静脉曲张、乳痈初期及压疮。

5. 五官科疾病

声门闭合不全、咽喉炎、近视、斜视、耳聋、耳鸣、牙痛及鼻炎等。

6. 儿科疾病

发热、咳嗽、腹泻、呕吐、疳积、惊风、痢疾、便秘、尿闭、夜啼、遗尿、脱肛、百日咳、腹痛、肌性斜颈及小儿麻痹后遗症。

第二节　推拿的禁忌证

推拿疗法的应用范围很广,内、外、妇、儿、骨伤科中的多种疾病均可采用,其疗效显著,但也不是灵丹妙药,包治百病。在某种病理状况下,若施术不当,还可使病情恶化。目前,大多数学者认为以下情况不适合推拿治疗。

（1）严重心、脑、肺疾患的患者或极度衰弱者,不能承受推拿手法的刺激。

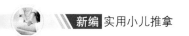

（2）有出血倾向和血液病患者，手法刺激可能导致局部组织内出血。

（3）局部有严重皮肤损伤或皮肤病患者，手法作用可能使皮肤损伤及疾病加重。

（4）某些急性传染病，如肝炎、肺结核等，以及胃或十二指肠溃疡病急性穿孔患者，不能应用推拿治疗，以免贻误病情。

（5）某些感染性疾病，如丹毒、骨髓炎、骨关节结核、骨肿瘤、严重的骨质疏松症及骨折患者，手法治疗可使骨质受伤，感染扩散。

（6）诊断不明确的急性脊椎损伤或伴有脊髓症状的患者。

（7）妊娠3个月以上的孕妇的腰部、腹部和骶部等特定穴位，不可施术。

（8）精神病患者，大饥、大饱、醉酒者等，都应慎施术，或列为推拿禁忌证。

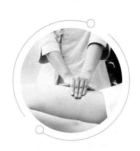

第二篇

小 儿 推 拿

第七章　基础知识

第一节　小儿生理病理特点

小儿机体总是处在生长发育的动态变化过程中,这是小儿机体的基本特点。小儿无论在形体、生理、病理及功能活动等方面,都与成人不同。随着小儿年龄的增长,从不完善、不成熟,逐渐向成熟和完善发展,且年龄越小表现越明显。因此,不能简单地把小儿看成是成人的缩影。历代儿科医家对此论述甚多,归纳起来,其生理特点表现为脏腑娇嫩,形气未充,筋骨未坚,生机蓬勃,发育迅速。病理特点表现为发病容易,传变迅速,脏气清灵,易趋康复。掌握小儿生理、病理特点,对于临床推拿治疗小儿疾病具有非常重要的意义。

一、生理特点

小儿时期,脏腑娇嫩,形气未充,五脏六腑成而未全,全而未壮。形是指形体结构,即四肢百骸、筋肉骨骼、精血津液等。气是指生理功能活动,如视觉、听觉、嗅觉、知觉、运动等。小儿时期机体各器官的形态发育和生理功能都是不成熟和不完善的,五脏六腑的形和气都相对不足,尤其以肺、脾、肾三脏更为突出。肺主一身之气,脾为后天之本,主运化,肾为先天之本,主骨。因变异则诸病生,脾气不足而失运化则纳呆、泄泻;肺气不足,易感外邪而致发热、喘咳;肾气不足,邪客久虚而致五软五迟。小儿时期的脏腑娇嫩,形气未充是由于"稚阳未充,稚阴未长者也"。所以吴鞠通创立的"稚阴稚阳"学说充分说明了小儿无论在物质基础还是生理功能上,都是幼稚和不完善的。

小儿生理的另一特点是生机蓬勃,发育迅速。小儿生长发育时期,五脏六腑各舒其机,相互促进、影响,使机体和功能逐步向完善和成熟方向发展。此间或有身热、脉乱、汗出等不时发作,经日而愈,谓之变蒸。古人云:"每三十二日一变,六十四日一蒸,三百二十日内有十变,五百七十六日内有九蒸,每一蒸变,皆长血脉,全智识之常事。"故周岁之内常有变蒸之征,不可妄谓其为病。巫方在《颅囟经》中提出"纯阳"学说,正是对这一生理特点的概括,曰:"凡孩子三岁以下,呼为纯阳,元气未散。"所谓"纯阳"是指小儿在生长过程中,表现为生机旺盛,蓬勃发展,好比旭日之初生,草木之方萌,蒸蒸日上,欣欣向荣而言,并非是有阳无阴或阳亢阴亏之说。

总之,关于"稚阴稚阳"和"纯阳之体"的两个理论观点,概括了小儿生理特点的两个方面。前者是指小儿机体柔弱,阴阳二气均较幼稚不足;后者是指在生长发育过程中,生机蓬勃,发育迅速。因此,与成人是迥然不同的。

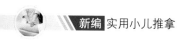

二、病理特点

小儿生理、病理特点息息相关,生理特点决定了小儿易于发病、传变迅速、脏气清灵、易趋康复的病理特点。

(一)易于发病

由于小儿在发育过程中,体格、智力以及脏腑功能均不完善,对疾病的抵抗能力较差,"稚阳体,邪易干"。寒暖不能自调,乳食不知自节,一旦调护失宜,则外易为六淫所侵,内易为饮食所伤。因此,外感时邪和肺、脾二脏的病证更为多见。肺主气司呼吸,外合皮毛,小儿卫外功能未固,抵抗力较差,外邪每易由表而入,侵袭肺系。因此,时行病毒、感冒、咳嗽、肺炎等病最为常见。脾胃为后天之本,主运化水谷和输布精微,为气血生化之源。小儿运化功能尚未健全,而生长发育所需的物质营养,较成人更为迫切。因此,常为饮食所伤,出现腹胀、积滞、呕吐、泄泻、消化不良等症。"脾常不足"是古代医家对小儿脾胃疾病的概括。肾为先天之本,肾无实而常虚,调之不当,肾水亏虚不能荣润肝木。肝肾不足,筋肌萎弱,五软五迟而生。

(二)传变迅速

《小儿药证直诀》云:"脏腑柔弱,易虚易实,易寒易热"是对这一特点的高度概况。

"易虚易实"是指小儿一旦患病,则邪气易实而正气易虚。实证可以迅速转化为虚证,或出现虚实并见、错综复杂的证候。如偶患感冒,可很快转为肺炎,出现咳嗽、气急、鼻煽、涕泪俱无等肺气闭塞之象。若不及时治疗,开宣肺气,则可迅速出现正虚邪陷、心阳不振、气滞血瘀、虚中有实之象。外感时邪或内伤乳食的实证之泄泻,常因液脱津伤,而出现伤阴伤阳或阴阳俱伤的虚证表现。

"易寒易热"是指在疾病过程中,由于"稚阴未长",故易呈阴伤阳亢,表现热的证候;又因"稚阳未充",机体脆弱,容易阳虚衰脱,而出现阴寒的证候。如外感风寒,可郁而化热,热极生风,出现高热、昏迷、抽搐等风火相搏的热证;在高热惊风、实热内闭的同时,可因正不敌邪,则瞬间出现面色苍白、汗出肢冷、脉细微等阴盛阳衰的危候。

(三)易趋康复

小儿生理虽然阴常不足,脾常不足,肺常不足,肾常虚之,但阳常有余,心常有余,肝常有余。因小儿为"纯阳之体",生机蓬勃,活力充沛,脏气清灵,反应敏捷,且病因单纯,在患病之后若辨证明确,经过及时恰当的治疗及护理,容易恢复健康。

小儿七情致病虽较成人少,但临床上仍不乏因精神情志因素前来就诊的小儿。由于小儿脏腑娇嫩、形气未充,各器官发育尚不完善,尤其是神经系统发育不全,对外界刺激的适应能力较差,故忧、思、恐、惊等易伤及小儿的精、气、神,导致阴阳及脏腑功能失调,气血不和。如过度惊惧,可导致脾失健运,出现夹惊泄泻;过度惊喜,导致心神不宁、睡眠不安,出现夜啼、梦吃等;长期的家庭不和睦、环境变迁、亲人离去等影响小儿的精神状态,导致精神压抑,肝气郁滞,横逆犯胃,出现呕吐、厌食等症;小儿肝常有余,心常有余,由于暴怒、暴惊,导致肝阳上亢,心火上炎,易生风化痰,引起惊惕、惊厥等。小儿七情疾病中,以惊、忧引起者居多。

在长期的医疗实践中,广大儿科医师已注意到七情对小儿致病的重要性,现在盛行的"胎教"即是从胎儿期对小儿进行精神卫生及精神健康的教育。小儿出生后更应该为他们提供和睦、快乐、舒适、良好的生活环境,避免忧虑、焦急、恐惊等不良刺激,使小儿从身心两方面得以健康成长。

三、小儿推拿的作用原理探讨

小儿推拿的作用原理,从现代研究的角度,认为与气、能量释放以及信息、系统和控制理论等有密切关系。气是人体生命活动的物质基础和功能表现,它是与生俱来的,《内经》云"人始生,先成精""精化为气"。气对于人体来说,具有推动、温煦、防御、固摄和气化的作用,它既是人体的卫士,同时,通过适当调节(如气功),还可用之驱除他人身上的病魔,这便是推拿治病的原理所在。

众所周知,胎儿在母体中是用脐呼吸的,这便称之为"胎息"。呼吸气功,古名吐纳,要求呼吸匀、细、深、长,使气不耗散,后来发展成为"胎息"功夫。如《道德经》云:"谷神不死,是谓玄牝。玄牝之门,是谓天地根。绵绵若存,用之不勤。"袁了凡《摄生三要》中这样解释道:"初学调息,须想其气,出从脐出,入从脐灭,调得极细。然后不用口鼻,但以脐呼吸,如在胞胎中,故曰胎息。"脐是生命之蒂,是小儿推拿中的一个重要穴位,揉脐、摩脐能温肾散寒、补益气血、健脾和胃、消食导滞。多用于腹泻、便秘、腹痛、疳积等症。临床上,揉脐、摩腹、推上七节骨、揉龟尾常配合应用,治疗腹泻效果较好。如《幼科推拿秘书》云:"揉脐及龟尾并擦七节骨,此治泻痢之良法也。"又《厘正按摩要术》曰:"摩神阙:神阙即肚脐。以掌心按脐并小腹,或往上,或往下,或往左,或往右,按而摩之,或数十次数百次。治腹痛,并治便结。"另外,艾灸肚脐治脾肾阳虚及阳脱等证,以及在脐部敷药的方法,都是利用脐来吸收能量的治疗方法。

胎儿脱离母体后,虽胎息已停,但其毕竟初离母体,先天之气依然存在,又其外无七情所扰,内无房室所伤,故其气清纯,易为之动,推拿医师的功夫越深,感应调动小儿清纯之气就越敏捷,这便是年龄越小的小儿,推拿效果越好的原因。

说到底,小儿推拿的基础是气功,不然若以机械代之为何不效。推拿时推拿者须集精全神,用其柔和之力,以其冲和之气,调动小儿清纯的正气以抵抗病邪,以这种方式,达到恢复阴阳平衡的目的。

小儿推拿的手法讲究轻快柔和,平稳着实,医者的情绪要淡泊,不急不躁,治疗时精神专一,如《素问·宝命全形论》所云:"如临深渊,手如握虎,神无营于众物。"这样作用于小儿身上的力与气都是柔和深透的。我们把过亢的气称之为壮火,它能使元气衰弱;把温和的气称之为少火,它可使元气壮盛。如《素问·阴阳应象大论》云:"壮火之气衰,少火之气盛;壮火食气,气食少火;壮火散气,少火生气。"推拿的目的,在于消其壮火、助其少火,取其平衡。

有一句古语叫作"精诚所至,金石为开",这是对"意念力"的一种夸张的说法。意念之所以能产生力,是因为它本身就是精气神能量的集聚。能量可以载着治病信息,沿经络气血通道,在医者用意念的控制下,在需要的部位得到恰当释放。在这里,信息论、系统论和控制论得到了具体体现。

《内经》云:"有诸内,必形诸外。"现代科学的研究证实,五脏六腑的生理病理的信息,都会反应于体表的相应部位。例如,小儿推拿的常用手部穴位,以及耳穴、足穴等。推拿这些体表部位,形成一种能量信息的反馈,这个反馈通过相应的系统,又会改变五脏六腑的生理病理状态。譬如,脾胃虚弱、气血不足的小儿患者,通过推补脾经,可以使整体的脾虚的症状如食欲不振、肌肉消瘦、消化不良等得到改善或治愈。再如肝经风热引起的惊风、抽搐、烦躁不安等症,通过清肝经的推拿方法,可使上述症状改善或治愈。上述两证一虚一实,一寒一热,并非局部疼痛而是全身反应,皆通过推拿取效者,岂是非被控制的能量的恰当释放而单纯用力所能解决的吗?

《素问·至真要大论》曰："辛甘发散为阳,酸苦涌泄为阴;咸味涌泄为阴,淡味渗泄为阳。六者或收、或散、或缓、或急、或燥、或润、或软、或坚,以所利而行之,调其气使其平也。"这是通过药物的寒热温凉补泻的偏性,来调整患者身上表里寒热虚实之偏,起到"虚则补之,实则泻之""寒者热之,热者寒之""其在皮者汗而发之"的作用。之所以能够如此,是因为药物禀天地之气而生,本身就具有一定的能量。而治疗疾病的过程,就是药物能量在人体得以释放的过程。与此同时,还有一种治疗疾病的方法,它不通过药物这个媒介,而由医者直接将能量传递给患者来治疗疾病,这便是气功推拿。因此,作为一个合格的推拿医师,不仅要明脏腑经络,四诊八纲,阴阳五行,更重要的是要加强自身的功修,以培育元气,充实丹田,蓄积能量,调整气血。实践证明,小儿推拿疗效的显著与否,与推拿医师自身功夫的深浅有直接关系。

第二节 四诊概要

望、闻、问、切是中医诊断疾病的主要方法。在临床上,这四个方面不可偏废,应相互配合,四诊合参。因小儿有其生理、病理特点,加之不会言语或不能正常诉说病情,难同医者合作。因此,诊察小儿疾患时,应四诊并用,结合现代医学的各种检查方法共同进行诊断。

一、望诊

望诊是通过视觉观察患儿的全身和局部情况,通过分析、判断,从而获得与疾病有关的辨证资料的一种诊断方法。望诊包括望神色、望形态、审苗窍、辨斑、察二便、看指纹等。

（一）望神色

通过对小儿精神状态和面部颜色的观察,推测内脏的变化和预后。凡小儿表情活泼、二目有神、面色红润、呼吸均匀,则为精神充沛、气血调和无病的表现,若有病,也多轻而易愈。若精神疲乏、二目无神、面色晦暗、表情呆滞、呼吸不匀,为有病或病重之象。

面部望诊,以润泽光亮为无病常色,枯槁无华为不良。

白为肺之本色,主虚。面白浮肿为阳虚水泛;面色惨白,四肢逆冷,为阳气暴脱;面白无华,唇色淡白为贫血;面色苍白可见于外感初起,风寒束表。

红为心之本色,主热。面红耳赤,咽痛脉浮,为外感风热;午后潮红,为阴虚内热;婴幼儿面色嫩红,为正常肤色。

黄为脾之本色,主湿、主虚。面黄肌瘦,腹胀膨大,为脾胃功能失调;面黄无华,伴有白斑者,常为虫积;面目色黄而鲜,为阳黄即新生儿黄疸。

青为肝之本色,主寒、主痛、主惊。面色青白并现,愁苦哭闹,为里寒腹痛;面青而晦暗,神昏抽搐,乃惊风;面色青紫,呼吸急促,为肺气闭塞,气血瘀阻。

黑色为肾之本色,主寒、主痛。小儿肌肤红黑润泽,体强无病,是先天肾气充足之象。面色暗黑无华,腹痛呕吐,可为食物或药物中毒;面色青黑,手足逆冷,为阴寒;面色青黑惨暗,为肾气绝,属危证。

（二）望形态

小儿形体望诊,包括望头囟、躯体、四肢、肌肤、毛发、指(趾)甲等处的外在表现。凡发育正常,筋骨健壮,肌肤丰润,毛发亮泽,姿态活泼者为胎禀充足,营养良好,属健康之象。若神情呆滞,形体瘦弱,皮肤干枯,毛发萎黄,囟门不合者为先天不足。头大颌缩,前囟宽大,眼珠垂视,乃解颅(脑积水)。胸廓畸形,囟门迟闭,下肢弯曲,为佝偻病。肌肤松弛,皮肤萎黄,乃脾气虚弱。前囟目眶凹陷,皮肤干燥,缺乏弹性,多见泄泻脱水。毛发稀疏枯黄,易脱落,为血虚。小儿端坐喘促,痰鸣哮吼,乃头晕头痛之征。呼叫哭闹,翻滚不安,两手捧腹,多为腹痛拘急。颈项强直,肢体抽搐,角弓反张,为惊风。仰卧少动,二目无神,为久病、重病、体虚之征。

(三)审苗窍

苗窍为舌、口唇、鼻、眼、耳五官之称,分属五脏,为五脏的外候。舌为心之苗,目为肝之窍,口为脾之窍,鼻为肺之窍,耳及二阴乃肾之窍,脏腑为病常反映于苗窍。

1. 望舌

舌为心之苗,正常小儿舌体柔软,淡红润泽,伸缩活动自如,舌面有干湿适中的薄苔,一旦患病,舌质和舌苔就会发生相应的变化。舌上出现溃疡,称之为心疳,是心火上炎的表现;舌体肿大,板硬麻木,舌色深红为木舌,多为心脾两经积热;舌吐唇外,缓缓收回为吐舌,为心经有热而致;舌吐唇外,来回多次,掉转不灵者为弄舌,多为大病之后,心气不足之象,智能低下者亦有此象。

2. 舌体

舌体胖嫩,舌边有齿痕者,多为脾肾阳虚或水饮痰湿内停;舌体肿大,色泽青紫,可见于中毒;舌体胖淡,舌起裂纹,多为气血两虚;舌体强硬,多为热盛伤津;舌体短缩,舌干绛者,多为急性热病所致。

3. 舌质

舌色淡红为正常。若舌质淡白为气血虚亏;舌质绛红,舌有红刺,为温热病邪入营血;舌红少苔,甚者无苔而干者,则为阴虚火旺;舌质紫暗或紫红,为气血瘀滞;舌起粗大红刺,状如杨梅者,常为烂喉痧的舌象。

4. 舌苔

舌苔色白为寒;舌苔白腻为寒湿内滞;舌苔黄腻为湿热内蕴或乳食内停;热性病而见剥苔,多为阴伤津亏而致;小儿舌苔光剥经久不愈,称为"地图舌"者,多数是胃阴不足。新生儿舌红无苔或乳婴儿的乳白苔,均属正常舌象。此外,小儿因吃药物,食物往往形成假苔,如吃红色糖果可呈红色舌苔,吃橄榄、杨梅呈黑色舌苔,吃橘子、蛋黄呈黄苔等,均不属病苔。若发现疑问,稍加追问,不难弄清。

5. 察目

健康的小儿眼睛明亮圆大,神采奕奕,为先天充沛、肝肾气血旺盛的表现。反之二目无神、睛失光彩,闭目不视,则为病态。若瞳孔缩小或散大而无反应,病情则危重。此外,眼睑结膜色淡,则为血虚之证;巩膜色黄,湿热内蕴,多为黄疸;目赤主风热,眼泪汪汪,赤红畏光,须防麻疹;眼睛结膜干燥,多为肝血不足;睡眠时眼睛不能闭合,多属脾虚;眼睑浮肿,为水湿上泛;目眶内陷,啼哭无泪,见于泄泻虚脱;若二目呆滞,或二目上吊均为惊痫之证。

6. 察鼻

外感风寒,则鼻塞流清涕;外感风热,则鼻流黄浊涕;鼻衄多为肺经有热、血热妄行;鼻内生疮,多为肺火上炎;鼻孔干燥,为外感燥邪或肺热伤津;鼻翼煽动,为肺气闭塞所致。

7. 察口

唇色淡白是气血不足;唇色青紫为寒证或血瘀;唇色樱红为吐泻伤阴;口唇干燥为伤津。此外,胃火上冲则齿龈红肿;牙齿逾期不出,多为肾气不足;发热咽红,为外感风热;咽红乳蛾肿大,为外感风邪或肺胃之火上炎;咽痛微红,有灰白色假膜拭之不去者,常为白喉症。口腔舌部

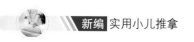

黏膜糜烂,为脾胃积热上炎;满口白屑,状如雪花,称为鹅口疮;两颊黏膜有白色小点,周围红晕,称为麻疹黏膜斑。

8. 察耳

小儿先天肾气充沛,则耳轮丰厚饱满,颜色红润,反之则是肾气不足或体质较差。耳内流脓疼痛,为肝胆火盛;耳尖发凉,络脉隐现,壮热多泪,常为麻疹之兆;若以耳垂为中心的漫肿,则为痄腮。

9. 察二阴

男孩阴囊不松不紧,稍有色素沉着,为肾气充沛的正常状态。阴囊松弛,色淡白者,多为体虚或发热之象;阴囊紧缩为寒;阴囊时上时下,啼哭且肿大加甚者,为疝气;尿道口发红,小便淋漓,属湿热下注。肛门潮湿红痛,为下焦湿热;便后带血,多为肛裂;便后直肠脱出,为中气不足之脱肛。

(四)辨斑疹

凡形态大小不一,不高出皮肤表面,压之不褪色,称之为"斑";凡形小如粟米,高出皮肤表面,压之褪色,称之为"疹"。温病发斑,为邪入营血;斑色紫黑,融合成片,乃邪陷血分之危象。疹色淡红、疹小稀疏,发出和隐没较快为风疹;疹色暗红,先稀后密,先头胸后四肢,可见于麻疹;疹色玫瑰红,疹细而稠密,热退疹出,可见于奶疹;疹色艳红,稠密成丹,发热咽部溃烂,多为烂喉痧;疱疹遍于头身,根脚红晕,此起彼落,则为水痘。白痦是一种白色小疱疹,多见于小儿的颈项与胸部,随汗而出,久病可布及腹部。白痦常见于湿温及病情较长的热性病。

(五)察二便

新生儿及较小的乳儿大便可呈糊状,一日二至四次,正常小儿的大便应为色黄而干湿适中。凡是大便的色泽和形态发生明显的变化,则为有病的表现。大便燥结,为内有实热或阴虚内热;大便稀薄,带有泡沫及奶状凝块,为内伤乳食;大便稀薄,色黄臭秽为湿热内滞;下利清谷,洞泄不止,则为脾肾俱虚;大便赤白黏冻,为湿热积滞,多见于痢疾;乳儿阵发性哭闹,大便呈果酱色,常为肠套叠所致。此外,新生儿24小时内的大便形态呈暗绿或赤褐色,黏稠无臭,称之为胎粪。人乳喂养者大便呈金黄色,稍有酸臭气味;而用牛奶喂养者,大便呈淡黄白色,质地常坚硬。这几种均属正常粪便。

小便无色透明或稍带淡黄色,为正常的尿液。小便清长量多,为寒证或肾阳虚损;尿色深黄,皮肤黄色,为湿热内蕴之黄疸;尿浑浊如米泔水样,多是饮食失调、脾胃虚弱所致。尿色黄赤短涩,为湿热下注;尿呈红色或茶褐色,刺痛,多为血尿,见于泌尿系统感染。

(六)看指纹

看指纹是古代医家流传下来的一种诊断方法。指纹是指示指内侧的桡侧浅静脉,从虎口直至指尖,可分为风、气、命三关,第一节为风关,第二节为气关,第三节为命关。看指纹对3岁以内的小儿较为实用,察看时应在明亮处,先用手指轻轻地从小儿示指的命关推向风关,以便观察指纹的变化。

正常小儿的指纹多数是淡紫色,隐显于风关之内,小儿一旦发病,指纹的浮沉、色泽、部位则随之发生变化。

1. 浮沉

浮主表,沉主里。如外感风邪,则指纹浮露,疾病在表;如久病虚证,则指纹沉而不显,病邪在里。

2. 色泽

寒证指纹色泽则红,热性病指纹则紫,青色多为惊风或疼痛,黑色则主瘀证。如外感风寒则指纹鲜红;指纹暗紫为邪热郁滞;指纹紫黑为气滞血瘀或热邪深重。此外,指纹色淡不明显者均属虚证。

3. 部位

指纹见于风关者,病多轻浅易治;指纹现于气关者,则病邪已深入,病情加重;现于命关者,则病情危重。如果指纹直透指甲,称"透关射甲",则病多危矣。

二、闻诊

闻诊是运用听觉和嗅觉诊断疾病的一种方法。包括小儿啼哭、咳嗽、呼吸、语言及嗅口气及大小便臭气等。

(一) 啼哭声

正常健康小儿的哭声洪亮而长,并有泪液,它是小儿特有的一种"语言",当身体不适或痛楚时,就会啼哭。饥饿、口渴困睡或尿布潮湿均可引起小儿不适而啼哭,当痛苦解除,哭声也就停止了。饥饿引起的哭声多绵长无力,或口作吮乳状;哭声忽缓忽急,时哭时止,多为腹痛;哭声嘶哑,呼吸不畅,则多为咽部水肿及炎症病变;久病体虚则哭声低微而细长;哭叫拒食,伴流涎烦躁,多为口舌生疮。

(二) 咳嗽声

咳嗽声音洪亮,痰易咯出一般为肺热;咳声轻扬而流清涕,为外感风寒;咳声重浊而痰黄者,为外感风热;干咳无痰,咳声响亮,多属肺燥;咳声嘶哑,空空作声常见于喉炎或白喉。

(三) 言语声

正常能言之小儿以言语清晰响亮为佳。体质虚弱,则语声低微;呻吟不休,多为身有不适;高声尖呼,常有某处剧痛;声高有力,狂言乱语,兼神志不清,则为邪热、痰热扰神;温病高热伤津或痰涎壅塞,可出现言语蹇涩症状;若语声嘶哑,多为咽喉及声带的疾患。

(四) 嗅气味

口是肺、胃的通道,所以口气的臭秽,多属肺胃郁热上蒸,浊气上升所致。口气腐臭,牙龈肿胀溃烂,则为牙疳;口气臭秽,嗳气酸腐,多为小儿伤食;口气腥臭,有血腥之味,可见齿衄;口气腥臭,咳浊痰夹血,则可为热毒伤肺,郁而成脓的肺痈。大便臭秽,是湿热积滞;大便酸臭而稀,多为伤食;下利清谷,无明显臭味,为脾肾两虚。小便短赤,气味臊臭,为湿热下注;小便清长少臭,常见脾肾虚寒证。

三、问诊

问诊是临床掌握小儿疾病的一个重要方法。由于婴幼儿不会语言,稍大一点的儿童也不能正确诉说病情。因此,对小儿疾病的症状、表现及发生和发展的过程应向家长或保育员详细询问。

(一) 问年龄

乳幼儿1个月内要问日龄,1周岁内要问月龄,因为许多疾病与年龄有着密切的关系。如脐带风、胎黄、脐血、脐疮等,见于1周内的初生儿;而鹅口疮、脐突、夜啼等,多见于乳婴儿;遗尿则发生于3岁以上的小儿。麻疹大多发生在6个月以上的幼儿,水痘、百日咳等则在幼童期多见。因此,详细询问患儿的实足年龄,对疾病的诊断和治疗都具有重要的意义。

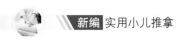

（二）问寒热

寒热是指小儿发热和怕冷而言。发热可以通过体温计测量，或通过触摸和感觉测知，如手足心热、头额热、哺乳时口热等。小儿怕冷时则依偎母怀，蜷缩而卧等，能言者则可直接问出。小儿发热一般是夜晚重，晨起时较轻。发热怕冷无汗，为外感风寒；寒热往来，是病邪在半表半里；持续高热不退，舌苔厚腻，为湿热内蕴；夏季高热久而不退，无汗多尿为季节热；午后低热、盗汗称为"潮热"，阴虚之证；若小儿畏寒肢冷，神疲纳呆，多为里寒或阳虚之证。

（三）问汗

小儿生机蓬勃，肌肤娇嫩，因此容易出汗，若无其他体征，一般不属病态。若白天出汗较多，或稍动则汗出，称为"自汗"，是气虚卫外不固或缺钙的表现；若夜间睡后汗出，叫作"盗汗"，是阴虚或气阴两虚。汗出如油，淋漓不止，是亡阳虚脱之危象。汗出仍高热不退是热性病由表入里的征象。

（四）问头身

头痛发热恶寒，为外感风寒；头痛呕吐，高热抽搐，为邪热入营；头痛神疲，似抽非抽，可能为慢惊风。发热肢体疼痛，常为风寒外束，关节肿胀常为风湿热。此外，皮肤瘙痒，常为荨麻疹及其他皮肤疾患。

（五）问二便

新生儿便次较多，一天可有3～5次，是正常的情况。若大便次数增多，质地稀薄，为脾不健运；大便次数增多，赤白黏冻为湿热积滞；大便秘结，腹部胀痛，为内有实热或津液亏损；大便排虫，伴有腹痛，多见于蛔虫病；大便时哭闹则多为腹痛。小便清长或夜间遗尿，为下元不固，肾阳虚损；小便频数，溲赤疼痛，为湿热下注；小便刺痛，淋漓不尽者可为结石之症。

（六）问饮食

小儿按时哺乳和喂养，食量正常而无吐泻、腹胀者，是正常现象。若食量不多或不思饮食，为脾胃虚弱；腹部胀满，不思饮食，为伤食积滞；腹泻不思乳食，为脾失运化；食而不消化吸收，形体消瘦，多见于疳证。在饮水方面，渴喜冷饮，则为热证；渴喜热饮，或口不渴，则为寒证；饮水多而口唇干燥，为胃阴或津液不足；渴而不思饮，则常为湿困中焦。

（七）问胸腹

小儿由于语言能力较差，病痛不能叙述清楚，因此必须结合科学的检查方法，才能明确诊断。如急腹症的诊断，年龄较大的儿童可以语言表达。如咳嗽气急，胸部胀痛，可为风邪束肺之上感；胸闷痰鸣，湿痰阻肺，多是哮喘；胸痛发热，咳嗽气促，可为肺炎；脘腹饱胀，多为伤食积滞；腹部时时作痛，以脐周围为主，常有活动之包块，可见于蛔虫病；右胁胀痛，面目黄染，为湿热黄疸等。

（八）问睡眠

正常小儿睡眠安静，年龄越小睡眠越长。若睡眠烦躁不安，盗汗，头发稀疏，可为佝偻病。睡中龂齿，多为蛔虫病；睡眠不宁，肛门瘙痒，多为蛲虫病；嗜睡和昏睡，为温热病邪入心包，病情多危重。

（九）问个人史

首先问明出生时间、出生地点、出生情况，是否足月、顺产或难产，以及孕期母亲的营养和健康情况等。喂养史包括喂养方式和辅助食品添加的情况，断奶时间和断奶后的喂养情况。发育史包括体格和智力发育，如坐、立、言语、行走等出现的时间，出牙和囟门闭合的时间。预防接种史包括牛痘、卡介苗、麻疹疫苗，以及百日咳、白喉、破伤风、乙型肝炎、脊髓灰质炎等的预防接种情况。

四、切诊

切诊是诊断儿科疾病的重要诊法之一,包括脉诊和触诊。

（一）脉诊

正常小儿脉象平和,较成人的脉搏为快,年龄越小,脉搏越快。初生婴儿为 120～140 次/分,1 岁为 110～120 次/分,4 岁为 110 次/分,8 岁为 90 次/分,14 岁则与成人相同为 76～80 次/分。小儿脉诊比较简单,因为小儿病情单纯,七情内伤较成人少。小儿寸口脉位甚短,切脉常用一指定三关的方法,即用示指或拇指同时按住寸、关、尺三部。采用轻、中、重三种不同的指力体会脉象的变化,切脉时间不得少于一分钟。3 周岁以内的乳婴儿,可以不诊脉,而用看指纹和其他手段诊断疾患。

小儿脉法,有浮、沉、迟、数、有力及无力 6 种基本脉象,以辨别疾病的表里、寒热、虚实。浮脉、轻按即得,多见于表证,浮而有力为表实,浮而无力为表虚;重按才能触及的为沉脉,主里证,沉而有力为里实,沉而无力为里虚;脉搏跳动缓慢,一息跳动 5 次以下为迟脉,多见于寒证、虚证;脉搏频数,来去急促,一息七次以上为数脉,多见于热证,数而有力为实热,数而无力为虚热。此外,弦脉主小儿腹痛或惊风,小儿心阳不足或心气受损亦可出现结脉,须仔细诊察。

（二）触诊

包括触摸小儿头囟、颈腋、皮肤、四肢及胸腹等。

1. 头囟

正常小儿囟门在 18 个月内闭合,若逾期不闭是肾气不足,缺钙、发育不良的表现。囟门凹陷,多见于吐泻脱水症;囟门高凸,高热呕吐,为肝风内动之症;囟门宽大,头缝开解,为解颅。

2. 颈腋

颈项、腋下等处有许多小结节,质软不粘连,是正常状态。若结节肿大,发热伴有压痛,则为淋巴结炎;若结节大小不等,连珠成串,质地较硬,推之不易活动,病程较长,则为瘰疬;颈项一侧胸锁乳突肌有肿块或粗硬,则为斜颈。

3. 四肢

四肢不温,多属阳虚;四肢抽搐,为惊风之证;下肢一侧或两侧肢体细弱,肌肉萎缩,功能障碍,见于小儿麻痹后遗症;四肢不对称、畸形,可为先天发育不良。

4. 皮肤

肢冷汗多,为阳气不足;肤热无汗,可见高热;手足心灼热为阴虚内热。皮肤按之凹陷,为水肿之证;皮肤干燥松弛,常为吐泻脱水所致。

5. 胸腹

胸骨高突为"鸡胸";脊柱高突,按之不痛为"龟背";二肋外翻,可见于佝偻病。若在左胁肋下按之有痞块,属脾肿大,右胁肋下按之有痞块,则属肝肿大。小儿腹部柔软温和,按之不胀不痛为正常。腹痛喜按,按之则痛减,为虚寒痛;腹痛拒按,按之疼痛加剧为里实腹痛;脐周围痛,按之有条索状包块,多属蛔虫病;腹胀形瘦,青筋显露,多属疳证;腹部胀满,叩之鼓声,多是气滞腹胀;腹满叩之有液体波动之感,多为腹内积水等。

随着社会的进步和科学技术的不断发展,人民卫生事业及医疗水平都得到很大的提高。因此,在诊断小儿疾病方面,应结合现代医学的科学方法,更加准确地诊断疾患,给临床治疗以明确的依据。

第八章 常用手法

小儿推拿手法是以手为主进行的各种不同的操作方法。由于小儿具有脏腑娇嫩、形气未充、肌肤柔弱的生理特点，故小儿推拿手法，要求轻柔深透，平稳着实，适达病所，中病即止，不可竭力攻伐。

小儿推拿手法不仅仅局限于"按、摩、掐、揉、推、运、搓、摇"八法，随着小儿推拿技术的不断发展，成人推拿中的不少手法已融会到小儿推拿的治疗中，因此在进行手法操作时更应注意手法的轻柔、适度。

第一节 基本手法

一、推法

（一）操作

以拇指桡侧面，或示、中两指指面着力于患儿体表的一定部位或穴位上，进行有规律的前后、上下、来回往复的推动。手法要求力量适中，轻重均匀，原则上以不使皮肤发红为度。频率以 150～200 次/分为宜，用于线状穴位。

1. 直推法

以拇指桡侧面，或示、中两指指面在穴位上做直线推动。

2. 旋推法

以拇指指面在穴位上做旋转推动。

3. 分推法

用两手拇指桡侧或指面，或示、中两指指面从穴位向两旁分向推动，做"∧"形推动称为分推法，又称分法。另外，如自穴位两端向中间推动，称为合推法，又称合法。

4. 一指禅推法和掌推法

一指禅推法：手握空拳，腕掌悬屈，拇指伸直，盖住拳眼，用拇指的指端、指腹和桡侧偏峰面着力于穴位上，运用腕部的横向来回摆动以带动拇指关节的屈伸活动。

掌推法：肘部灵活，腕部挺伸，五指微分，全掌指面着力，用单、双掌直推或双掌重叠加力操作。

（二）功效

舒筋通络，活血止痛。

（三）引文

《推拿仙术》："推者，医人以右手大指面蘸汤水于其穴处向前推也。"

《小儿推拿广意》："凡推法必似线行，毋得斜曲，恐动别经而招患也。"

《幼科铁镜》："大指面属脾……曲者旋也，于指正面旋推为补，直推至指甲为泻。"

《秘传推拿妙诀》："……而惟阴阳有分之说，以医人用左右两大指于阴阳穴处向两边分，故谓之分，而亦谓之推也。"

二、揉法

（一）操作

以拇指或中指或示指指端，或大鱼际，或掌根，紧紧吸定于一定的部位或穴位上，做顺时针或逆时针方向的旋转揉动。手法要求压力轻柔均匀，手指不离其处，带动皮下组织，随手指而滑动。频率以 200～280 次/分为宜。

（二）功效

通利脏腑，行气活血通络。

（三）引文

《保赤推拿法》："揉者，医以指按儿经穴，不离其处而旋转之也。"

《厘正按摩要术》："周于蕃曰：揉以和之，揉法以手宛转回环，宜轻宜缓，绕于其上也。是从摩法生出者，可以和气血，可以活筋络，而脏腑无闭塞之虞矣。"

三、按法

（一）操作

以拇指指端或大指背屈指间关节突出处，或掌根，或肘尖在患儿体表的一定部位或穴位上逐渐用力向下按压，称为指按、掌按、肘压法。按法常与揉法并用，加强效果，称按揉法。手法要求施力由轻到重，力量适度。

（二）功效

开通闭塞，温经通络。

（三）引文

《素问·举痛论》："……寒气客于肠胃之间，膜原之下，血不得散，小络急引，故痛。按之则血气散，故按之痛止。……寒气客于背俞之脉，则脉泣，脉泣则血虚，血虚则痛，其俞注于心，故相引而痛，按之则热气至，热气至则痛止矣。"

《医宗金鉴》："按者，谓以手往下抑之也。"

四、摩法

（一）操作

以手掌面或掌心，或示、中、环指指面着力于一定的部位或穴位上，腕关节及前臂协同配合，做环形旋转摩擦运动。顺摩为补，逆摩为泻；掌摩为补，指摩为泻；缓摩为补，急摩为泻。手法要求轻柔和缓，速度均匀协调，压力大小适当，较揉法用力大些，频率以 120～160 次/分为宜。

（二）功效

理气和中，消壅散结。

（三）引文

《石室秘录》：“摩法，不宜急，不宜缓，不宜轻，不宜重，以中和之义施之。”

《医宗金鉴》：“摩者，谓徐徐揉摩之也，……摩其壅聚，以散瘀结之肿。”

《厘正按摩要术》：“周于蕃曰：按而留之，摩以去之。又曰：急摩为泻，缓摩为补。……其后掐法属按，揉法推运搓摇等法均从摩法出入。”

五、掐法

（一）操作

以拇指指甲重按穴位，力量由轻到重，逐渐用力，并与揉法合用，以缓解局部的不适。由于此法属于强刺激手法之一，故手法要求力量深透，以不掐破皮肤为度。

（二）功效

醒神开窍，镇惊解痉。

（三）引文

《景岳全书·卷十一·杂证谟·厥逆》：“……故致卒仆暴死，宜先掐人中。”

《厘正按摩要术》：“掐由甲入，用以代针，掐之则生痛，而气血一止，随以揉继之，气血行而经络舒也。”

六、捏法

（一）操作

（1）用拇指桡侧缘顶住皮肤，示、中指前按，示、中、拇三指同时用力，提拿皮肤，双手交替移动向前。

（2）示指屈曲，用示指中节桡侧缘顶住皮肤，拇指前按，拇、示二指挟住皮肤，同时用力提拿，双手交替移动向前。

手法要求捏起皮肤多少及提拿用力大小要适当，防止拧转，直线前进，毋要歪斜。

（二）功效

温经通络，活血定痛。

（三）引文

《小儿捏脊》：“将皮肤捏将起来叫捏。……双手拇、食两指将皮肤捏起，随捏、随提、随放，随着向前推进。这时皮肤一起一伏好像后浪推前浪似的。捏起皮肤的多少要适中……”

《肘后备急方》：“……拈取其脊骨皮，深取痛引之，从龟尾至顶乃止，未愈更为之。”

七、运法

（一）操作

以拇指端或示指指端或示、中、环指端在一定的部位或穴位上做由此往彼的弧形或环形推动。顺运为泻，逆运为补；左运汗，右运惊。手法要求宜轻不宜重，宜缓不宜急，仅在体表操作，勿带动深层肌肉组织。频率以 150～200 次/分为宜。

（二）功效

行气活血，舒筋通脉。

（三）引文

《推拿仙术》：“运者医人用右手大指推也，……周环旋转故谓之运。”

《厘正按摩要术》:"运则行之,谓四面旋绕而运动之也。宜轻不宜重,宜缓不宜急。俾血脉流动,筋络宣通。"

八、搓法

（一）操作

双掌挟住或置于一定的部位,相对用力做快速有节律的来回擦揉搓动。手法要求搓动时要快速,移动时要缓慢。

（二）功效

调气行血,舒筋合骨。

（三）引文

《保赤推拿法》:"搓者,医指在儿经穴,往来摩之也。"

《医宗金鉴》:"……先以手轻轻搓揉,令其骨合筋舒……。"

九、摇法

（一）操作

以左手扶住或拿住患儿肢体的近端,右手握住肢体远端做较大幅度的环形摇动或摆动。寒证里摇,热证外摇。手法要求幅度由小渐大,速度先缓后速,动作协调,以轻缓为宜。

（二）功效

通经活络,和气血,利关节。

（三）引文

《厘正按摩要术》:"周于蕃曰:摇则动之。又曰:寒症往里摇,热症往外摇。是法也,摇动宜轻,可以活经络,可以和气血,亦摩法中之变化而出者。"

《推拿捷径》:"摇者,活动之谓也,手法宜轻不宜重……"

十、捣法

（一）操作

屈曲一手示指或中指,以示、中指指关节突起部,或中指指端着力于一定的穴位上进行叩击。手法要求力量适度,快速轻缓。

（二）功效

镇惊安神,缓痉镇静。

（三）引文

《推拿三字经》:"……眼翻者,上下僵,揉二马,捣天心,翻上者,捣下良。捣者打也,……翻下者,捣上强,左捣右,右捣左……"

十一、拿法

（一）操作

用拇指指端和示、中指指端或拇指指端与其余四指指端相对用力提捏患儿一定部位的筋腱。手法要求连贯和缓。此外,用示指或中指指端扣拨筋腱,进行弹筋拨络,也称拿法,如拿委中、拿极泉等。

101

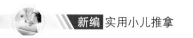
（二）功效

解表发汗,通窍醒神,舒筋活络。

（三）引文

《秘传推拿妙诀》:"拿者,医人以两手或大指或各指于病者应拿穴处,或掐或捏或揉,皆谓之拿也。"

十二、捻法

（一）操作

用拇指、示指指面相对用力捏住一定部位做搓转活动。本法常用于手（足）指（趾）关节。

（二）功效

舒筋散结。

（三）引文

《医宗金鉴》:"……再捻筋结,令其舒平……"

《保赤推拿法》:"捻者,医以两指摄儿皮,微用力而略动也。"

十三、撮法

（一）操作

用五指把肌皮抓拢捏起,一抓一放,慢慢移动。

（二）功效

发汗。

（三）引文

《小儿推拿方脉活婴秘旨全书》:"黄蜂入洞……众小指随后,一撮一上,发汗可用。"

十四、刮法

（一）操作

用拇指桡侧缘或用器具的光滑边缘（如汤匙）由此往彼推动。手法要求用力较重,但应避免刮破皮肤,可用介质如油类、清水以润滑皮肤,以皮下见红紫色为宜。

（二）功效

散寒解表,通络活血。

（三）引文

《保赤推拿法》:"刮者,医指挨儿皮,略加力而下也。"

第二节 复 式 手 法

一、二龙戏珠

（一）部位

前臂正面及示、环指。

（二）操作

以右手拿患儿示指、环指指端,使其前臂伸直,掌心向上,左手按捏阴穴、阳穴,交互按捏至曲池,一般 20～30 遍。寒证重按阳穴,热证重按阴穴。最后左手捏拿阴、阳穴处,右手摇动患儿食、环指。见图 8-1。

（三）功效

温和表里,镇惊解搐。

（四）主治

寒热不和,惊风抽搐。

（五）引文

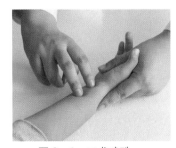

图 8-1 二龙戏珠

《按摩经》:"……二龙戏珠法,温和可用也……"

《小儿推拿方脉活婴秘旨全书》:"……二龙戏珠,利结止搐之猛将;……""二龙戏珠法:用二大指,二食指并向前,小指在两旁,徐徐向前,一进,一退,小指两旁掐穴,半表里也。"

《小儿推拿广意》:"二龙戏珠:此法性温,医将右大、食、中三指,捏儿肝肺二指,左大、食、中三指捏儿阴阳二穴,往上一捏一捏,捏至曲池 5 次。热证阴捏重而阳捏轻,寒证阳重而阴轻,再捏阴阳将肝肺二指摇摆二九三九是也。"

二、双龙摆尾

（一）部位

肘关节和示、小指。

（二）操作

左手托患儿胖肘,右手拿其示、小指,向下扯摇;或右手拿患儿示指,左手拿其小指摇动。摇 20～30 下。

（三）功效

开通闭结,退热通便。

（四）主治

二便闭结不通,发热。

（五）引文

《秘传推拿妙诀》:"双龙摆尾:医人屈按病者中各二指,摇食、小二指,故名'双龙摆尾'。"

《幼科推拿秘书》:"双龙摆尾:此解大小便结之妙法也。其法以我右手拿小儿食、小二指,将左手托小儿胖肘穴,扯摇如数。似双龙摆尾之状。又或以右手拿儿食指,以我左手拿儿小指往下摇拽,亦似之。"

三、乌龙摆尾

（一）部位

肘关节和小指。

（二）操作

左手拿住小儿肘处,右手拿患儿小指摇动,摇 20～30 下。

（三）功效

开闭结,通二便。

（四）主治

二便不爽。

（五）引文

《小儿推拿方脉活婴秘旨全书》："乌龙摆尾法：用手拿小儿小指，五指攒住肘肘，将小指摇动，如摆尾之状，能开闭结也（小指属肾水、色黑，故也）。"

四、苍龙摆尾

（一）部位

手及肘部。

（二）操作

右手拿患儿示、中、环指、小指，左手自总筋至肘肘来去搓揉几遍后，拿住患儿肘肘处，右手持患儿手指摆动。摆 20～30 下。

（三）功效

开胸，退热，通便。

（四）主治

发热，二便不通。

（五）引文

《小儿推拿广意》："苍龙摆尾：医右手一把拿小儿左食、中、无名三指，掌向上，医左手侧尝从总筋起搓摩天河及至肘肘，略重些，自肘肘又搓摩至总筋，如此一上一下，三四次，医又将左大指，食、中三指搓肘肘，医右手前拿摇动九次。此法退热开胸。"

五、龙入虎口

（一）部位

手部。

（二）操作

左手托患儿掌背，右手叉入虎口，用大拇指或推或按揉患儿板门处。揉 15～20 次。

（三）功效

退热，健脾胃。

（四）主治

发热，吐泻。

（五）引文

《按摩经》："板门穴，往外推之，退热，除百病；往内推之，治四肢掣跳。用医之大拇指，名曰：龙入虎口。"

六、老虎吞食

（一）部位

足跟仆参穴或昆仑穴处。

（二）操作

在患儿足跟仆参穴或昆仑穴处，隔绢帕咬之，以苏醒为度。

（三）功效

开窍镇惊，醒神。

（四）主治

昏厥，惊证。

（五）引文

《小儿推拿方脉活婴秘旨全书》："仆参穴：治小儿喉喘，将此上推、下掐，必然苏醒。如小儿急死，将口咬之，则回生，名曰老虎吞食。"

七、双凤展翅

（一）部位

双耳及头面部。

（二）操作

双手示、中两指分别夹患儿两耳向上提数次，再分别按掐眉心、太阳、听会、牙关、人中及承浆等穴，各 10～20 下。

（三）功效

温肺经，散风寒。

（四）主治

风寒咳嗽。

（五）引文

《小儿推拿广意》："双凤展翅：医用两手中、食二指捏儿两耳往上三提毕、次掐承浆、又指掐颊车及听会、太阳、眉心、人中。"

《厘正按摩要术》："双凤展翅法：专治肺经受寒……"

八、凤凰展翅

（一）部位

腕部及肘处。

（二）操作

双手握患儿腕部，两拇指分别按捏阴、阳穴后，左手托患儿肘处，右手握患儿腕部，向下摆动几次，再向外向上摇动，见图 8-2。

（三）功效

温经散寒。

（四）主治

寒证。

（五）引文

《小儿推拿广意》："凤凰展翅：此法性温，治凉。医用两手

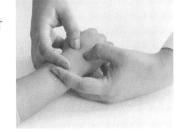

图 8-2 凤凰展翅

托儿手掌向上，于总上些。又用两手上四指在下两边爬开，二大指在上阴阳穴往两边爬开。两大指在阴阳两穴往两边向外摇二十四下，掐住捏紧一刻。医左大、食、中三指侧拿儿肘，手向下轻摆三四下。复用左手托儿肘上，右手托儿手背，大指掐住虎口，往上向外顺摇二十四下。"

九、凤凰单展翅

（一）部位

腕部和掌部。

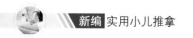

（二）操作

用左手捏患儿腕部内、外一窝风处,右手拿捏患儿内、外劳宫摇动,摇动 10～20 下。

（三）功效

温热补虚,顺气化痰。

（四）主治

虚热,寒痰。

（五）引文

《秘传推拿妙诀》:"凤凰单展翅:医人将右手示指拿病者大指屈压内劳宫,将右手大指拿外劳宫,又将左手大指跪外一窝风,并食、中二指拿内一窝风,右手摆动。"

《万育仙书》:"凤凰单展翅:化痰顺气,虚热能除。此法用手拿儿脾肾二经,将手肘活动摇之。"

《幼科推拿秘书》:"凤凰单展翅:此打嗝能消之良法也。亦能舒喘胀,其性温,治凉法。用我右手单拿儿中指,以我左手按掐儿肿肘穴圆骨,慢摇如数,似凤凰单展翅之状,除虚气虚热俱妙。"

十、凤凰鼓翅

（一）部位

肘关节至前臂腕部。

（二）操作

用左手托患儿肘部,右手握患儿腕部,拇、示二指分别按掐患儿腕部桡、尺骨头前陷中摇动,摇 20～30 下。

（三）功效

调和气血,消痰醒神。

（四）主治

黄肿,痰鸣,昏厥。

（五）引文

《按摩经》:"凤凰鼓翅:掐精宁、威灵二穴,前后摇摆之,治黄肿也。"(据《按摩经》图示:精宁、威灵二穴在腕部桡、尺骨头前陷中)

《保赤推拿法》:"凤凰鼓翅法:……治黄肿,又治暴死,降喉内痰响。"

十一、赤凤点头（赤凤摇头）

（一）部位

肿肘及手指部。

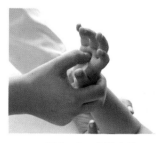

（二）操作

左手捏患儿肿肘处,右手拿患儿中指或依次拿患儿五指上下摇动,摇 20～30 下,见图 8 - 3。

（三）功效

通关顺气,补血宁心。

（四）主治

上肢麻木,惊证。

图 8 - 3　赤凤点头

（五）引文

《小儿推拿方脉活婴秘旨全书》："赤凤摇头：此法,将一手拿小儿中指;一手五指,攒住小儿肘肘,将中指摆摇,补脾、和血也(中指属心色赤,故也)。"

《小儿推拿广意》："赤凤摇头：法曰将儿左手掌向上,医左手以食、中指轻轻捏儿肘肘,医大、中、示指先掐儿心指即中指,朝上向外顺摇二十四下,次捏肠指即示指,仍摇二十四下,再捏脾指即大指二十四,又捏肺指即环指二十四,末后捏肾指即小指二十四,男左女右,手向右外,即男顺女逆也,再次即是运肘肘,先做各法完后做此法,能通关顺气,不拘寒热,必用之法也。"

《万育仙书》："赤凤摇头：和气血,主治惊……"

十二、丹凤摇尾

（一）部位

手掌部及中指端。

（二）操作

用左手拇、示二指按捏内、外劳宫,右手拇指先掐患儿的中指端,继而摇动其中指各 10～20 下。

（三）功效

和气生血,镇惊安神。

（四）主治

惊证。

（五）引文

《按摩经》："丹凤摇尾：以一手掐劳宫,以一手掐心经,摇之,治惊。"

十三、孤雁游飞

（一）部位

前臂桡骨上缘,尺骨下缘,掌心和拇指桡侧面。

（二）操作

用右手拇指自患儿"脾经"推起,经"胃、三关、六腑、内劳宫"等穴,再转至"脾经",推 10～20 下。

（三）功效

和气血,消虚胀。

（四）主治

黄肿,虚胀。

（五）引文

《按摩经》："孤雁游飞：以大指自脾土外边推去,经三关、六腑、天门、劳宫边,还止脾土,亦治黄肿也。"

《保赤推拿法》"孤雁游飞法：从儿大指尖脾经外边推上去,经肱面左边至肱下节大半处,转至右边,经手心仍到儿大指头止,治黄肿虚胀。"

十四、猿猴摘果

（一）部位

两耳尖和两耳垂。

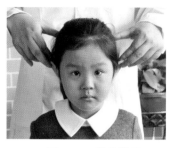

图 8-4 猿猴摘果

（二）操作

用双手示、中两指侧面分别夹住患儿两耳尖向上提 10～20 下，再捏两耳垂向下扯 10～20 下，见图 8-4。

（三）功效

化痰动气，健脾胃，镇惊截疟。

（四）主治

食积，寒痰，疟疾。

（五）引文

《幼科推拿秘书》："猿猴摘果：此剿疟疾，并除犬吠人喝之症良法也，亦能治寒气除痰退热。其法以我两手大、食二指提孩儿两耳尖，上往若干数，又扯两耳坠，下垂若干数，如猿猴摘果之状。"

《按摩经》："……猿猴摘果势，化痰能动气。"

十五、打马过天河

（一）部位

掌心至手湾处。

（二）操作

先用一手拇指运内劳宫，然后左手拿患儿二指，右手示、中、环指沿天河水打至手湾止，或用示、中指沿天河水弹至手湾处。打 10～20 下，见图 8-5。

（三）功效

温凉，通经行气，利关节。

（四）主治

恶寒发热，麻木。

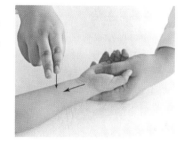

图 8-5 打马过天河

（五）引文

《按摩经》："打马过河：温凉。右运劳营毕，屈指向上，弹内关、阳池、间使、天河边，生凉退热用之。"

《万育仙书》："打马过天河：温和法，通经行气。先右运劳宫，后以左手拿儿大、小二指，向后用食、中无名三指天河打至手湾止。"

十六、引水上天河

（一）部位

腕横纹中点至肘横纹中点。

（二）操作

将凉水滴在腕横纹处，用右手拍打至洪池穴处，边拍打，边对之吹冷气，做 20～30 次。

（三）功效

清火退热。

（四）主治

发热。

（五）按语

《保赤推拿法》之"引水上天河"同"清天河水"法。

十七、水底捞月

（一）部位

掌心。

（二）操作

将凉水滴入掌心，在掌心旋推，边推边吹凉气，见图 8-6。

（三）功效

大凉，清心泻热。

（四）主治

发热。

（五）引文

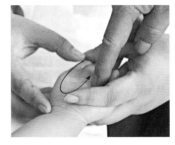

图 8-6 水底捞月

《按摩经》："水底捞月最为良，止热清心此是强。""水底捞月：大寒。做法：先清天河水，后五指皆跪，中向前跪，四指随后，右运劳宫，以凉气呵之，退热可用。若先取天河水至劳宫，左运呵暖气，主发汗，亦属热。"

《保赤推拿法》："水底捞明月法：先掐总筋，清天河水，医人以四指皆屈，随以中指指背第二节，第三节骨凸起，浇新汲凉水于儿掌心，往右运劳宫，医人以口气吹之，随吹随推，大凉，治一切热症，最效。"

十八、取天河水

（一）部位

前臂内侧面。

（二）操作

用示、中指指面蘸凉水自手湾洪池推至内劳宫。

（三）功效

清热。

（四）主治

热病。

（五）引文

《厘正按摩要术》："取天河水法：法主儿大凉，病热者用之，将儿手掌向上，蘸凉水由天河水推至内劳宫。如蘸冷水由横纹推至曲池，为推天河水法；蘸冷水由内劳宫直推至曲池，为大推天河水法"。

十九、飞经走气

（一）部位

自曲池至手指端。

（二）操作

用右手拿住患儿手指，左手四指自曲池弹击至总筋处，反复数次，然后左手拿住患儿阴池、阳池穴处，右手将患儿四指向上往下，屈伸摆动 20～50 次，见图 8-7。

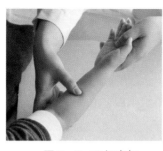

图8-7 飞经走气

（三）功效

行气通窍，清肺化痰。

（四）主治

痰鸣、气逆。

（五）引文

《按摩经》："飞经走气：先运五经，后五指开张一滚，做（至）关中用手打拍，乃运气行气也，治气可用。又以一手推心经，至横纹住，以一手揉气关，通窍也。""……飞经走气能通气……"

《小儿推拿广意》："飞经走气：此法性温，医用右手捧拿儿手四指不动，左手四指从腕（肘）曲池边起，轮流跳至总上九次，复拿儿阴阳二穴，医用右手往上往外一伸一缩，传送其气，徐徐过关是也。"

二十、飞金走气

（一）部位

前臂内侧中线，自掌心至肘弯中。

（二）操作

滴凉水于内劳宫处，用中指引水上天河，复用口吹气，跟水上行，做20～30次。

（三）功效

泻火清热，消胀。

（四）主治

失音，膨胀。

（五）引文

《幼科推拿秘书》："飞金走气：此法去肺火，清内热，消膨胀，救失声之妙法也。金者，能生水也；走气者，气行动也。其法性温，以我将指蘸凉水置内劳宫，仍以将指引劳宫水上天河去，前行三次，后转一次，以口吹气，微嘘跟水行，如气走也。"

二十一、肘肘走气

（一）部位

手部和肘肘处。

（二）操作

用一手拇、示指拿住患儿的肘肘处，另一手拇、示指叉入其虎口处，同时中指按定天门穴，摇动患儿手部，并运摇肘关节，摇20～30下，见图8-8。

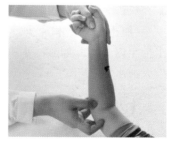

图8-8 肘肘走气

（三）功效

行气。

（四）主治

痞块。

（五）引文

《小儿按摩经》："肘肘走气：以一手托儿肘肘运转，男左女右，一手捉儿手摇动，治痞。"

二十二、黄蜂入洞

（一）部位

鼻部。

（二）操作

一手固定患儿的头部，另一手示、中指指端在患儿两鼻孔揉动，揉10～15下，见图8-9。

（三）功效

发汗，祛风寒。

（四）主治

发热无汗。

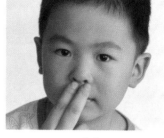

图8-9 黄蜂入洞

（五）引文

《幼科推拿秘书》："黄蜂入洞：此寒重取汗之奇法也。洞在小儿两鼻孔，我食将二指头，一对黄蜂也。其法屈我大指，伸我食将二指，入小儿两鼻孔揉之，如黄蜂入洞之状。用此法汗必至，若非重寒阴证，不宜用，盖有清天河捞明月之法在。"

二十三、黄蜂出洞

（一）部位

手掌心，腕上2寸至内关，坎宫、离宫穴处。

（二）操作

一手拇指甲先掐内劳宫、总筋，再分阴阳，然后用两拇指在总筋穴处一撮一上至内关穴处，最后掐坎宫、离宫，各15～30下。

（三）功效

发汗解表。

（四）主治

发热无汗。

（五）引文

《按摩经》："……黄蜂出洞最为热，阴证白痢并水泻，发汗不出后用之，顿教孔窍皆通泄。"

《按摩经》："黄蜂出洞。大热。做法；先掐心经，次掐劳宫，先开三关，后以左右二大指从阴阳处起，一撮一上，至关中，离坎上掐穴。发汗用之。"

《保赤推拿法》："黄蜂出洞法：先掐总筋，掐内劳宫，分阴阳，次以左右两大指，从阴阳穴正中处起，一撮一上，至内关，又在坎离穴上掐。此法大热、发汗用之。"

二十四、天门入虎口

（一）部位

拇指内侧端至虎口。

（二）操作

一手托患儿掌背，另一手示、中指夹住患儿四指根部，用另一手拇指指面自命关处推向虎口后，用拇指指端掐揉虎口，30～50次，见图8-10。

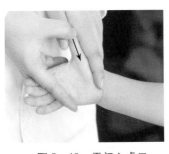

图8-10 天门入虎口

（三）功效

健脾消食，顺气生血。

（四）主治

脾胃虚弱，气血不和。

（五）引文

《秘传推拿妙诀》："大指食指中间软肉处为虎口，医人用大指自病者命关推起至虎口，将大指掐虎口。又或从大指巅推入虎口，总谓天门入虎口。"

《厘正按摩要术》："天门入虎口法：法主健脾消食，将儿手掌向上，蘸葱姜汤，自示指尖寅卯辰三关侧，推至大指根。"

《万育仙书》："天门入虎口：生血顺气。"

二十五、按弦走搓摩

（一）部位

两胁至两肚角。

（二）操作

令人抱患儿于怀中，将患儿两手交叉搭在两肩上，或患儿平躺于床上，医者两手五指伸直并拢，自患儿两胁搓摩至肚角处。搓摩50～100遍，见图8-11。

（三）功效

理气化痰除痞。

（四）主治

咳嗽，哮喘，痰积。

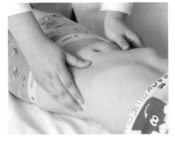

图8-11 按弦走搓摩

（五）引文

《幼科推拿秘诀》："按弦走搓摩，此法治积聚屡试屡验，此法开积痰积气痞疾之要法也。弦者勒肘骨也，在两胁上。其法着一人抱小儿坐在怀中，将小儿两手抄搭小儿两肩上，以我两手对小儿两胁上搓摩至肚角下，积痰积气自然运化。若久痞则非一日之功，须久搓摩方效。"

《按摩经》："按弦走搓摩，动气化痰多。"

二十六、老汉扳缯

（一）部位

拇指本节及其内侧面。

（二）操作

左手拇指掐住患儿拇指根处，右手掐捏患儿脾经穴，并摇动其拇指20～30下。

（三）功效

健脾消食。

（四）主治

食积痞块。

（五）引文

《按摩经》："老汉扳缯：以一手掐大指根骨，一手掐脾经摇之，治痞块也。"

《保赤推拿法》："老汉扳缯法：……能消食治痞。"

二十七、揉耳摇头

（一）部位

两耳垂和头部。

（二）操作

双手捻揉患儿两耳垂后，再捧患儿头摇动，摇5～10下。

（三）功效

顺气，和气血。

（四）主治

惊证。

（五）引文

《保赤推拿法》："揉耳摇头法，于掐天庭各穴后，将两手捻儿两耳下垂揉之，再将两手捧儿头摇之。"

《幼科铁镜》："……再将两耳下垂尖捻而揉之，再将两手捧头而摇之，以顺其气。"

二十八、开璇玑

（一）部位

胸胁部、腹部和龟尾至第二腰椎。

（二）操作

两拇指自患儿胸胁自上而下分推，分推至季肋后，从胸骨柄下端向脐直推，再用右手掌摩挪患儿的腹部，然后从脐向下直推，最后推上7节。

（三）功效

开通闭塞，降逆止呕，助运止泻，镇惊止搐。

（四）主治

喘促痰闭，呕吐腹泻，发热惊搐。

（五）引文

《幼科集要》："武宁杨光斗曰：璇玑者，胸中、膻中、气海穴（在脐下）也。凡小儿气促，胸高，风寒痰闭，夹食腹痛，呕吐泄泻，发热搐搦，昏迷不醒，一切危险急症，置儿密室中，不可当风。医用两手大指蘸姜葱热汁，在病儿胸前，左右横推，至两乳上近胁处，三百六十一次。口中记数，手中推周天之数，乃为奇。璇玑推毕，再从心坎用两大指左右分推至胁肋六十四次。再从心坎推下脐腹六十四次。再用热汁入右手掌心，合儿脐上，左挪六十四次，右挪六十四次。挪毕，用两手自脐中推下少腹六十四次。再用两大指蘸汁推尾尻穴六十四次，其法乃备。虚人泄泻者，逆推尾尻穴，至命门两肾间，切不可顺推，此法屡试屡验。"

二十九、揉脐及龟尾并擦七节骨

（一）部位

脐部和第2腰椎下至龟尾。

（二）操作

患儿仰卧，医者一手揉脐，另一手揉龟尾，揉毕，再令患儿俯卧，自龟尾推至命门（第2腰

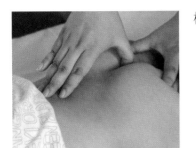

图 8-12 揉脐及龟尾并擦七节骨

椎)为补,反之为泻。做 40～60 次,见图 8-12。

（三）功效

调理肠腑,止泻导滞。

（四）主治

泻痢,便秘。

（五）引文

《幼科推拿秘书》:"此治泻痢之良也。龟尾者,脊骨尽头间尾穴也。七节骨者,从头骨数第七节也。其法以我一手用三指揉,又以我一手托揉龟尾,揉讫,自龟尾擦上七节骨为补。水泻专用补。若赤白痢,必自上七节骨擦下龟尾为泄,推第二次再用补,盖先去大肠热毒,然后可补也。"

三十、按肩井（总收法）

（一）部位

手部示、环指和肩部。

（二）操作

一手拇指掐按患儿的肩井穴,另一手拿患儿之示、环指,使上肢伸直并摇动,摇 20～30 下,见图 8-13。

（三）功效

开通血气。

（四）主治

感冒,上肢痹痛,诸证推毕均宜用此法收之。

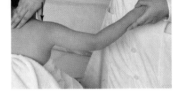

图 8-13 按肩井（总收法）

（五）引文

《幼科铁镜》:"肩井穴是大关津,掐此开通血气行,各处推完将此掐,不愁气血不周身。"

《幼科推拿秘书》:"诸症推毕,以此法收之,久病更宜用此,永不犯。其法以我左手示指,掐按儿肩井陷中,乃肩膊眼也,又以我右手紧拿小儿示指环指,伸摇如数,病不复发矣。"

第九章　常用穴位和部位

小儿推拿的穴位除了"经络学说"的十四经穴和经外奇穴外,还有其特定的穴位。这些特定穴位大多数分布在头面和四肢,特别是双手,正所谓"小儿百脉汇于两掌";而且特定穴位具有点状、线状、面状的特点,不像十四经穴那样线路相连成经络系统。

第一节　头面部和颈项部

一、攒竹

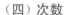

（一）又名

天门。

（二）位置

两眉中间至前发际成一直线。

（三）操作

两拇指自眉心自下而上交替推至前发际,此法又称"开天门",见图9-1。

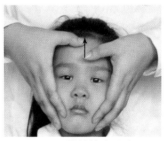

图9-1　攒竹推拿手法

（四）次数

30～50次。

（五）主治

外感内伤诸证。发热、无汗或有汗不畅,头痛、目眩、惊恐不安、惊风等。

（六）引文

《小儿推拿广意》:"推攒竹,医用两大指自儿眉心交替往上直推是也。"

《厘正按摩要术》:"推攒竹法:法治外感内伤均宜。医用两大指,春夏蘸水,秋冬蘸葱姜和真麻油。由儿眉心,交互往上直推。"

二、坎宫

（一）位置

两眉上,自眉头起沿眉至眉梢成一直线。

（二）操作

两拇指自眉心沿眉毛向眉梢分推,称推坎宫。

（三）次数

30～50次。

（四）主治

外感内伤诸症。外感发热,惊风,头痛,目赤痛。

（五）引文

《小儿推拿广意》:"推坎宫,医用两大指自小儿眉心分过两旁是也。"

《厘正按摩要术》:"推坎宫。坎宫在两眉上。"

《厘正按摩要术》:"推坎宫法。法治外感内伤均宜。医用两指,春夏蘸水,秋冬蘸葱姜和真麻油,由小儿眉心上,分推两旁。"

三、天庭

（一）又名

神庭、上天心、大天心、天门、三门。

（二）位置

头部正中线,入前发际0.5寸,属督脉。

（三）操作

用掐法或捣法自天庭掐（捣）至承浆;或揉。

（四）次数

30次。

（五）主治

眼疾,口眼歪斜。

（六）引文

《幼科推拿秘书》:"天庭穴,即天门又名三门。""揉上天心,上天心者,大天心也。在天庭中,小儿病目,揉此甚效。以我大指按揉也,口眼歪斜,亦必揉推此。"

《推拿三字经》:"……又自天庭至承浆各捣一下。以代针法。"

四、眉心

（一）又名

印堂。

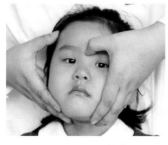

图9-2 眉心推拿手法

（二）位置

两眉内侧端连线之中点。

（三）操作

用掐法在眉心掐揉,称掐眉心,见图9-2。

（四）次数

3～5次。

（五）主治

惊风。

（六）引文

《小儿推拿方脉活婴秘旨全书》:"慢惊风……掐住眉心良久……香油调料推之。"

《推拿抉微》:"两眉中间为眉心,又名印堂。"

《小儿推拿广意》："印堂青色受人惊,红白皆缘水火侵,若要安然无疾病,镇惊清热即安宁。"

五、山根

（一）又名

山风、二门。

（二）位置

两目内眦之中,鼻梁上低洼处。

（三）操作

用拇指甲掐,称推山根,见图9－3。

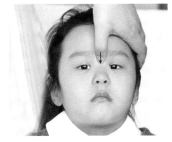

（四）次数

3～5次。

（五）主治

惊风,抽搐。

（六）引文

图9-3　山根推拿手法

《幼科推拿秘书》："山根在两眼中间,鼻梁骨,名二门。"

《幼幼集成》："山根青黑,每多灾异。山根,足阳明胃脉所起,大凡小儿脾胃无伤,则山根之脉不现,倘乳食过度,胃气抑郁,则青黑之纹,横截于山根之位,必有延绵啾唧,故曰灾异。"

六、年寿

（一）又名

延年。

（二）位置

山根下,准头上,鼻上高骨处。

（三）操作

用拇指甲掐;或自该处向两鼻翼处推擦。

（四）次数

掐3～5次;推擦30次。

（五）主治

鼻干,感冒鼻塞,慢惊风。

（六）引文

《小儿推拿广意》："治鼻干,年寿推下两宝瓶效。或曰多推肺经。以鼻乃肺窍故也。"

《幼幼集成》："年寿赤光,多生脓血。年寿,鼻梁也,赤光侵位,肺必受伤,气不流行,则血必凝滞,将有脓血之灾。"

七、准头

（一）又名

鼻准、素髎。

（二）位置

鼻尖,属督脉。

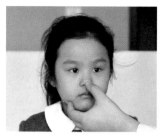

图 9-4 准头推拿手法

（三）操作

用拇指甲掐，称掐准头，见图 9-4。

（四）次数

3～5 次。

（五）主治

外感咳喘，惊风，鼻中息肉，脾胃虚弱。

（六）引文

《小儿推拿广意》："鼻头无病要微黄，黄甚长忧入死乡，黑色必当烦躁死，灵丹何必救其殃。"

八、太阳

（一）位置

眉后凹陷处，即眉梢引线与眼外角引线的交点。

（二）操作

两拇指桡侧自前向后直推，称推太阳。两拇指指面揉之，称揉太阳或运太阳。向眼方向揉为补，向耳方向揉为泻，见图 9-5。

（三）次数

推 30 次；揉 30～50 次。

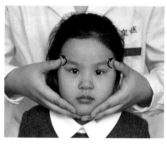

图 9-5 揉太阳推拿手法

（四）主治

外感发热、惊风、头痛、感冒无汗、目痛。推太阳主要用于外感发热；揉太阳或运太阳时，补法用于外感表虚，内伤头痛，泻法用于外感表实头痛。

（五）引文

《小儿推拿广意》："……运太阳，往耳转为泻，往眼转为补……"

《幼科推拿秘书》："额角。左为太阳，右为太阴。"

《保赤推拿法》："分推太阴穴太阳穴法：于开天门后，从眉心分推至两眉外梢。太阴太阳二穴九数。太阴穴在右眉外梢。太阳穴在左眉外梢。"

《保赤推拿法》："揉太阴穴法：治女，揉太阴穴发汗，若发汗太过，揉太阳穴数下以止之。治男，揉太阴穴，反止汗。""揉太阳穴法：治男，揉太阳穴发汗，若发汗太过，揉太阴穴数下以止之。治女，揉太阳穴，反止汗。"

九、瞳子髎

（一）位置

眼外眦后 0.5 寸，眶骨外侧凹陷中，属足少阳胆经。

（二）操作

医师用两拇指掐或揉之。

（三）次数

掐 3～5 次；揉 30～50 次。

（四）主治

惊风,目赤痛。

（五）引文

《按摩经》:"眼闭,瞳子髎泻。"

《小儿推拿广意》:"当时被吓,补童子髎。以两手提耳三四次效。"

十、迎香

（一）又名

井灶、洗皂、宝瓶。

（二）位置

鼻翼旁 0.5 寸,鼻唇沟中。

（三）操作

用拇、示、中指掐揉,称揉迎香,见图 9-6。

（四）次数

20～30 次。

（五）主治

口眼歪斜,鼻塞流涕。

（六）引文

《按摩经》:"口眼俱闭,迎香泻。"

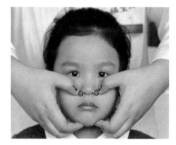

图 9-6　迎香推拿手法

《秘传推拿妙诀》:"遇小儿作寒作热或鼻流清涕或昏闷一应急慢惊风等症,用葱姜汤,医以右手大指面蘸汤于鼻两孔,着实擦洗数十次,谓之洗井灶,以通其脏腑之气。"

《厘正按摩要术》:"井灶在两鼻孔。"

十一、人中

（一）又名

水沟。

（二）位置

人中沟正中线上 1/3 与下 2/3 交界处。

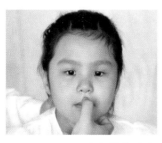

图 9-7　人中穴推拿手法

（三）操作

用拇指甲或示指指甲掐之,称掐人中,见图 9-7。

（四）次数

5～10 次或醒后即止。

（五）主治

惊风,昏厥,癫痫抽搐,唇动,口噤,撮口面肿,中风不语,黄疸,水肿,二目上视。

（六）引文

《肘后备急方》:"救卒中恶死……令爪其病人人中,取醒。"

《幼科推拿秘书》:"水沟,在准头下,人中是也。"

十二、承浆

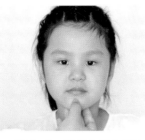

图9-8　承浆穴推拿手法

（一）位置

下唇之陷中，颏唇沟的中点。

（二）操作

一手扶患儿头部，另一手拇指或示指掐之，见图9-8。

（三）次数

5～10下。

（四）主治

惊风抽搐，口眼歪斜，暴喑不语，牙疳面肿。

（五）引文

《针灸资生经》："一名悬浆"，"令血脉通宣，其风自愈。"

《类经图翼》："主治偏风半身不遂，口眼歪斜，口噤不开，暴喑不能言。"

十三、地仓

（一）位置

平口角旁0.4寸处。

（二）操作

双手拇指甲掐之，见图9-9。

（三）次数

10～20次。

（四）主治

惊风，流涎，口歪。

十四、牙关

（一）又名

颊车。

（二）位置

下颌角前上方一横指，用力咬牙时，咬肌隆起处（图9-9）。

（三）操作

用拇指按或中指揉，称按牙关或揉牙关，见图9-10。

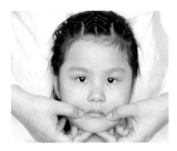

图9-9　地仓穴推拿手法

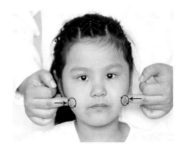

图9-10　牙关穴推拿手法

（四）次数

按 5～10 次；揉 30～50 次。

（五）主治

牙关紧闭，口眼歪斜。按牙关主要用于牙关紧闭，揉牙关多用于口眼歪斜。

（六）引文

《按摩经》："牙关紧，颊车泻。"

《厘正按摩要术》："按牙关，牙关在两牙腮尽近耳处。用大、中二指对过着力合按之，治牙关闭者即开。"

十五、耳风门

（一）又名

耳门、风门。

（二）位置

在耳屏上切迹之前方，张口凹陷处。

（三）操作

用两手示指同时运之，向前为补，向后为泻，见图 9-11。

（四）次数

20～30 下。

（五）主治

惊风，耳鸣。

（六）引文

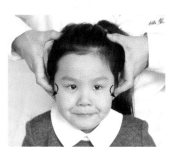

图 9-11 耳风门穴推拿手法

《推拿指南》："风门穴，在耳心旁陷中，开口取之。"

《厘正按摩要术》："风门即耳门，在耳前起肉当耳缺陷中……"

《小儿推拿方脉活婴秘旨全书》："天吊惊，眼向上不下，将两耳珠望下一扯，一掐，即转。"

十六、听宫

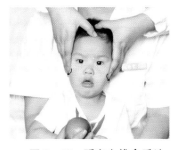

图 9-12 听宫穴推拿手法

（一）位置

在耳屏正前方，下颌关节后方，张口于凹陷处。

（二）操作

双手拇、中指固定患儿头部，示指按揉，见图 9-12。

（三）次数

10～20 次。

（四）主治

牙关紧闭，耳聋眼斜。

十七、前顶

（一）又名

前顶门。

（二）位置

头顶正中线，百会穴前 1.5 寸。

（三）操作

用拇指掐揉之。

（四）次数

掐 3～5 次；揉 20～30 次。

（五）主治

头痛、惊风。

（六）引文

《推拿抉微》："囟门后一寸五分为前顶门，前顶门后为百会。"

十八、囟门

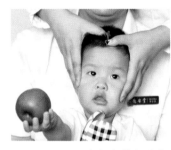

图 9-13 囟门穴推拿手法

（一）又名

信风、囟会。

（二）位置

前发际正中直上 2 寸，百会前凹陷中。

（三）操作

两手示、中、环指扶患儿头部，两拇指自前发际向该穴交替推之（囟门未合时，仅推至边缘），称推囟门。拇指端轻揉本穴，称揉囟门，见图 9-13。

（四）次数

推或揉 50～100 次。

（五）主治

头痛、惊风、鼻塞、鼻衄、惊痫抽搐、神昏烦躁。

（六）引文

《幼幼集成》："气乏囟门成坑，血衰头发作穗。"

《幼科推拿秘书》："囟门穴：在百会前，即泥丸也。"

《小儿推拿方脉活婴秘旨全书》："脐风惊，……灯火断信风四大焦……"（按：信风即囟门；灯火即是用灯草等物蘸麻油、苏子油点燃，焠穴位。）

十九、百会

（一）位置

后发际正中直上 7 寸，两耳尖连线与头顶正中线的交点处。

（二）操作

用拇指甲掐其百会穴，继而揉之，称揉百会；用拇指按此穴，称按百会，见图 9-14。

（三）次数

按 5～10 次；揉 30～50 次。

（四）主治

头痛、惊风、惊痫、目眩、脱肛、遗尿、泄泻。

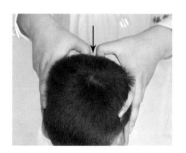

图 9-14 掐揉百会

（五）引文

《幼科铁镜》："百会由来在顶心,此中一穴管通身,扑前仰后歪斜痫……腹痛难禁还泻血,亦将灸法此中寻。"

《幼科推拿秘书》："百会穴在头顶毛发中,以线牵向发前后,左右重。"

二十、脑空

（一）位置

平脑户穴旁开 3 寸处。

（二）操作

用拇指甲掐之,或用拇指揉之。

（三）次数

掐 3～5 次;揉 20～30 次。

（四）主治

头痛,惊风,癫痫。

（五）按语

据《小儿推拿广意》:脑空穴在高骨之上,揉之治头疼。

二十一、风池

（一）位置

风府穴(入发际 1 寸)与乳突下缘连线之中点处。

（二）操作

用两拇指同时掐患儿两穴,称掐风池。或两拇指相对用力提拿,称拿风池,见图 9-15。

（三）次数

10～15 次。

（四）主治

感冒头痛,发热汗出不畅,目眩,颈项强痛。

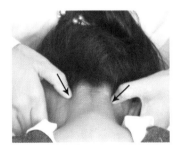

图 9-15 掐风池

二十二、耳后高骨

（一）又名

耳后、高骨、耳背、耳背高骨。

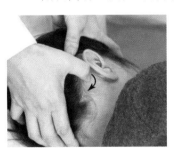

图 9-16 耳后高骨穴推拿手法

（二）位置

耳后入发际,乳突下后方凹陷中。

（三）操作

用两手拇、示二指扶患儿头部,再用中指运之,称运耳后高骨,向前运为补,反之为泻;或用两手拇指或中指端掐揉之,见图 9-16。

（四）次数

运 20～30 下;掐 3～5 次,揉 30～50 次。

（五）主治

头痛,惊风,烦躁不安。

（六）引文

《小儿推拿广意》："运耳背骨图：医用两手中指环指揉儿耳后高骨二十四下毕,掐三十下。"

《小儿推拿广意》："……耳背穴原从肾管,惊风痰吐一齐行……"

《推拿仙术》："拿耳后穴,属肾经能去风。"

二十三、天柱骨

（一）位置

颈后发际正中至大椎穴,沿颈椎棘突成一直线。

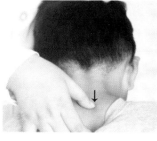

图 9 - 17　推天柱穴

（二）操作

用拇指或示中指自上而下直推,称推天柱;或用汤匙边蘸水自上而下刮,见图 9 - 17。

（三）次数

推 100～150 次;刮至皮下轻度瘀血即可。

（四）主治

项强,发热,惊风,呕恶。

（五）引文

《幼科推拿秘书》："天柱,即颈骨也。"

二十四、桥弓

（一）位置

在颈部两侧,沿胸锁乳突肌成一线。

（二）操作

在桥弓穴上揉之,抹之,拿之。

（三）次数

揉 30～50 次;抹 50 次;拿 3～5 下。

（四）主治

斜颈,项强。

（五）按语

小儿推拿临床中常按拿此处治疗斜颈。桥弓为经验穴。

第二节　胸　腹　部

一、天突

（一）位置

胸骨切迹上缘正中凹陷中。

（二）操作

用示指随呼吸一呼一吸地掐揉或点此穴，称掐揉天突；或用中指按或揉，称按天突或揉天突，见图 9-18。

（三）次数

掐揉 3～5 次；按揉 30～50 次。

（四）主治

咯痰不爽，恶心呕吐，咳喘胸闷，百日咳，暴喑，咽痛。

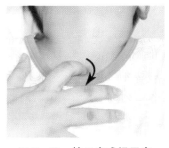

图 9-18　按天突或揉天突

（五）引文

《类经图翼》："主治上气哮喘咳嗽，喉痹五噎，肺痈吐咯脓血，咽肿暴喑，身寒热，咽干舌下急，不得下食。"

二、璇玑

（一）位置

天突下 1 寸。

（二）操作

沿胸肋自上而下向左右两旁分推，又称开胸，若沿胸肋分推后，再自鸠尾向脐上直推，最后按摩腹部，称开璇玑。

（三）次数

3～5 遍。

（四）主治

呕吐，泄泻，痰喘，发热抽搐，昏厥。

（五）引文

《幼科集要》："开璇玑：璇玑者，胸中、膻中、气海穴是也。凡小儿气促胸高，风寒痰闭，夹食腹痛，呕吐泄泻、发热抽搐、昏迷不醒，一切危险急症，置儿于密室中，解开衣带，不可当风。医用两手大指蘸姜葱热汁，在病儿胸前左右横推至两乳上近胁处，三百六十一次……再从心坎推下脐腹六十四次，次用热汁入右手掌心合儿脐上，左挪六十四次，右挪六十四次，挪毕，用两手自脐中推下小腹，其法乃备。虚人泄泻者，逆推尾尻穴至命门两肾门，切不可顺推。"

三、膻中

（一）又名

心演、演心。

（二）位置

两乳头连线之中点。

（三）操作

用两手拇指自该穴向两旁分推至乳头，称分推膻中，见图 9-19；用示、中指自胸骨柄向下推至膻中，称推膻中；用中指揉此穴，称揉膻中，见图 9-20。

（四）次数

分推 20～30 次；推 20～30 次；揉 50～100 次。

（五）主治

胸闷，痰喘，呕逆。

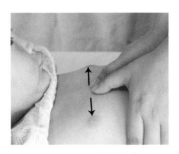

图 9-19　分推膻中

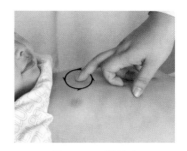

图 9-20　揉膻中

（六）引文

《幼科推拿秘书》："揉膻中风门……以我两手按小儿前后两穴齐揉之,以除肺家风寒邪热,气喘咳嗽之症。"

四、乳根

（一）位置

乳下 2 分。

（二）操作

中指端揉,称揉乳根。

（三）次数

20～30 次。

（四）主治

喘咳,胸闷。

（五）引文

《幼科推拿秘书》："乳穴:在两乳下。"

五、乳旁

（一）位置

乳头外旁开 2 分。

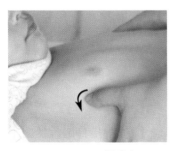

图 9-21　揉乳旁

（二）操作

用拇、示指端揉,称揉乳旁,见图 9-21。

（三）次数

20～30 次。

（四）主治

胸闷,咳喘,呕吐,噎膈。

（五）引文

《推拿仙术》："拿奶旁……属胃经能止吐。"

《推拿抉微》："此治咳嗽呕吐,奶旁即两乳之旁,用右大指头按之,男左女右。"

《厘正按摩要术》："奶旁:奶旁即乳旁,用右手大指按之治咳嗽,止呕吐,左右同。"

六、胁肋

(一) 位置
从腋下两胁至天枢处。

(二) 操作
用两手掌自腋下两胁搓摩至天枢处,称搓摩胁肋,又称按弦走搓摩。

(三) 次数
30~50 次。

(四) 主治
胸闷,胁痛,痰喘,积聚。

(五) 引文
《厘正按摩要术》:"摩左右胁:左右胁在胸腹两旁肋膊处,以掌心横摩两边,得八十一次,治食积痰滞。"

《幼科推拿秘书》:"按弦走搓摩:此法治积聚,屡试屡验。此运开积痰、积气、痞疾之要法也。弦者,勒肘骨也,在两胁上。其法着一人抱小儿坐在怀中,将小儿两手抄搭小儿两肩上,以我两手对小儿两胁上搓摩至肚角下,积痰积气自然运化。若久痞则非一日之功,须久搓摩方效"。

七、中脘

(一) 又名
胃脘、太仓。

(二) 位置
脐上 4 寸。

(三) 操作
以中指端为中心,四指按揉或掌根按揉,称按揉中脘;用掌心或四指摩之,称摩中脘;自中脘向上直推至喉下或反之,称推中脘;自中脘推至鸠尾处,称推三焦;沿季肋处分推,称分推腹阴阳,见图 9 - 22。

(四) 次数
按揉 50~100 次;摩 5 分钟,推 30~50 次;推三焦 30~50 次;分推 50~100 次。

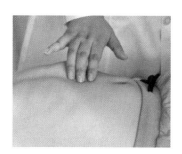

图 9 - 22　推中脘

(五) 主治
消化不良,呕吐泄泻,嗳气腹胀,胃痛,食欲不振。推中脘自上而下主治胃气上逆,嗳气呕逆,为补;若自下而上直推能使儿吐,为清,临床少用。

(六) 引文
《厘正按摩要术》:"推胃脘。由喉往下推,止吐。由中脘往上推,则吐。均须蘸汤。"

《推拿指南》:"此法能止吐:胃脘穴,一名中脘,又名太仓,在脐上四寸,用两大指外侧,由喉向下交互推之,凡向下推皆谓之补……""此法能使儿吐:……用大指外侧,由穴向上交互推之,凡向上推者,皆谓之清。"

《幼科推拿秘书》:"揉中脘,中脘在心窝下,胃腑也。积食滞在此,揉者,放小儿卧倒仰,以

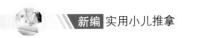

我手掌按而揉之,则积滞食闷即消化矣。"

八、神阙

（一）又名

脐中。

（二）位置

在脐中部,脐中央。

（三）操作

用掌心按患儿肚脐摩之;或用拇、中指端于肚脐上下边缘各 0.2 寸腹壁处上下抖动;或自脐直推至小腹或反之,见图 9-23。

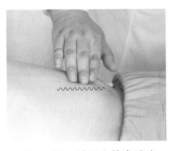

图 9-23　神阙穴推拿手法

（四）次数

摩 100~300 次;抖动 300~500 下;推 100 次。

（五）主治

腹胀,腹痛,腹泻,便秘,食积。

（六）引文

《厘正按摩要术》:"摩神阙,神阙即肚脐,以掌心按脐并小腹或往上或往下或往左或往右按而摩之,或数十次,数百次,治腹痛,并治便结。"

《厘正按摩要术》:"推肚脐,须蘸汤,往小腹下推则泄,由小腹往脐上推则补。"

《幼科推拿秘书》:"神阙:揉此止泻痢。"

九、天枢

（一）位置

肚脐旁开 2 寸。

（二）操作

患儿仰卧,医者按揉之,称揉天枢;或拿此穴。

（三）次数

按揉 30~50 次;拿 3~5 次。

（四）主治

腹痛,腹泻,腹胀,便秘,食积不化,水肿。

（五）引文

《幼科推拿秘书》:"揉天枢,天枢穴在膻中两旁两乳之下,揉此以化痰止嗽,其揉法以我大、食二指八字分开,按而揉之。"

十、丹田

（一）位置

肚脐下小腹部(脐下 2 寸与 3 寸之间)。

（二）操作

患儿仰卧,医者用掌揉摩,称揉丹田或摩丹田。

（三）次数

揉 50～100 次；摩 3 分钟。

（四）主治

腹痛，泄泻，遗尿，脱肛，便秘，尿潴留。

（五）引文

《厘正按摩要术》："摩丹田：丹田在脐下，以掌心由胸口直摩之，得八十一次，治食积气滞。"

十一、肚角

（一）位置

脐下 2 寸，（石门）旁开 2 寸大筋处。

（二）操作

用拇、示、中指向深处拿之，称拿肚角，见图 9 - 24；或用中指端按，称按肚角。

（三）次数

拿 3～5 次；按 5～10 次。

（四）主治

腹痛，腹泻。

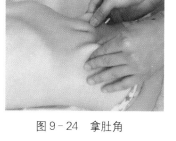

图 9 - 24　拿肚角

（五）引文

《推拿仙术》："拿肚角穴，属太阳，能止泄。"

《厘正按摩要术》："按肚角。肚角在脐之旁，用右手掌心按之，治腹痛亦止泄泻。"

《小儿推拿广意》："肚角止涌泄。"

十二、腹

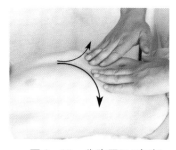

图 9 - 25　分腹阴阳（摩腹）

（一）位置

腹部。

（二）操作

用拇指指面沿季肋向两旁分推，称分腹阴阳；或用掌或四指摩，称摩腹，见图 9 - 25。

（三）次数

分推 100～200 次；摩 5 分钟。

（四）主治

腹痛，腹胀，呕恶，食积，泄泻。

（五）引文

《秘传推拿妙诀》："凡遇小儿不能言者，若偶然恶哭不止，即是肚痛。将一人把小儿置膝间，医人对面将两手搂抱其肚腹，着力久久揉之，如搓揉衣服状，又用手拿揉其脐，左右旋转数百余回，每转三十六，越多越效。"

《厘正按摩要术》："摩腹，用手掌心团摩满腹上，治伤乳食。"

第三节 背 腰 部

一、大椎

（一）位置

第七颈椎与第一胸椎棘突正中间。

（二）操作

用拇指或中指按揉;或掌根向下直推。

（三）次数

按揉 30～50 次;直推 100 次。

（四）主治

发热,项强,咳喘,惊风天吊及角弓反张。

（五）引文

《肘后备急方》:"大椎在项上高起大节者。"

二、风门

（一）位置

第二胸椎棘突下旁开 1.5 寸。

（二）操作

用拇指或示、中两指端按揉,称揉风门。

（三）次数

20～30 次。

（四）主治

感冒,咳喘,项强。

（五）引文

《幼科推拿秘书》:"风门穴,在脊骨二节上。""风门,咳嗽揉之,取热。"

三、肺俞

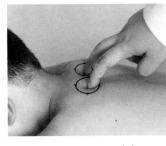

图 9-26 揉肺俞

（一）位置

第 3 胸椎棘突下旁开 1.5 寸。

（二）操作

用两拇指或示、中两指端按揉,称揉肺俞;两拇指分别自肩胛骨内缘从上而下作八字式分推,称推肺俞或分推肩胛骨,见图 9-26。

（三）次数

揉 100～200 次;分推 50～100 次。

（四）主治

发热,咳喘,胸闷,胸痛。

（五）引文

《推拿仙术》："肺俞穴,一切风寒用大指面蘸姜汤旋推之,左右同。"

《厘正按摩要术》："推肺俞,肺俞在第三椎下,两旁相去脊各一寸五分,对乳引绳取之。须蘸葱姜汤左旋推属补,右旋推属泄,但补泄须分四六数用之,治伤寒。"

四、脾俞

（一）位置

第 11 胸椎棘突下旁开 1.5 寸。

（二）操作

用两拇指按揉,称揉脾俞。

（三）次数

50～100 次。

（四）主治

呕吐,腹泻,疳积,食欲不振,黄疸,水肿,慢惊,四肢乏力。

（五）引文

《类经图翼》："主治痃癖积聚,胁下满,痎疟寒热,黄疸,腹胀痛,吐食不食,饮食不化,或食欲倍多,烦热嗜卧,身日羸瘦,泄痢,善欠,体重四肢不收,此穴主泻五脏之热。"

五、肾俞

（一）位置

第 2 腰椎棘突下旁开 1.5 寸。

（二）操作

用两手拇指按揉,称揉肾俞。

（三）次数

50～100 次。

（四）主治

腹泻,便秘,少腹痛,下肢痿软乏力。

（五）引文

《类经图翼》："主治虚劳羸瘦,面目黄黑,耳聋,肾虚水脏久冷,腰痛梦遗精滑,腿膝拘急,身热头重振寒,心腹䐜胀,两胁满痛引少腹,少气溺血,便浊淫泆,赤白带下,月经不调,阴中痛,五劳七伤,虚惫无力,足寒如冰,洞泄食不化,身肿如水,男女久积气痛,变成劳疾。此穴主泻五脏之热。"

六、腰俞

（一）位置

第 3、第 4 腰椎棘突间,旁开 3 寸凹陷中。

（二）操作

用拇指或示、中指按揉,称按腰俞。

（三）次数

15～30 次,透热为度。

（四）主治

腰痛,下肢痿痹,泄泻。

（五）引文

《推拿仙术》:"腰俞穴,旋推止泄。"

《幼科推拿秘书》:"腰俞穴,对前腰旁。"

七、中枢

（一）位置

第 10、第 11 胸椎棘突之间。

（二）操作

用两拇指或示、中指按揉,称按揉中枢。

（三）次数

按 5～10 次,揉 30～50 次。

（四）主治

胃痛、腰痛。

（五）引文

《幼科推拿秘书》:"中枢穴,在脊骨七节之上。"

八、七节骨

（一）位置

命门与长强成一直线。

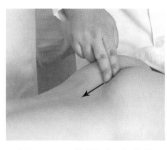

图 9‐27 推下(上)七节骨

（二）操作

用拇指桡侧面或示、中二指面自上而下或自下而上做直推,分别称为推下七节骨和推上七节骨。或用掌、指擦之,见图 9‐27。

（三）次数

100～200 次;擦至透热为度。

（四）主治

泄泻、便秘、脱肛。推上七节骨用于治泄泻、脱肛;推下七节骨用于治便秘。

（五）引文

《小儿推拿广意》:"便秘者,烧酒在肾俞推上龟尾。……若泄泻亦要逆推,使气升,而泄可止。"

《幼科推拿秘书》:"揉脐及龟尾并擦七节骨:……七节者,从头骨数第七节也。"

《幼科推拿秘书》:"水泻,从龟尾向上擦如数,立刻即止;若痢疾,必先从七节骨往下擦至龟尾,以去肠中热毒,次日方自下而上也。"

九、龟尾

（一）又名

尾闾、长强、尾尻。

（二）位置

在尾骨端与肛门之间。

（三）操作

用拇指或中指端揉，称揉龟尾；或掐之，称掐龟尾。

（四）次数

揉 100～300 次；掐 3～5 次。

（五）主治

泄泻，便秘，脱肛，惊风，遗尿。

（六）引文

《按摩经》："掐龟尾并揉脐，治儿水泻、乌痧、膨胀、脐风、月家盘肠等惊。"

《小儿推拿广意》："龟尾，揉之止赤白痢泄泻之症。"

《幼科推拿秘书》："……龟尾者，脊骨尽头，闾尾穴也……"

十、脊柱

（一）位置

大椎至长强成一直线。

（二）操作

用拇指或示、中二指自上而下直推，称推脊，见图 9‑28；或用捏法自下而上提捏，称捏脊，见图 9‑29、9‑30、9‑31。

（三）次数

推 100～200 次；捏 3～5 遍。

（四）主治

发热，疳积，腹痛，腹泻，便秘，惊风，夜啼。

（五）引文

《肘后备急方》："……拈取其脊骨皮，深取痛行之，从龟尾至顶乃止，未愈更为之。"

《厘正按摩要术》："推骨节：由项下大椎直推至龟尾，须蘸葱姜汤推之，治伤寒骨节疼痛。"

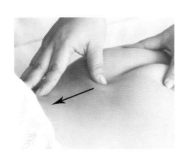

图 9‑28 推脊

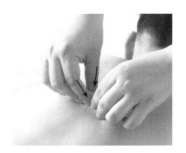

图 9‑29 捏脊（一）

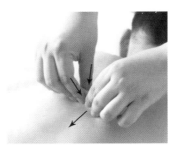

图 9‑30 捏脊（二）

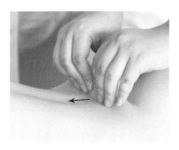

图 9‑31 捏脊（三）

第四节 上 肢 部

一、脾经

（一）又名

脾土。

（二）位置

拇指末节桡侧面；拇指指面。

（三）操作

将患儿拇指微屈，沿拇指桡侧缘自指端推向指根为补，自指根推向指端为清；旋推拇指指面；直推拇指指面。见图 9 - 32、9 - 33。

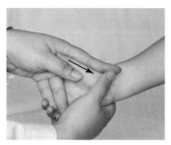
图 9 - 32　脾经推拿手法（一）

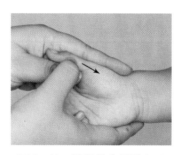
图 9 - 33　脾经推拿手法（二）

（四）次数

200～500 次。

（五）主治

食欲不振，泄泻，痢疾，疳积，黄疸，湿痰，便秘，斑疹透发不畅。

（六）引文

《按摩经》："脾土，曲指左转为补，直推之为泻。饮食不进人瘦弱，肚起青筋面黄，四肢无力用之。"

《小儿推拿方脉活婴秘旨全书》："大指属脾。掐脾一节，屈指为补。小儿虚弱，乳食不进。"

《推拿仙术》："补脾土，饮食不消，食后作饱胀满用之。"

《幼科推拿秘书》："推脾土，脾土在大拇指上罗纹。……清之省人事，补之进饮食。"

二、胃经

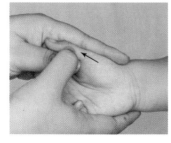
图 9 - 34　胃经推拿手法

（一）位置

拇指第 2 节桡侧面。

（二）操作

用拇指指面向指根方向直推为补，反之为清；或向肾水方向运之，见图 9 - 34。

（三）次数

直推 100～200 次；运约 100 次。

（四）主治

呕吐、泄泻、呃逆。

（五）引文

《推拿三字经》："胃穴，自古无论之也，殊不知其治病甚良，在板门外侧黄白皮相毗乃真穴也，向外推治呕吐、呃逆、呞咙、气噎等证甚速。"

三、肝经

（一）又名

肝木。

（二）位置

示指末节螺纹面。

（三）操作

用拇指指腹向指尖方向直推，为清肝经；旋推为补，称补肝经。清肝经和补肝经统称为推肝经。肝经宜清不宜补，故补肝经临床少见，见图9-35。

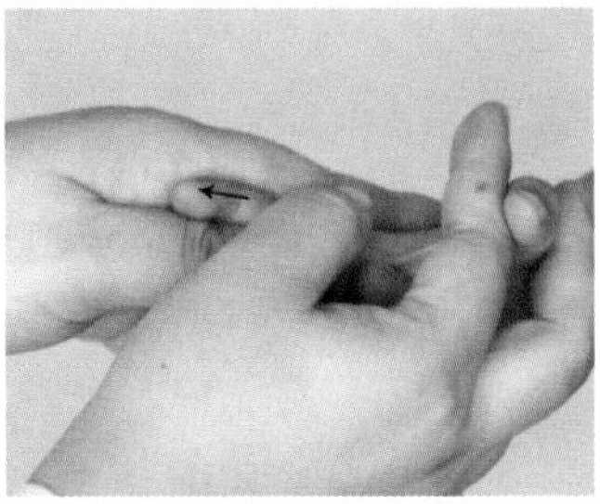

（四）次数

200～500次。

图9-35 肝经推拿手法

（五）主治

惊风，烦躁不安，目赤，高热抽搐，口苦咽干，口舌生疮，五心烦热。

（六）引文

《幼科推拿秘书》："大拇指下一指，名为食指，属肝。肝气通于目，络通于食指，通于小天心穴，足大溪穴。"

《厘正按摩要术》："推肝木，肝木即示指端。蘸汤侧推之，直入虎口，能和气生血。"

《推拿三字经》："肝穴在示指端，为将军之官，可平不可补，补肾即补肝。"

四、心经

（一）又名

心火。

（二）位置

中指末节螺纹面。

（三）操作

向指尖方向直推为清，称清心经；旋推为补，称补心经。本穴宜用清法，不宜用补法，恐动心火。或用拇指甲掐之。

（四）次数

200～500次；掐3～5次。

（五）主治

高热神昏，五心烦热，口舌生疮，身热无汗，小便短涩，惊惕夜啼，心血亏虚。

（六）引文

《按摩经》："一掐心经，二掐劳宫，推上三关，发热出汗用之。如汗不来，再将二扇门揉之，

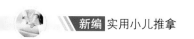
掐之,手心微汗出,乃止。"

《小儿推拿广意》:"心火,推之退热发汗,掐之通利小便。"

《幼科推拿秘书》:"推心火,凡心火动,口疮弄舌,眼大小眦赤红,小水不通,皆宜推而清之。至于惊搐,又宜清此。心经内一节。掐之止吐。"

《推拿三字经》:"心、膻中二穴在中指端,心血亏者,上节来回推之,清补乃宜,不可妄用,有火天河水代之,无虚不可补。"

五、肺经

（一）又名

肺金。

（二）位置

环指末节罗纹面。

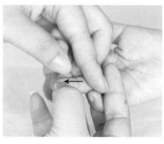

图9-36 肺经推拿手法

（三）操作

向指尖方向直推为清,称清肺经;旋推为补,称补肺经。清肺经和补肺经统称为推肺经,或掐肺经。见图9-36。

（四）次数

200～500次;掐3～5次。

（五）主治

感冒,咳嗽痰喘,胸闷,咽干鼻燥,虚汗怕冷,脱肛。

（六）引文

《小儿推拿方脉活婴秘旨全书》:"肺受风寒咳嗽多,可把肺经久按摩。"

《幼科推拿秘书》:"小指上一节名为无名指,属肺,肺气通于鼻,络联于无名指,通胸前膻中穴,背后风门穴。"

《保赤推拿法》:"掐揉肺经穴法:肺经,即无名指尖。向下掐之,去肺火。左旋揉之,补虚。"

六、肾经

（一）又名

肾水。

（二）位置

小指末节螺纹面稍偏尺侧至阴池。

（三）操作

由阴池穴向指尖方向直推为补,称补肾经;由指尖向阴池穴方向直推为清,称清肾经。补肾经和清肾经统称为推肾经。临床补肾经多用,清肾经则以清小肠或清后溪穴代之,见图9-37。

（四）次数

200～500次。

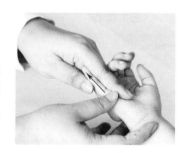

图9-37 肾经推拿手法

（五）主治

先天不足，遗尿，尿急，尿频，小便赤涩刺痛，五更泻，喘息虚汗，瘫痪后遗症。

（六）引文

《小儿推拿方脉活婴秘旨全书》："肾经有病小便涩，推动肾水即救得。""膀胱有病作淋病，肾水八卦运天河，""肾水一纹是后溪，推下为补上清之，小便秘涩清之妙，肾虚便补为经奇。"

《幼科推拿秘书》："推肾水：肾水在小指外旁，从指尖一直到阴池部位，属小肠肾水，里推为补，外推为泻……"

《小儿推拿广意》："小便黄赤，可清之。治宜清肾水（自肾指尖推往根下为清）。"

七、五经

（一）位置

拇、示、中、环指末节螺纹面，即脾、肝、心、肺经；小指末节螺纹面稍偏尺侧至阴池穴，即肾经。

（二）操作

运五指尖端，自拇指尖至小指尖分经直推；逐一掐揉。

（三）次数

直推 50～100 次；掐揉各 3～5 次。

（四）主治

发热，胸闷，腹胀，泄泻，四肢掣跳。

（五）引文

《小儿推拿广意》："五经者，五指尖也，心肝脾肺肾也，如二三节即为六腑。"

《按摩经》："运五经，动五脏之气，肚胀，上下气血不和，四肢掣，寒热往来，去风除腹响。"

《推拿捷径》："治腹胀肠鸣，上下气血……寒热往来，四肢抽掣等症，应运五经，其穴即五指端也，医者屈中指以运之。"

八、五经纹

（一）位置

五指第 1 节之横纹。

（二）操作

在五经纹处做运法或来回推之。

（三）次数

50～100 次。

（四）主治

寒热往来，腹胀，气血不和。

（五）引文

《保赤推拿法》："运五经纹法，五经纹即五指第二节下之纹。用大指在儿五经纹往来搓之，治气血不和，肚胀、四肢抽掣，寒热往来，祛风除腹响。"

《推拿三字经》："五经穴，即五指根纹，来往推之，能开脏腑寒火而腹中和平，肚胀良。"

《小儿推拿方脉活婴秘旨全书》："运五经纹，治五脏六腑气不和。"

九、四横纹

（一）位置
掌面示、中、环指、小指第 2 节横纹。

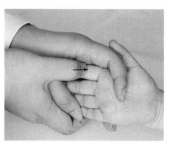

图 9-38 四横纹推拿手法

（二）操作
用拇指甲自示指依次掐至小指，然后揉之；或自示指至小指往返直推，见图 9-38。

（三）次数
掐 3～5 次，然后揉 3～5 次；直推 50～100 次。

（四）主治
腹痛，不思饮食，胸闷咳喘，惊风。

（五）引文
《幼科推拿秘书》："四横纹在食指无名指小指中四道小横纹，除去大指，故名四横纹。"

《按摩经》："推四横：以大指往来推四横纹，能和上下之气，气喘、腹痛可用。"

《按摩经》："推四横纹，和上下之气血，人事瘦弱，奶乳不思，手足常掣，头偏左右，肠胃湿热，眼目翻白者用之。"

十、小横纹

（一）位置
掌面五指根节横纹。

（二）操作
用拇指甲依次掐之；或往返直推。

（三）次数
各掐 3～5 次；直推 50～100 次。

（四）主治
发热，烦躁，口疮，咳喘。

（五）引文
《小儿推拿广意》："小横纹，掐之，退热除烦，治口唇破烂。"

十一、大肠

（一）又名
小三关、指三关。

（二）位置
示指桡侧缘，自示指尖至虎口成一直线。

（三）操作
从示指尖直推至虎口为补，称补大肠；反之为清，称清大肠。补大肠和清大肠统称为推大肠，见图 9-39。

（四）次数
100～200 次。

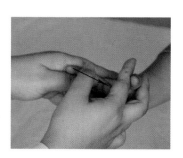

图 9-39 推大肠

（五）主治

泄泻,脱肛,便秘,痢疾,肛门红肿。

（六）引文

《小儿推拿方脉活婴秘旨全书》:"大肠侧推到虎口,止泻止痢断根源。"

《保赤推拿法》:"大肠侧推到虎口穴法:大肠经,即食指尖侧,即靠大指边。虎口,即大指与食指之手交叉处,从儿食指尖斜推到虎口,治膨胀、水泻、痢疾。红多,再揉肾经,白多,再推三关。""虎口侧推到大肠经法:儿有积滞,从虎口穴侧推到大肠经,能使儿泻。"

《推拿三字经》:"大肠真穴在示指外侧上节,来回推之,为清补大肠,凡清之气下降,补则气上升,清补和血顺气;故泻肚痢疾用力多推,一穴立愈,利小便而止大便。"

十二、小肠

（一）位置

小指尺侧缘,自指尖到指根成一直线。

（二）操作

自小指尖直推至指根为补,称补小肠;反之为清,称清小肠。补小肠和清小肠统称为推小肠。清小肠多用,见图9-40。

（三）次数

100～200次。

（四）主治

遗尿,尿赤,尿闭,口舌生疮。

（五）引文

《幼科推拿秘书》:"小肠穴,在小拇指外边。"

《推拿三字经》:"小肠膀胱二穴俱在小指外侧,小便闭膀胱气化不行,向外清之,老幼加减……"

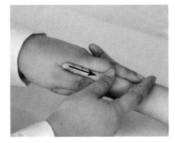

图9-40 推小肠

十三、肾顶

（一）位置

小指顶端。

（二）操作

用拇指端掐揉。

（三）次数

100～300次。

（四）主治

自汗,盗汗,解颅。

（五）引文

《小儿推拿概要》:"肾顶功用收敛元气,固表止汗。"

十四、肾纹

（一）位置

手掌面,小指末节横纹处。

（二）操作

用拇指端按揉。

（三）次数

100～300 次。

（四）主治

目赤,鹅口疮,热毒内陷,内热外寒。

（五）引文

《小儿推拿学概要》:"本穴治结膜充血,眼前房出血,以及患儿高热、呼吸气凉、手足逆冷等,用之屡效。"

十五、掌小横纹

（一）位置

掌面小指根下,尺侧掌纹头。

（二）操作

用拇指端或中指端按揉;或往返推之。

（三）次数

按揉 100～300 次;推 100～300 次。

（四）主治

痰热喘咳,口舌生疮,顿咳流涎,发热。

（五）引文

《小儿推拿学概要》:"本穴为治喘咳、口舌生疮等症的效穴。肝区疼痛时,揉之亦有效果。"

十六、板门

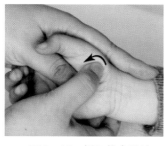

图 9-41　板门推拿手法

（一）位置

拇指本节之下 0.5 寸,手掌大鱼际平面。

（二）操作

用拇指端揉此穴,或用拇指侧面自指根推向腕横纹,称板门推向横纹;反之,称横纹推向板门,见图 9-41。

（三）次数

揉 50～100 次;推 100～300 次。

（四）主治

呕吐,腹胀腹痛,食积嗳气,泄泻,胃痛,发热,鼻衄。

（五）引文

《按摩经》:"揉板门,除气促、气攻、气吼、气痛、呕胀用之。"

《幼科推拿秘书》:"板门直推到横纹:板门穴在大指下,高起一块平肉如板处,属胃脘,……止吐神效。横纹转推到板门,止泻神效。"

十七、内劳宫

（一）位置

在手掌心中,握拳时中指、环指之中间即是。

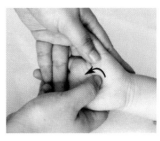

（二）操作

用拇指或中指端揉之，称揉内劳宫；或用中指端微用力点之，称点内劳宫；或用拇指指腹自小指根掐运，经掌小横纹、小天心至内劳宫，称运内劳宫（水底捞明月），见图9-42。

（三）次数

揉50～100次；点50～100次；运10～20次。

（四）主治

发热，虚烦内热，口疮，齿龈糜烂，高热抽搐，无汗。

图9-42 运内劳宫

（五）引文

《按摩经》："揉劳宫，动心中之火热，发汗用之，不可轻动。"

《幼科推拿秘书》："内劳宫，在手心正中，属凉。"

十八、内八卦

（一）位置

在掌心内劳宫四周，即以内劳宫为圆心，从圆心到中指根横纹约2/3处为半径作圆周，分乾、坎、艮、震、巽、离、坤、兑卦，南为离，北为坎，东为震，西为兑，西北为乾，东北为艮，东南为巽，西南为坤。

（二）操作

用一手拇指压在患儿离宫处，另一手示、中指夹住患儿拇指，然后用拇指自乾宫经坎宫运至兑宫，运至离宫时，应从按压在离宫上的拇指上运过，以免引动离火，称顺运内八卦；反之为逆运内八卦。根据症状，可运一周或部分。

（三）次数

100～200遍。

（四）主治

呕吐泄泻，胸闷纳呆，咳嗽痰喘，烦躁不安。

（五）引文

《按摩经》："运八卦，除胸肚膨闷，呕逆气吼噫，饮食不进用之。"

《幼科推拿秘书》："八卦，将指根下是离宫，属心火。运八卦必用大指掩掌，不可运，恐动心火。""坎宫紧与离宫相对，在小天心之上，属肾水。""乾宫名天门，一名神门。在坎宫之右。"

《保赤推拿法》："运内八卦法：从坎到艮左旋推，治热，亦止吐。从艮到坎右旋推，治凉，亦止泻。掌中：离南、坎北、震东、兑西、乾西北、艮东北、巽东南、坤西南。男女皆推左手。"

十九、天门

（一）又名

神门、乾宫。

（二）位置

阴掌八卦乾宫穴处。

（三）操作

自拇指尖向此穴直推；或自示指尖推向虎口或反之；或拿天门穴并摇肘肘。

141

（四）次数

直推 30～50 次；推向虎口 30～50 次；摇 5～10 次。

（五）主治

气血不和，食积，呕吐泄泻。

（六）引文

《推拿三字经》："……天门口（此穴乃天门入虎口），顺气血（和血顺气，而气下行）……"

《幼科推拿秘书》："乾宫名天门，一名神门，在坎宫之右。"

《小儿推拿广意》："天门入虎口，推之和气生血生气。"

二十、小天心

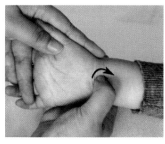

图 9-43 小天心推拿手法

（一）位置

掌横纹正中，大、小鱼际交接凹陷处，坎宫之下。

（二）操作

用拇指甲掐或捣，然后揉之，见图 9-43。

（三）次数

掐 3～5 次；捣 10～30 次；揉 100～300 次。

（四）主治

高热神昏，惊风夜啼，烦躁不安，尿闭，目赤，目上视，痘疹欲出不透，解颅。

（五）引文

《小儿推拿方脉活婴秘旨全书》："天心穴，乾入寸许，止天吊惊风，口眼歪斜，运之效。"

《推拿仙术》："揉掐小天心，眼翻白偏左右，小便闭用之。"

《幼科铁镜》："儿眼翻上者，将大指甲在小天心向掌心下掐，即平。儿眼翻下者，将大指甲在小天心向总筋上掐，即平。"

二十一、大横纹

（一）又名

横门。

（二）位置

阴掌腕横纹，桡侧端为阳池，尺侧端为阴池。中间为总筋穴。

（三）操作

用两手拇指自总筋向两旁分推至阴池、阳池，称分推大横纹，又称分推阴阳；自两旁（阴池、阳池）向总筋合推，称合阴阳；自板门推向横门或反之；用拇指或中指揉总筋，称揉总筋，用拇指与其余四指相对用力拿之，称拿总筋，见图 9-44。

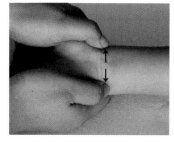

图 9-44 拿总筋

（四）次数

分推或合推 100～200 次；板门推向横门或反之，推 50～100 次；揉 50～100 次；掐 3～5 次；拿 3～5 遍。

（五）主治

分阴阳：寒热往来，乳食停滞，痢疾，惊风烦躁，黄疸，咳嗽。

合阴阳：痰涎壅盛，胸闷。

板门推向横门或反之：呕吐，泄泻。

掐、揉、拿总筋：惊风夜啼，呕吐泄泻，鹅口疮，牙痛，潮热。

（六）引文

《按摩经》："板门推向横门掐，止泻；横门推向板门掐，止吐。"

《幼科推拿秘书》："大横纹，在手掌下一道横纹。"

《小儿推拿方脉活婴秘旨全书》："横纹两旁，乃阴阳二穴。就横纹上，以两大指中分，望两旁抹，为分阴阳：肚胀、腹膨胀、泄泻、二便不通、脏腑虚，并治。"

《保赤推拿法》："……就横纹上两指中分向两边抹，为分阴阳。治寒热往来、膨胀、泄泻、呕逆、脏腑结。"

二十二、总筋

（一）又名

黄筋、总位、总心、合骨。

（二）位置

掌后腕横纹中点。

（三）操作

用拇指甲掐本穴，称掐总筋；按揉本穴，称揉总筋；或自该穴向两旁分推，称分推阴阳。

（四）次数

掐 3～5 次；揉 50～100 次；分推 100～200 次。

（五）主治

惊风，夜啼，吐泻，潮热，牙痛，鹅口疮。

（六）引文

《按摩经》："总筋：位居中属土，总五行，以应脾与胃。主温暖，外通四大板门，反则主肠鸣霍乱、吐泻痢症，却在中界掐之，四肢舒畅矣。"

《按摩经》："诸惊风，掐总筋可治。"

《小儿推拿广意》："掐总经，推天河，治口内生疮，吐热，人事昏沉。"

《推拿捷径》："治口内生疮，遍身潮热，夜间啼哭，四肢抽搐等症，应掐总筋。总筋在掌后，由总筋掐过天河水，即可清心降火。"

二十三、青筋

（一）位置

总筋与阳池连线之中点。

（二）操作

拇指甲掐、揉。

（三）次数

掐 3～5 次；揉 30～50 次。

（四）主治

目赤，目糊。

143

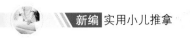

（五）引文

《保赤推拿法》："掐青筋法：靠赤筋里边第二青筋，属木，以应肝与胆、外通两目，掐之治眼赤涩多泪。"

《小儿按摩经》："青筋，乃纯阳属木，以应肝与胆，主温和，外通两目。反则赤涩多泪，却向坎位掐之，则两目自然明矣。"

二十四、白筋

（一）位置

总筋与阴池连线之中点。

（二）操作

拇指甲掐、揉。

（三）次数

掐 3~5 次；揉 30~50 次。

（四）主治

胸闷、痰喘。

（五）引文

《保赤推拿法》："掐白筋法：靠总筋边第四白筋，属金，以应肺与大肠，外通两鼻孔。胸腹胀满，脑昏生痰，掐之。"

《按摩经》："白筋，乃浊阴属金，以应肺与大肠，主微凉，外通两鼻孔，反则胸膈胀满，脑昏生痰，都在界后掐之。"

二十五、列缺

（一）又名

仙手。

（二）位置

桡骨茎突上方，腕横纹上 1.5 寸。

（三）操作

用拇指甲掐或拇、示指拿。

（四）次数

掐 3~5 次；拿 5~10 次。

（五）主治

感冒，无汗，惊风，昏迷不省人事。

（六）引文

《推拿三字经》："……治伤寒，拿列缺；出大汗，立无恙；受惊吓，拿此良；不醒事，亦此方。或感冒，急慢恙；非此穴，不能良……"

《小儿推拿广意》："两手抄停，示指尽处为列缺，止头疼。"

二十六、三关

（一）又名

大三关。

（二）位置

前臂桡侧，阳池至曲池成一直线。

（三）操作

用拇指桡侧面或示、中二指指面并拢，自阳池直推至曲池，称推三关；或自拇指桡侧端推向曲池，称大推三关。一般推至局部皮肤发凉为度，见图9-45。

（四）次数

100～300次。

（五）主治

气血虚弱，病后体弱，阳虚四肢厥冷，腹痛泄泻，发热无汗，斑疹白痦、疹痘欲出不透及恶寒。

（六）引文

《厘正按摩要术》："推三关，蘸葱姜汤，由阳池推至曲池。主温性，病寒者多推之。"

《幼科铁镜》："男左手直骨背面为三关，属气分，推上气行阳动，故为热为补。"

《小儿推拿广意》："三关：男左三关推发汗，退下六腑谓之凉，女右六腑推上凉，退下三关谓之热。"

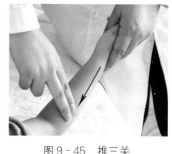

图9-45 推三关

二十七、天河水

（一）位置

前臂正中，总筋至洪池成一直线。

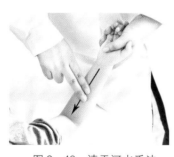

图9-46 清天河水手法

（二）操作

用拇指或示、中两指并拢，自总筋直推至洪池，称清天河水，推至局部皮肤发凉为度，见图9-46。

（三）次数

100～300次。

（四）主治

热证。急热惊风，烦躁不安，口渴，重舌，弄舌等。

（五）引文

《厘正按摩要术》："推天河水：天河水在总筋之上，曲池之下，蘸水，由横纹推至天河，为清天河水，……由内劳宫推至曲池，为大推天河水，……由曲池推至内劳宫，为取天河水，均是以水济火，取清凉退热之义。"

《幼科推拿秘书》："清天河：天河穴在膀膊中，从坎宫小天心处，一直到手弯曲池，……取凉退热，并治淋痂昏睡。一切火症俱妙。"

《万育仙书》："天河水，在总筋下中心，明目，去五心潮热，除口中疳疮。"

二十八、六腑

（一）位置

前臂尺侧，阴池至肘成一直线。

（二）操作

用拇指面或示、中指并拢，自肘直推至腕横纹，称退六腑，见图9-47。

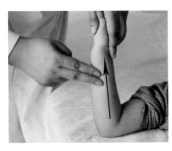

图 9-47　退六腑

（三）次数

100～300 次。

（四）主治

一切实热病证。高热、烦躁、惊厥、口疮、重舌、木舌、咽痛、无名肿毒及便秘。

（五）引文

《小儿推拿方脉活婴秘旨全书》："六腑专治脏腑热,遍身潮热大便结,人事昏沉总可推,去火浑如汤泼雪。"

《幼科推拿秘书》："六腑穴,在膀之下,上对三关。退者,从肘肘处向外推至大横纹头。属凉,专治脏腑热,大便结,遍身潮热,人事昏沉,三焦火病,此为要着。"

《幼科铁镜》："男左手直骨正面为六腑,属血分,退下,则血行阴动,故为寒为凉……"

二十九、洪池

（一）又名

曲泽。

（二）位置

仰掌,微屈肘,肘横纹上,肱二头肌肌腱尺侧。

（三）操作

用拇指在洪池穴按或揉;或拿之;或掐之。

（四）次数

按、揉 30～50 次;拿 3～5 次;掐 3～5 次。

（五）主治

上肢抽搐,惊风。

（六）引文

《增图考释推拿法》："洪池:曲泽……主心痛善惊,身热烦渴,涎血风疹。"

《秘传推拿妙诀》："……五拿曲尺（泽）穴,属肾经能止搐。"

三十、曲池

（一）位置

屈肘成直角,肘横纹外侧纹头与肱骨外上髁连线的中点。

（二）操作

用拇指甲掐揉;或拿之。

（三）次数

掐揉 10～30 次;拿 3～5 次。

（四）主治

上肢麻木痿软,指屈伸不利,抽掣,感冒身热,咳喘。

（五）引文

《小儿推拿广意》："……曲池脾经能定喘,有风有积也相应。"

《小儿推拿广意》："一截曲池,通肺腑气血,治麻痹半身不遂。"

三十一、十王

（一）位置

两手十指尖近指甲处。

（二）操作

用拇指甲先掐患儿中指，再逐指掐之，称掐十王，见图9-48。

（三）次数

各掐3~5次。

（四）主治

惊风，高热抽搐，烦躁恍惚，昏厥。

（五）引文

《小儿推拿广意》："十王穴，掐之则能退热。"

《厘正按摩要术》："十指尖为十王穴。"

《推拿指南》："此法能退热，十王穴在五指甲两侧，用右大指甲掐之，男左女右。"

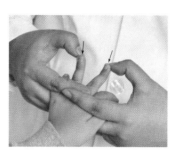

图9-48 掐十王

三十二、皮罢

（一）又名

肝记。

（二）位置

拇指甲外侧端爪甲内。

（三）操作

用拇指甲掐此穴

（四）次数

3~5次。

（五）主治

痰喘，惊风，昏迷。

（六）引文

《推拿指南》："此法治哮喘神迷，皮罢穴一名肝记，在大指端爪甲内，用右大指甲重掐之，男左女右。"

《厘正按摩要术》："掐大指端。大指端即肝记穴，又名皮罢。掐之治吼喘。并治昏迷不醒者。"

三十三、母腮

（一）位置

距拇指甲根正中0.1寸处。

（二）操作

用拇指甲掐本穴。

（三）次数

3~5次。

（四）主治

呕吐,吐血。

（五）引文

《推拿指南》:"此法能止吐。母腮穴在大指甲后一韭叶,用右大指甲掐之。男左女右。"

《小儿推拿广意》:"吐血,两大指甲后一韭叶,即母腮穴,许平掐。"

三十四、老龙

（一）位置

距中指甲根正中0.1寸处。

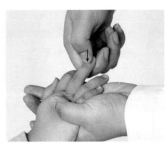

图9-49　掐老龙

（二）操作

用拇指甲掐本穴,见图9-49。

（三）次数

3～5次。

（四）主治

惊风,昏迷不醒。

（五）引文

《保赤推拿法》:"掐老龙穴法:此穴在中指背靠指甲处,相离如韭叶许。若儿急惊暴死,对拿精灵威灵二穴,不醒,即于此穴掐之,不知疼痛难救。"

《幼科铁镜》:"老龙穴挨甲","老龙穴,于惊死时,在精、威二穴拿,不醒再于此穴一掐,知痛者生,不知痛者死,可向肺俞重揉以探之。"

三十五、端正

（一）位置

中指甲根两侧赤白肉际处,桡侧称左端正,尺侧称右端正。

（二）操作

用拇指甲掐或用拇指指面揉,称掐、揉端正。

（三）次数

掐3～5次;揉20～50次。

（四）主治

惊风,鼻衄,呕吐,泄泻,痢疾,目斜视。

（五）引文

《小儿推拿广意》:"眼左视,掐右端正穴,右视,掐左端正穴,中指中节外边是。"

《厘正按摩要术》:"掐端正。端正在左者,中指端左侧,掐之止泻。端正在右者,中指端右侧,掐之止吐。"

三十六、五指节

（一）位置

掌背5指第1指间关节横纹中点。

（二）操作

用拇指甲依次掐此穴,继以揉之,称掐揉五指节;或用指端、指甲里外揉、捻、掐之,见图9-50。

（三）次数

掐3～5次;揉30～50次;捻30～50次。

（四）主治

惊风,吐涎,昏迷,风痰,惊惕。

（五）引文

《推拿指南》:"掐五指节法:此法治一切惊风及四肢抽搐、夜来不安、伤风面青。五指节穴在大、食、中、无名小指之背面第三节中处,用右大指甲掐之,男左女右。"

《幼科推拿秘书》:"掐五指节……去风化痰、苏醒人事、通关膈闭塞。"

《厘正按摩要术》:"掐五指节,五指节在手背指节窝纹处,后以揉法继之,治口眼歪斜、咳嗽风痰。""五指中节有横纹为五指节。"

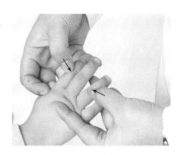

图9-50 掐揉五指节

三十七、后溪

（一）位置

轻握拳,第5指掌关节后外侧横纹头凹陷中。

（二）操作

用拇指甲掐、揉;或上、下直推。

（三）次数

掐3～5次;揉20～50次;推50次。

（四）主治

小便赤涩不利。

（五）引文

《幼科铁镜》:"（后溪）推往上是清肾利小便,推往下补肾。"

《按摩经》:"掐后溪:推上为清,推下为补;小便赤涩宜清,肾经虚弱宜补。"

三十八、二扇门

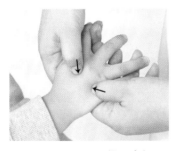

图9-51 揉二扇门

（一）位置

掌背中指根本节两旁凹陷中。

（二）操作

用两手拇指甲同时对掐之,称掐二扇门;一手示、中指端揉之,称揉二扇门,见图9-51。

（三）次数

掐3～5次;揉30～50次。

（四）主治

惊风抽搐、高热无汗、感冒咳嗽、口眼歪斜。

（五）引文

《按摩经》:"掐二扇门,发脏腑之汗,两手掐揉,平中指为界,壮热汗多者,揉之即止,又治急惊口眼歪斜,左向右重,右向左重。"

《小儿推拿学概要》:"二扇门为发汗效穴,如高热无汗,操作 1～2 分钟,即可立见汗出;如操作时间稍长(3～4 分钟)多致大汗淋漓。如体虚患儿须用本穴时,必须先固表,而后再用汗法(固表以补脾、肾,揉肾顶为主,时间各穴 1～2 分钟即可),揉本穴宜稍用力,速度宜快。"

《推拿仙术》:"揉掐二扇门发汗用之","二扇门手法用两大指甲钻掐中指骨两边空处。"

三十九、二人上马

(一)又名
上马。

(二)位置
手背环指与小指掌指关节后凹陷中。

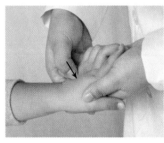

图 9-52 掐二人上马

(三)操作
用拇指甲掐之或揉之,见图 9-52。

(四)次数
掐 3～5 次;揉 50～100 次。

(五)主治
虚热咳喘,小便赤涩,腰痛腹痛,牙痛咽痛,睡时磨牙,耳鸣,足软。

(六)引文
《按摩经》:"掐二人上马,能补肾,清神顺气,苏醒沉疴,性温和。"

《推拿三字经》:"二人上马穴,在无名指根、小指根中间微下空处,左右旋揉,大补肾气,左揉气上升,右揉气下降也。年逾不惑当用此穴,专治牙疼、耳鸣、阳事不健、足不能步履、腰以下痛、眼红不痛、肾中之病,或用补,下项肿颏痛,类似双、单蛾症,下午痛甚,揉此,愈为度,上午痛甚重退六府,以愈为度。"

四十、威灵

(一)位置
手背外劳宫旁,第 2、第 3 掌骨歧缝间。

(二)操作
用拇指甲掐之,继而揉之,见图 9-53。

(三)次数
掐 3～5 次;揉 100～200 次。

(四)主治
惊风惊厥,头痛。

(五)引文
《小儿推拿广意》:"威宁,掐之能救急惊卒死,揉之即能苏醒。"

《幼科推拿秘书》:"在外牢右边骨缝处。"

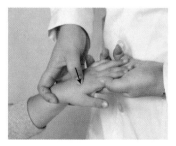

图 9-53 拇指甲掐、揉威灵穴

《推拿仙术》："掐威灵穴,治临危气吼,急慢惊风……。"

四十一、精宁

（一）位置

手背外劳宫旁,第4、第5掌骨歧缝间。

（二）操作

用拇指甲掐之,继而揉之。

（三）次数

掐3～5次;揉100～200次。

（四）主治

痞积,痰喘,气吼,眼内胬肉,干呕,口眼歪斜。

（五）引文

《保赤推拿法》："掐精灵穴法:此穴在手背无名指、小指夹界上半寸。掐之,治痰喘、气吼、干呕、痞积。"

《小儿推拿广意》："掐精宁,治气喘、口歪眼偏、哭不出声、口渴。"

《幼科推拿秘书》："精灵穴,在外牢左边骨缝处。"

四十二、外劳宫

（一）位置

手背中,与内劳宫相对。

（二）操作

用拇指甲掐之,继而揉之,见图9-54。

（三）次数

掐3～5次;揉100～300次。

（四）主治

一切寒证。外感风寒、完谷不化、肠鸣腹痛、腹胀泄泻、遍身潮热、青筋暴露、头痛。

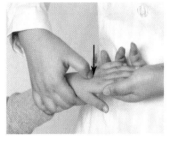

图9-54 掐、揉外劳宫

（五）引文

《按摩经》："掐外劳宫,和脏腑之热气,遍身潮热,肚起青筋揉之效。"

《小儿推拿方脉活婴秘旨全书》："外劳宫,在指下,正对掌心是穴。治粪白不变,五谷不消,肚腹泄泻。"

《幼科铁镜》："头疼肚痛外劳宫,揉外劳宫即见功……"

四十三、合谷

（一）又名

虎口。

（二）位置

手背第1、第2掌骨之间,第2掌骨中点之桡侧。

（三）操作

用拇指甲掐之,继而揉之;或用拇指端桡侧单揉,见图9-55。

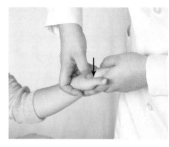

图 9-55　拇指甲掐、揉合谷

（四）次数

掐 3～5 次；揉 100～150 次。

（五）主治

感冒，头痛，项强，牙痛，身热无汗，口噤，便秘，呕吐，嗳气呃逆，鼻衄。

（六）引文

《幼科推拿秘书》："虎口穴，大指二指丫叉处，筋通三关处。"

《万育仙书》："虎口，在大指示指叉间，推至示指梢止。"

四十四、甘载

（一）位置

手背合谷后，第 1、第 2 掌骨交接处凹陷中。

（二）操作

用拇指甲掐，然后再揉之。

（三）次数

掐 3～5 次；揉 50～100 次。

（四）主治

惊风，昏厥。

（五）引文

《厘正按摩要术》："合谷后为甘载。"

《推拿指南》："此法能救危急，能祛鬼祟，甘载穴在手背合谷穴上，用右大指甲掐之，男左女右。"

四十五、外八卦

（一）位置

掌背外劳宫周围，与内八卦相对。

（二）操作

同内八卦，按顺时针或逆时针方向做运法。

（三）次数

100～300 次。

（四）主治

脏腑壅滞，气血不和，胸闷，腹胀，便结。

（五）引文

《保赤推拿法》："运外八卦法：此穴在手背，对手心内八卦处。运之能通一身之气血，开五脏六腑之闭结。"

《推拿捷径》："治脏腑之秘结、气血之壅滞、穴络之不和，应运外八卦。外八卦在掌背，运之能开、能通、能平和也。"

四十六、一窝风

（一）位置

腕背横纹正中凹陷处。

（二）操作

用拇指、示指甲掐揉；或单揉；或拿之，见图9-56。

（三）次数

掐3～5次；揉100～200次；拿5～10次。

（四）主治

伤风感冒，腹痛，惊风，痹痛。

（五）引文

《小儿推拿方脉活婴秘旨全书》："一窝风：在掌根尽处腕中，治肚痛极效，急慢惊风。又一窝风掐往中指尖，主泻。"

《按摩经》："掐一窝风，治肚疼，唇白，眼白，一哭一死者，除风去热。"

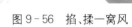

图9-56 掐、揉一窝风

四十七、阳溪

（一）又名

靠山。

（二）位置

拇指上跷时，在拇长、短伸肌腱之凹陷中。

（三）操作

用拇指甲掐揉；或上下直推。

（四）次数

掐3～5次；揉5～10次；直推30～50次。

（五）主治

疟疾，泄泻。

（六）引文

《按摩经》："阳溪穴，往下推拂，治儿泻，女反之。"

《增图考释推拿法》："靠山：阳溪。"

《保赤推拿法》："掐靠山穴法：此穴在手背大指下掌根尽处，掐之，治疟痢痰壅。"

四十八、螺蛳骨

（一）位置

屈肘，掌心对胸，尺骨小头桡侧缘骨缝中，相当于养老穴。

（二）操作

捏提该处皮肤。

（三）次数

10～20次。

（四）主治

消化不良，潮热，惊悸。

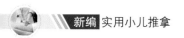

（五）引文

《小儿推拿方脉活婴秘旨全书》："潮热惊……用灯火断手上螺蛳骨一燋,虎口一燋,烧脐四燋。"

《万育仙书》："螺蛳骨,手肘背高骨处。"

四十九、阳池

（一）位置

俯掌,第3、第4掌骨直上腕横纹凹陷中。

（二）操作

用拇指甲掐,继而揉之。

（三）次数

掐3～5次;揉30～50次。

（四）主治

头痛,二便不通。

（五）引文

《按摩经》："掐阳池,止头痛,清补肾水,大小便闭塞或赤黄,眼翻白,又能发汗。"

《推拿三字经》："阳池穴在一窝风下,腕下寸余窝内,与前天河水正中相对,专治头痛,揉数不拘,以愈为止。"

《万育仙书》："阳池穴,祛风痰止头痛。"

五十、外关

（一）位置

腕背横纹正中上2寸,尺、桡骨之间。

（二）操作

用拇指甲掐或揉;向上直推。

（三）次数

掐3～5次;揉100～200次;直推50～100次。

（四）主治

腹泻,腰背疼痛,感冒。

（五）引文

《小儿推拿广意》："两手抄停,……中指尽处为外关,止腰背痛,大人通用。"

《小儿按摩经》："推外关,间使穴,能止转筋吐泻。"

五十一、膊阳池

（一）又名

外间使。

（二）位置

一窝风上3寸,即外关上1寸。

（三）操作

用拇指甲掐或指端揉,称掐膊阳池或揉膊阳池。

（四）次数

掐 3～5 次；揉 100～200 次。

（五）主治

头痛，便秘，溲赤，惊风，癫痫，吐泻。

（六）引文

《厘正按摩要术》："掐外间使：外间使在掌背一窝风、阳池、外关之后，与内间使相对，治吐泻转筋。"

五十二、内间使

（一）位置

总筋穴上 3 寸，内关上 1 寸。

（二）操作

用拇指甲掐或指端揉，称掐内间使或揉内间使。

（三）次数

掐 3～5 次；揉 100～200 次。

（四）主治

头痛，感冒，吐泻，胸闷。

五十三、肘肘

（一）位置

屈肘，肘横纹尺侧端与肱骨内上髁之间凹陷处，相当于少海穴。

（二）操作

一手固定患儿臂肘，另手拇、示指叉入其虎口，同时中指按定天门穴，然后屈患儿手摇动，称摇肘肘；或拿此穴摇动肘关节；或掐之；或揉之。

（三）次数

摇 10～20 次；掐 3～5 次；揉 20～30 次。

（四）主治

痞症，急惊。

（五）引文

《厘正按摩要术》："摇肘肘，左手托儿肘肘运转，右手持儿手摇动，能治痞。"

《按摩经》："一掐肘肘下筋，曲池上总筋，治急惊。"

五十四、运土入水

（一）位置

拇指外侧缘经掌根至小指外侧。

（二）操作

用拇指外侧指面自患儿脾土穴沿其掌边缘运向小指端肾水穴。

（三）次数

10～15 次。

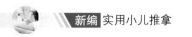

（四）主治

小便赤涩,频数。

（五）引文

《按摩经》:"运土入水,照前法(运水入土法)反回是也。肾水频数无统用之,又治小便赤涩。"

《万育仙书》:"运土入水……凡推俱要自指尖,推至指根方向。"

五十五、运水入土

（一）位置

小指外侧经掌根至拇指外侧缘。

（二）操作

用拇指外侧指面自小指肾水穴沿掌根运向拇指外侧脾土穴。

（三）次数

10～15 次

（四）主治

腹泻,二便闭结。

（五）引文

《幼科推拿秘书》:"运水入土泄,土者胃土也,在板门穴上,属艮宫。水者,肾水也,在小指外边些。运者,以我大指从小儿小指侧巅,推往乾坎艮也。此法能治大小便结,身弱肚起青筋,痢泻诸病。盖水盛土枯,推以润之,小水勤动其效。"

《按摩经》:"运水入土:以一手从肾经推去,经兑、乾、坎、艮至脾土按之,脾土太旺,水火不能既济,用之,盖治脾土虚弱。"

五十六、少商

（一）位置

拇指桡侧指甲角旁约 0.1 寸。

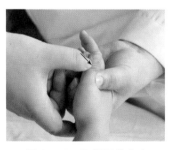

图 9-57　拇指甲掐少商

（二）操作

用拇指甲掐此穴,见图 9-57。

（三）次数

3～5 次。

（四）主治

湿痰,疟疾,痢疾,感冒。

（五）引文

《小儿推拿方脉活婴秘旨全书》:"掐大指少商穴:治湿痰疟痢。"

《保赤推拿法》:"此穴在手背大指甲,向上内侧,离指甲如韭叶许,掐之,治湿痰疟痢。"

五十七、商阳

（一）位置

示指桡侧指甲角旁 0.1 寸。

（二）操作

用拇指甲掐之，见图9-58。

（三）次数

3～5次。

（四）主治

寒热疟疾，身热无汗，耳聋面肿，口干便秘，气闷喘咳。

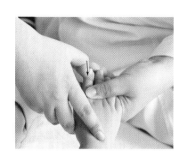

图9-58 拇指甲掐商阳

五十八、中冲

（一）位置

中指尖端。

（二）操作

用拇指甲掐之。

（三）次数

3～5次。

（四）主治

惊风，无汗，耳热烦闷，五心潮热，口疮，重舌，木舌。

五十九、关冲

（一）位置

环指尺侧指甲角旁0.1寸。

（二）操作

用拇指甲掐之。

（三）次数

3～5次。

（四）主治

头痛，神情恍惚，目翳，咽痛，口干，少食。

六十、少泽

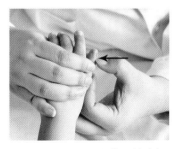

图9-59 拇指甲掐少泽

（一）位置

小指尺侧指甲角旁0.1寸。

（二）操作

用拇指甲掐之，见图9-59。

（三）次数

3～5次。

（四）主治

咳嗽头痛，身热无汗，口疮喉痹，重舌，木舌，瘈疭。

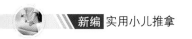

第五节 下 肢 部

一、箕门

（一）又名

足膀胱。

（二）位置

大腿内侧，髌骨内上缘与腹股沟成一直线。有左为膀胱、右为命门之说。

（三）操作

示、中两指并拢，自髌骨内上缘直推至腹股沟部，称推箕门。

（四）次数

100～200 次。

（五）主治

小便赤涩不利，癃闭，股痛，水泻。

（六）引文

《类经图翼》："主治小便不通，遗尿，鼠蹊肿痛。"

《幼科推拿秘书》："膀胱穴（在左股上）""命门穴（在右股上）。"

二、百虫

（一）又名

百虫窝。

（二）位置

髌骨内上方 3 寸处。

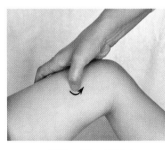

图 9-60 揉百虫

（三）操作

分别拿患儿两腿穴，称拿百虫；或按揉此穴，称揉百虫，见图 9-60。

（四）次数

拿 5～10 次；按揉 30～50 次。

（五）主治

惊风抽搐，下肢痿痹。

（六）引文

《推拿仙术》："百虫穴止搐。"

《幼科推拿秘书》："百虫穴：在大腿之上。"

《推拿仙术》："拿百虫穴，属四肢能止惊。"

三、膝眼

（一）又名

鬼眼。

（二）位置

屈膝，髌骨下缘髌韧带两侧凹陷中，见图9-61。

（三）操作

用拇、示二指对拿，继而揉之；或单纯按揉；或掐之。

（四）次数

对拿10~20次，揉20~30次；单纯按揉10~15次；掐3~5次。

（五）主治

惊风抽搐，下肢痿软。

（六）引文

《保赤推拿法》："掐膝眼穴法：此穴在膝盖里旁。一名鬼眼。小儿脸上惊来，急在此掐之。若儿身后仰，即止。"

《小儿推拿方脉活婴秘旨全书》："膝眼穴，小儿脸上惊来，急在此掐之。"

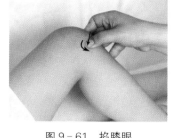

图9-61　掐膝眼

四、足三里

（一）位置

犊鼻穴下3寸，胫骨前嵴外一横指处。

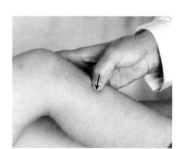

图9-62　拇指甲掐揉（按揉）足三里

（二）操作

用拇指甲掐揉或拇指端按揉，见图9-62。

（三）次数

30~50次。

（四）主治

腹胀，腹痛，便秘，吐泻，下肢痿软，惊风喘促。

（五）引文

《小儿推拿广意》："三里，揉之治麻木顽痹。""三里属胃，久揉止肚痛，大人胃气痛者通用。"

《幼科推拿秘书》："三里穴在膝头之下。"

五、前承山

（一）又名

中廉、子母、条口。

（二）位置

与后承山相对。

（三）操作

用拇指甲掐或揉，称掐前承山或揉前承山，见图9-63。

（四）次数

掐3~5次；揉30~50次。

（五）主治

惊风抽搐。若惊风急速者，宜先拿精宁、威灵二穴，再拿

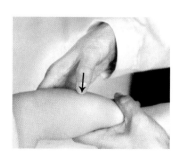

图9-63　掐（揉）前承山

此穴。

（六）引文

《按摩经》："中廉穴：治惊来急，掐之就揉。"

《保赤推拿法》："掐前承山穴法：此穴在腿下节。前面膝下亦名中廉穴，儿惊风望后跌，在此穴久掐最效。"

《推拿指南》："此法治急惊，中廉穴在鬼眼穴下，解溪穴上，用右大指甲掐之，复用右大指面揉之，男左女右。"

六、委中

（一）位置

腘窝横纹之中点。

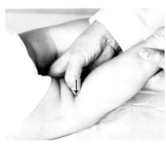

图9-64 拇、示指提拿委中

（二）操作

用拇、示指提拿，钩拨腘窝筋腱，称拿委中，见图9-64。

（三）次数

5～10次。

（四）主治

惊风，下肢痿软，腰痛，闭证。

（五）引文

《幼科推拿秘书》："委中穴，目下视、手足掣跳，拿之即止。"

《推拿仙术》："委中拿，脚不缩。"

七、后承山

（一）又名

承山、鱼肚、后水。

（二）位置

腓肠肌交界，人字形凹陷中。

（三）操作

用一手拇指拿揉之；或上下直推，见图9-65。

（四）次数

5～10次。

（五）主治

惊风抽搐，脚痛转筋，下肢痿软，气急痰吼，喘促作声，便秘，泄泻。

（六）引文

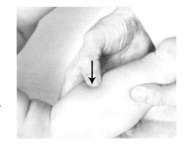

图9-65 拇指拿揉后承山

《推拿仙术》："后承山穴：目下视并手足掣跳，拿即止。"

《幼科推拿秘书》："后承山穴一名后水穴，如鱼肚一般在腿肚上，一名鱼肚穴。"

《小儿推拿广意》："便秘……推下承山……若泄泻亦要逆推，使气升而泄泻可止。"

八、三阴交

(一)位置

内踝高点直上3寸。

(二)操作

用拇指或示指端按揉,称按揉三阴交;或向上、向下直推,自上往下推并向外揉为泻,自下往上推向里揉为补;或用拇指甲掐之,称掐三阴交,见图9-66。

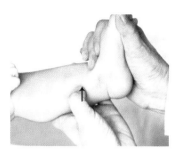

图9-66 掐三阴交

(三)次数

按揉30~50次;推揉100~200次;掐3~5次。

(四)主治

惊风,遗尿,癃闭,小便不利,下肢痹痛。

(五)引文

《厘正按摩要术》:"推三阴交,蘸汤从上往下推之,治急惊;从下往上推之,治慢惊。"

《厘正按摩要术》:"三阴交:三阴交在内踝尖上三寸,以右手大指按之,能通血脉,治惊风。"

九、解溪

(一)位置

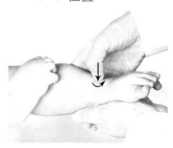

图9-67 用拇指甲掐(揉)解溪

足背踝关节前横纹中点凹陷中。

(二)操作

用拇指甲掐或拇指端揉,见图9-67。

(三)次数

掐3~5次;揉30~50次。

(四)主治

惊风,吐泻,踝关节屈伸不利。

(五)引文

《小儿推拿方脉活婴秘旨全书》:"解溪穴,又惊,又吐,又泻,掐此即止。"

《保赤推拿法》:"掐解溪穴法:此穴在足上腿下之弯,结鞋带处,儿惊风吐泻,往后仰,在此穴掐之。"

十、昆仑

(一)位置

外踝高点与跟腱之间凹陷中。

(二)操作

用拇、中二指相对用力,拇指甲掐之,称掐昆仑,见图9-68。

(三)次数

3~5次。

(四)主治

惊风,抽搐。

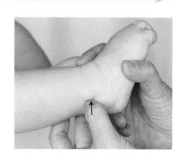

图9-68 用拇指甲掐昆仑

（五）引文

《小儿推拿广意》："昆仑，灸之治急慢惊风危急等症，咬之叫则治，不叫不治。"

十一、仆参

（一）位置

昆仑穴直下，足跟外踝下凹陷中。

（二）操作

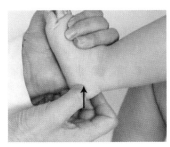

图9-69　用拇、中二指拿仆参

一手拇、中二指相对用力拿之；或拇指甲掐之；或指端揉之，左揉止吐，右揉止泻，见图9-69。

（三）次数

拿5～10次；掐3～5次。

（四）主治

昏厥，惊风。

（五）引文

《保赤推拿法》："掐仆参穴法：此穴在足后跟外侧微上处，掐之，治脚掣口咬吼喘。左转揉之补吐；右转揉之补泻。又惊又吐又泻，急掐此穴，必止。如儿急死，将此穴上推下掐，必醒。"

《按摩经》："仆参穴：治脚掣跳，口咬。左转揉之补吐，右转补泻，又惊又泻又吐，掐此穴及脚中趾效。"

十二、涌泉

（一）位置

足掌心，约当足底（去趾）前1/3与后2/3交界处。

（二）操作

用拇指面自涌泉向足大趾直推，称推涌泉；或用拇指端揉，男左旋止吐，右旋止泻，女反之；或用拇指甲掐之，见图9-70、9-71。

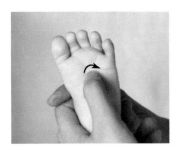

图9-70　用拇指端揉涌泉

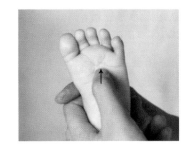

图9-71　推涌泉

（三）次数

推50～100次；揉50～100次；掐3～5次。

（四）主治

发热，吐泻，头痛，目赤，五心烦热。

（五）引文

《幼科推拿秘书》："涌泉引热下行。"

《幼科推拿秘书》："揉涌泉，久揉亦能治眼病，……左揉止吐，右揉止泻，……亦妙引热下行。"

《推拿仙术》："涌泉穴两足俱推，不分男女，但旋转不同。""涌泉穴擦之，左转止吐，右转止泄，女反。"

十三、大敦

（一）位置

足大趾外侧爪甲根与趾关节之间。

（二）操作

用拇指甲掐之。

（三）次数

3～5 次。

（四）主治

惊风。

（五）引文

《按摩经》："大敦穴：治鹰爪惊，本穴掐之就揉。"

《保赤推拿法》："掐大敦穴法：此穴在足大趾与足背交界处。"

第十章　常见病症的治疗

第一节　婴幼儿腹泻

婴幼儿腹泻又称婴幼儿消化不良,是一个消化道综合征,临床以大便次数增多,粪便稀薄,甚则泻出如水样便为主要表现。本病四季皆可发生,而尤以夏、秋季多见。重症患儿会出现脱水、酸中毒,甚至低钾血症、低钙血症等水和电解质紊乱的症状。治疗不及时,迁延日久还可影响小儿的营养、生长和发育。

（一）病因病机

引起腹泻的原因,不外湿盛和脾虚。急性腹泻多由湿盛引起,"湿盛则濡泄"。慢性腹泻则多由脾虚而来,"泄泻之本,无不由于脾胃"。两者常常互为因果。引起湿盛和脾虚的因素有以下几个方面。

1. 感受外邪

寒、湿、暑、热之邪皆可引起腹泻,而尤以湿邪引起者为多。脾喜燥恶湿,湿困脾阳,脾运失司,消化、吸收功能障碍引起腹泻。

2. 内伤乳食

喂养不当、饥饱无度,过早喂养大量淀粉类或脂肪类食物,突然改变食物性质,恣食生冷、油腻,饮食不洁等,均可导致脾胃损伤,运化失司,不能腐熟水谷而致腹泻。

3. 脾胃虚弱

小儿脏腑娇嫩,脾常不足,易受外邪侵袭而导致脾胃受损,水谷不化,引起腹泻。

现代医学认为,婴幼儿腹泻的发生,除体质因素如胃肠道发育不够成熟、体液的分布与成人不同及消化功能紊乱如食物过敏,喂养不当外,尚且与消化道内外感染有关,主要有大肠埃希菌、病毒、真菌和寄生虫等。

（二）辨证论治

1. 寒湿泻

（1）临床表现:大便清稀、多沫色淡,腹痛肠鸣,喜暖喜按,精神不振,口不渴,小便清长,面唇淡白,不思乳食,苔白腻,脉弦紧或濡,指纹色红。

（2）治则:温中散寒,化湿止泻。

（3）处方:补脾经,补大肠。多推三关,揉板门,揉外劳宫,推上七节骨,揉龟尾,掐揉足三里,按脾俞、胃俞。

方剂:藿香正气散。

常用药物：藿香、茯苓、苏叶、白芷、桔梗、白术、厚朴、半夏曲、大腹皮、陈皮、甘草,姜枣汤下。

2. 湿热泻

(1) 临床表现：腹痛即泻,暴注下迫,色黄而臭,小便黄赤,口渴烦躁,伴身热汗出,肛门灼热、发红、苔黄腻,脉滑数,指纹色紫。

(2) 实验室检查：白细胞＋～＋＋＋,偶有脓细胞或红细胞。

(3) 治则：清热利湿,和中止泻。

(4) 处方：清脾胃、清大肠、清小肠、退六腑、揉龟尾。

方剂：葛根芩连汤。

常用药物：葛根、黄芩、黄连、甘草。

3. 伤食泻

(1) 临床表现：腹痛胀满拒按,泻前哭闹,泻后痛减,大便量多腐臭如败卵,纳呆呕吐,嗳气吞酸,小便赤涩,口臭面黄,苔白厚或垢腻,脉滑数,指纹紫滞。

(2) 实验室检查：大便常规可见脂肪球＋～＋＋＋,偶有少量白细胞。

(3) 治则：消食导滞,调中止泻。

(4) 处方：补脾经、清大肠、运八卦、揉板门、清天河水、揉中脘、摩腹、揉龟尾、拿肚角。

方剂：保和丸。

常用药物：山楂、六曲、半夏、茯苓、陈皮、连翘、莱菔子,麦芽汤下。

4. 脾虚泻

(1) 临床表现：久泻不愈,反复发作,完谷不化,夹奶块或食物残渣,或食后即泻,不思乳食,面黄肌瘦,精神疲惫,舌淡苔薄,脉沉缓无力。

(2) 治则：健脾益气,温阳止泻。

(3) 处方：补脾经、补大肠、推三关、揉板门、揉外劳宫、捏脊、揉足三里、推上七节骨。

方剂：参苓白术散。

常用药物：人参、白术、茯苓、甘草、薏仁、桔梗、怀山药、扁豆、莲子肉、砂仁、陈皮、大枣汤下。

5. 脾肾阳虚

(1) 临床表现：大便水样,夜间及清晨必泻,完谷不化,泄泻无度,精神萎靡,面黄消瘦,四肢厥冷,舌淡苔白,脉细弱无力。

(2) 治则：健脾益肾,温阳止泻。

(3) 处方：补脾经、补肾经、补大肠、揉二人上马、揉外劳宫、清天河水、捏脊、推上七节骨、揉足三里。

方剂：四神丸加减。

常用药物：补骨脂、五味子、肉豆蔻、吴茱萸。

(三) 预防与养护

(1) 预防：孩子的肠胃尚未发育成熟,特别是胃酸较低,杀菌能力差,需注意饮食卫生及气候变化,提倡母乳喂养尤为重要。刚刚出生的婴儿第一次经历夏季,体内对一些微生物和细菌未能产生抗体,极易被感染导致腹泻。平日里要添加辅食,从单一到多种,从稀到软,再到普食。定时定量,不应暴饮暴食,过食肥甘滋腻之品,以免导致脾胃运化失调而引起腹泻。

(2) 养护：控制饮食,改变不良饮食习惯。必要时宜暂禁食 8～12 小时,多喝淡糖盐水。

勤换尿布,大便后,每次都要清洗臀部,擦干后扑上滑石粉或炉甘石擦剂,防止红臀。严密观察病情,注意全身情况,防止重症及变证发生。

(四)引文

《幼科推拿秘书》:"……横纹转推到板门,止泻神效。"

《幼科集要》:"开璇玑法:……虚人泄泻者,逆推尾尻穴至命门两肾间,切不可顺推。"

第二节　痢　疾

痢疾,多发生在夏秋季节,临床以腹痛、里急后重、痢下赤白为主要表现,1岁以内的婴儿患痢疾,症状多不典型。

(一)病因病机

(1)感受湿热。夏秋季节感受湿热之邪,湿热郁蒸,结于肠胃,胃肠受损,气血两伤,下痢赤白。

(2)恣食生冷,饮食不洁,积滞肠中,气机阻滞,气血相搏,损伤血络,而痢下脓血,里急后重。

(3)感受疫毒,壅结胃肠,化生脓血。

(4)胃肠虚弱,复感风冷寒湿之邪,凝结胃肠,气机不利,肠道传化失司而成痢疾。久病迁延,反复发作,易致休息痢。

现代医学认为,痢疾是一种肠道传染病,多由感染痢疾杆菌所致,有一定的传染途径和传染源,常因受凉、疲劳、饥饿及各种急性病而诱发。

(二)辨证论治

1. 湿热痢

(1)临床表现:腹痛剧烈,里急后重,便时哭闹,下痢赤白脓血,烦躁口渴,发热,小便赤涩,肛门灼热,舌红,苔黄腻,脉滑数,指纹深紫。

(2)实验室检查:大便镜检可见痢疾杆菌,并可见脓细胞、红细胞及吞噬细胞。

(3)治则:清热化湿,调和气血。

(4)处方:清胃经、清大肠、清小肠、平肝、运八卦、退六腑、清天河水、推下七节骨、分阴阳。

方剂:芍药汤加减。

常用药:芍药、当归、甘草、木香、槟榔、大黄、黄芩、黄连、肉桂、金银花。

2. 寒湿痢

(1)临床表现:腹痛隐隐,痢下白多赤少,食少神疲,肛门下坠,小便清长,苔白腻,脉沉缓,指纹淡红。

(2)实验室检查:大便镜检可见痢疾杆菌。

(3)治则:温中散寒,健脾化湿止痢。

(4)处方:补脾经、补大肠、揉外劳宫、推三关、按揉足三里、分阴阳、推上七节骨。

方剂:不换金正气散加减。

常用药:藿香、苍术、半夏、厚朴、炮姜、桂枝、陈皮、大枣、甘草、木香、枳实。

3. 久痢

(1)临床表现:痢下日久不愈,时发时止,脱肛,手足心热,神疲消瘦,舌红少苔,脉沉细无力。

（2）实验室检查：大便检查可见痢疾杆菌，少量脓细胞、红细胞，偶有吞噬细胞。

（3）治则：扶正健脾，滋阴养血，解毒止痢。

（4）处方：清补大肠一小时得效。偏热者加清天河水、清补脾经、平肝；偏寒者加揉外劳宫、揉二人上马、清补脾经。

方剂：连理汤加减。

常用药：人参、白术、干姜、茯苓、甘草、黄连、枳实、木香、槟榔。

（三）预防和养护

（1）预防：对于具有传染性的细菌性痢疾及阿米巴痢疾，发病后及时隔离、消毒，以控制痢疾的传播和流行。在痢疾流行季节可用马齿苋、绿豆适量，煎汤饮用。以清淡饮食为宜，忌食油腻荤腥之品。

（2）养护：严密观察病情变化，对于疫毒痢及湿热痢，邪毒炽盛，热入营血之重症，如不及时抢救，可发展为内闭外脱证，对脱证患儿给予输氧、保暖等养护。

（四）引文

《幼科推拿秘书》："揉脐及龟尾并擦七节骨，……若赤白痢，必自上七节骨擦下龟尾为泄，推第2次，再用补。盖先去大肠热毒，然后可补也。"

《按摩经》："掐大肠，倒推入虎口，止水泻痢疾，肚膨胀用之。红痢补肾水，白多推三关。"

第三节 呕 吐

呕吐是临床上小儿常见的症状，可见于许多疾病中，尤以消化系统、中枢神经系统和泌尿系统疾病最为多见。呕吐是由于食管、胃肠逆蠕动，腹肌收缩导致腹压升高，同时呼吸肌收缩辅助运动，使胃内容物通过贲门、食管、口腔向外排出。

乳儿常见的溢乳现象则不属病态。因为乳儿的胃呈水平位、胃部肌肉发育未完善，贲门松弛，在哺乳过多或吮奶时可能吞入空气，导致少量乳汁自口角溢出。

中医学认为，胃以降为和，当各种原因引起胃气上逆时，就会导致呕吐。

（一）病因病机

（1）小儿先天禀赋不足，脾胃虚弱，外邪侵袭于胃，使胃失和降，气逆于上而致呕吐。

（2）饮食无制，过食生冷油腻，积滞肠胃，运化失司，胃气上逆而为呕吐。

（3）惊恐、跌仆，使脾胃气机紊乱，影响水谷的腐熟运化，胃失和降引起呕吐。

现代医学认为，呕吐的常见病因有胃肠道疾患、感染、肠寄生虫病、腹部外科疾患、多种中毒、药物反应、急性代谢紊乱等，发病原因常因年龄而不同。

（二）辨证论治

1. 外感呕吐

临床表现：呕吐突然发作，吐呕乳食、黏液或胆汁，伴有发热恶寒、头痛、喉痒，舌淡红或红，苔薄白或黄，脉浮数，指纹鲜红。感受暑湿者，多伴心烦口渴、身重困倦、小便短赤。

（1）风寒。

① 治则：解表散寒，降逆止呕。

② 处方：开天门、推坎宫、运太阳、揉外劳宫、推板门、清补脾经、运八卦。

（2）风热。

① 治则：解表清热，降逆止呕。

② 处方：清脾经、清天河水、退六腑、平肝、分阴阳、清胃经。

（3）暑湿。

① 治则：祛暑化湿止呕。

② 处方：清脾经、清胃经、退六腑、清天河水、平肝。

③ 方剂：藿香正气散加减。

④ 常用药物：藿香、紫苏、白芷、大腹皮、茯苓、炒白术、半夏、陈皮、川厚朴、桔梗、炙甘草。

2. 伤食呕吐

（1）临床表现：呕吐酸臭，嗳腐厌食，腹胀痛，烦躁不眠，大便或溏或秘，苔厚腻，脉滑实，指纹暗滞。

（2）治则：消食导滞，和胃降逆。

（3）处方：清补脾经、清胃经、运八卦、揉板门、揉中脘、分腹阴阳、按揉足三里。

（4）方剂：保和丸加减。

（5）常用药物：山楂、麦芽、六曲、莱菔子、陈皮、连翘、制半夏、茯苓。

3. 胃寒呕吐

（1）临床表现：饮食稍多即吐，时作时止，吐物清稀、酸臭不甚，面白肢冷，腹痛喜按，便溏，舌淡苔白，脉沉细，指纹淡红。

（2）治则：温中散寒，降逆止呕。

（3）处方：补脾经、清胃经、清天河水、推三关、揉外劳宫、推天柱骨。

（4）方剂：丁萸理中汤加减。

（5）常用药物：丁香、吴茱萸、党参、白术、干姜、炙甘草。

4. 胃热呕吐

（1）临床表现：食入即吐，呕吐物酸臭，身热烦躁，面赤口渴，便结溲赤，舌红苔黄，脉数，指纹色紫。

（2）治则：清热和胃，降逆止呕。

（3）处方：清脾经、清胃经、平肝、运八卦、清天河水、退六腑、推天柱骨、清大肠、推下七节骨。

（4）方剂：黄连温胆汤加减。

（5）常用药物：黄连、半夏、陈皮、茯苓、甘草、生姜、竹茹、枳实。

5. 夹惊呕吐

（1）临床表现：受惊吓后即发生呕吐，吐出乳食和痰涎，惊惕不宁，手足抽搐，面色青白，脉弦数，指纹青紫。

（2）治则：平肝镇惊，清热化痰，降逆止呕。

（3）处方：平肝、清脾经、清胃经、揉板门、揉小天心、清天河水、揉外劳宫、运八卦。

6. 阴虚呕吐（虚火呕吐）

（1）临床表现：身热，口燥咽干，不思乳食，颧赤，五心烦热，潮热盗汗，便结，舌红少苔脉细数。

（2）治则：滋阴降火，降逆止呕。

（3）处方：清补脾经、清胃经、清天河水、运八卦、揉二人上马、推天柱骨。

（4）方剂：益胃汤加味。

(5) 常用药物：沙参、麦冬、生地、竹叶、天花粉、石斛、竹茹。

7. 虫积呕吐

(1) 临床表现：干呕或吐出蛔虫，睡中啮齿，吐清涎，时觉腹痛，面黄消瘦，便溏溲清，舌淡苔白，脉沉迟。

(2) 治则：安蛔止呕。

(3) 处方：清胃经、清大肠、揉外劳宫、掐四横纹、摩腹、揉中脘、推下七节骨、按弦走搓摩。

（三）预防和养护

(1) 预防：哺乳不宜过急，以免吞进空气，哺乳后，将小儿竖起，轻拍背部，使吸入空气得以排出。注意饮食卫生，饮食不宜过饱，不要乱食生冷、肥腻、煎炒食物。

(2) 养护：呕吐时应将患儿头置侧卧位，避免呕吐物呛入气管。呕吐频繁者，应禁食，待病情缓解后，酌情增加饮食。呕吐进药困难者，宜将药液浓缩，少量多次喂服，或将中药保留灌肠。

（四）引文

《推拿三字经》："胃穴，……向外推治呕吐呃逆，呴哑气噎等症甚速。"

第四节 腹 痛

小儿腹痛是临床常见症状，不论内科、外科疾病均可见到。腹痛情况非常复杂，可有绞痛、钝痛、放射痛 3 种形式，这里所指的腹痛一般是排除外科急腹症指征的腹部绞痛，多由腹部器官的肌肉痉挛或梗阻引发，如肠、胆等。即腹部受寒邪侵袭，乳食积滞肠中，阻滞气机，腑气不通，不通则痛。

（一）病因病机

1. 感受寒邪

小儿腹部受风寒之邪侵袭，寒主收引，凝结肠间，气机阻滞不通，不通则痛。

2. 乳食积滞

饮食不当、暴饮暴食、过食生冷，停滞不化，壅滞中焦，脾胃受损，气机受阻，传导失司，郁而不通而致腹痛。

3. 虫积

饮食不洁，感染蛔虫，扰动肠中或窜行胆道，或虫体量多扭结成团，阻滞气机导致气滞腹痛。

4. 脾胃虚寒

素体阳虚或久病脾虚，脾阳不振，不能运化水谷，寒湿滞留，气机壅阻，脘腹失去温养而致腹痛。

此处，夏季暑热内结于肠胃，腑气不通；跌打损伤、腹部手术后，脉络瘀阻，气机不畅均能引起腹痛。

（二）辨证论治

1. 寒痛

(1) 临床表现：腹痛急暴，啼哭不止，常在受凉或饮食生冷后加重，遇冷加重，遇热减轻，腹部喜按，面白唇青，甚则四肢不温，腹泻，伴便溏，小便清长，舌淡苔白，脉沉紧或沉迟，指纹色红。

（2）治则：温中散寒，理气止痛。

（3）处方：补脾经、推三关、揉外劳宫、掐揉一窝风、运八卦、摩腹、拿肚角。若属有形之寒积加清补大肠。

（4）方剂：良附丸合正气天香散加减。

（5）常用药物：高良姜、干姜、紫苏、乌药、香附、陈皮。

2. 热痛

（1）临床表现：腹部灼热，腹痛拒按，渴喜冷饮，肠鸣呕吐，苔黄腻，脉滑数，指纹色紫。

（2）治则：清热和胃止痛。

（3）处方：清脾经、清胃经、平肝、揉板门、清天河水、退六腑、水底捞月。

（4）方剂：大承气汤加减。

（5）常用药物：大黄、芒硝、厚朴、枳实。

3. 伤食痛

（1）临床表现：腹部胀痛拒按、纳呆、嗳腐吞酸、恶心呕吐、大便酸臭，苔厚腻，脉滑，指纹紫滞。

（2）治则：消食导滞，和中止痛。

（3）处方：补脾经、清胃经、清大肠、揉板门、运八卦、揉中脘、分腹阴阳、拿肚角、按揉足三里、推下七节骨。

（4）方剂：枳实导滞丸加减。

（5）常用药物：大黄、枳实、神曲、黄芩、黄连、泽泻、白术、茯苓。

4. 虫积痛

（1）临床表现：腹痛突然发作，时作时止，胃脘嘈杂，食欲不振，睡中啮齿，消瘦，常有便虫病史，有时腹部可触及蠕动之肿块，若蛔虫窜入胆道则痛如钻顶，舌红，苔白腻，脉弦紧或数。

（2）实验室检查：大便镜检可见虫卵。

（3）治则：温中行气，安蛔止痛。

（4）处方：第 1 次，揉外劳宫、平肝；第 2 次，揉外劳宫、清胃、清大肠。

（5）方剂：乌梅丸加减。

（6）常用药物：乌梅、细辛、干姜、当归、制附子、川椒、桂枝、黄柏、黄连、党参。

5. 虚寒腹痛

（1）临床表现：腹痛绵绵，时作时止，喜暖喜按，形体消瘦，四肢不温，面色㿠白，腹胀纳呆，乏力，时有便溏，舌淡苔白，脉沉迟缓，指纹色淡。

（2）治则：温中补虚，益气止痛。

（3）处方：补脾经、补肾经、揉外劳宫，掐四横纹、推三关、摩腹、揉脐，按揉足三里。

（4）方剂：小建中汤加减。

（5）常用药物：桂枝、生姜、饴糖、大枣、芍药、炙甘草。

6. 瘀血腹痛

（1）临床表现：腹部刺痛，固定不移或有硬块，拒按，昼轻夜重，唇青舌紫黯，脉弦或沉涩。

（2）治则：活血化瘀，行气止痛。

（3）处方：平肝、掐四横纹、揉外劳宫、推板门、清天河水。

（4）方剂：血府逐瘀汤加减。

（5）常用药物：桃仁、红花、当归、川芎、赤芍、生地、牛膝、柴胡、枳壳、桔梗、甘草。

（三）预防与养护

注意饮食卫生，切忌乱食生冷与不洁食物，饮食做到定时定量。注意保暖免受风寒。随时观察腹痛情况及病情变化，及早采取防控措施。

（四）引文

《幼幼集成》："治伤冷食及难化之物，用生姜、紫苏煎浓汤，置浴盆内，令患者乘热坐汤内，以手揉其胸腹，以热汤淋之，气即通化矣。"

《景岳全书》："凡虚痛之候，每多连绵不止，而亦无急暴之势，或按之、揉之、温之、熨之，痛必稍缓。"

《秘传推拿妙诀》："凡遇小儿不能言，若偶然恶哭不止，即是肚痛，将一人抱小儿置膝间，医人对而将两手搂抱其肚腹，着力久久揉之，如搓揉衣服状，又用手掌摩揉其脐，左右旋转数百余回，每转三十六，愈多愈效。"

第五节　疳　积

疳积是疳证和积滞的总称，两者有轻重程度的不同。积滞是指小儿因伤于乳食，损伤脾胃，脾胃运化失司，以致乳食停滞不化，壅结中焦。临床以不思乳食、形体消瘦、大便不调为主要表现。疳证是指小儿素来脾胃虚弱，一旦饮食不调，就会导致乳食停积，不能消化腐熟，阻滞于中，日久则气液干涸，身体羸瘦。临床以病程缓慢，身体消瘦，毛发枯焦，神疲乏力为主要表现。疳证往往是积滞的进一步发展，故有"无积不成疳"之说。

疳积一证与现代医学所说的营养不良相类似。依症状将营养不良分为三度，初期仅有体重的减轻，皮下脂肪层变薄，病程日久，就会出现肌肉松弛，肌张力降低，运动障碍，智力低下，以致小儿发育迟缓。病证后期，还可合并感染、腹泻等。

（一）病因病机

1. 乳食不节

小儿喂养不当，饮食不节，伤及脾胃，运化受纳失司，水谷积滞脾胃，升降失调而成积滞。积久则转化为疳证。

2. 脾胃虚弱

久病脾虚，乳食难于腐熟消化，积于脾胃，壅聚中焦，脾胃受损，日久，气血生化乏源，精微不布，营养失调乃成疳积。

此外，感染诸虫及某些慢性病也可引起疳积。

现代医学则认为营养不良（疳积）是由长期饮食不当，热量不足，消化系统疾病如消化功能不健全、消化道感染以及慢性消耗性疾病如反复发作的肺炎、结核等引起的。较重的营养不良，则大多是多种原因共同造成的。

（二）辨证论治

1. 乳食伤脾

（1）临床表现：形体消瘦，体重减轻，腹胀吞酸，不思乳食，夜眠不安，大便不调，伴有恶臭，苔厚腻。

（2）治则：消食导滞，健脾和胃。

（3）处方：补脾经、清胃经、清大肠、揉板门、掐揉四横纹、清天河水、分腹阴阳、按揉足三里。

（4）方剂：肥儿丸加减。

（5）常用药物：神曲、黄连、肉豆蔻、使君子、麦芽、槟榔、广木香。

2. 气血两亏

（1）临床表现：面色萎黄或㿠白，形体羸瘦，精神萎靡或烦躁，声低，四肢发凉，腹部凹陷，毛发干枯，便溏，尿色如乳，舌淡苔薄白，指纹色淡。

（2）治则：温中健脾，益气补血。

（3）处方：补脾经、揉外劳宫、掐揉四横纹、运八卦、揉中脘、揉脾胃俞、推三关。

（4）方剂：八珍汤加减。

（5）常用药物：人参、白术、茯苓、炙甘草、当归、川芎、白芍、熟地。

（三）预防与养护

本证多因饮食不节，喂养不当，营养失调，疾病影响以及先天禀赋不足所导致，故应合理喂养，以母乳为主，随着年龄增长，并逐渐增加各种辅食，提供多种营养物质，满足小儿日益发育的需求。保证小儿充足睡眠，为增强小儿体质，除保健按摩外，还要经常到户外活动，多呼吸新鲜空气，多晒晒太阳。根据患儿的疳积轻重，消化能力的强弱，喂养时宜先少后多，先精后粗，先稀后干，逐渐增加，切勿操之过急。

（四）引文

《小儿推拿广意》："大抵疳之为病，皆因过冷饮食，于脾家一脏有积不治，传之余脏而成五疳之疾，若脾家病去则余脏皆安，苟失其治，日久必有传变，而成无辜之疾，多致不救，可不慎哉。"

《幼科推拿秘书》："五脏俱能成疳，先从脾伤而起。"

第六节 便 秘

便秘是指大便秘结不通，排出困难，或一连数日不排便的一种小儿常见病证，分为实秘和虚秘两种，而以实秘多见。

（一）病因病机

（1）饮食不节，过食厚味，停积肠间，气滞不行，郁久化热，或热病后津液耗伤，肠道燥热，津液失于输布不能下润肠道，致大便秘结，排出困难，形成实秘。

（2）先天禀赋不足，元气亏虚，或久病体虚，气血亏损，气虚则大肠传导无力，血虚则大肠失去濡润，则排便困难，形成虚秘。

现代医学则把便秘的病因归结为饮食不足、食物成分不适宜、肠道功能失常、体格遗传与生理缺陷和精神因素5个方面。如奶中糖量不足；食物中含有多量蛋白质而糖类不足，肠内分解蛋白质的细菌比发酵细菌多，肠内容物发酵少，大便呈碱性，干燥，次数减少；生活不规律和缺乏训练按时大便的习惯，未形成排便的条件反射，终至肠肌松弛而便秘；常用泻剂与灌肠；肛门裂、肛门狭窄等先天疾病以及突然精神刺激等均可引起轻重不同的便秘。

（二）辨证论治

1. 实秘

（1）临床表现：大便干结，小便短赤，面红身热，胸胁痞满，腹痛拒按，纳呆，口干心烦，苔黄燥，脉滑实，指纹色紫。

（2）治则：清热导滞通便。

（3）处方：清大肠、平肝、清胃经、运八卦、掐四横纹、退六腑、推下七节骨、按弦走搓摩、分腹阴阳。

（4）方剂：麻子仁丸加减。

（5）常用药物：大黄、枳实、厚朴、麻子仁、杏仁、白蜜、芍药。

2. 虚秘

（1）临床表现：面色㿠白，形瘦神疲，爪甲不华，大便努挣难以排出，腹痛喜按，四肢不温，小便清长，喜热饮，舌淡苔薄白，脉沉迟，指纹色淡。

（2）治则：补益气血，润燥通便。

（3）处方：补脾经、清大肠、揉外劳宫、揉二人上马、推三关、揉中脘、捏脊、按揉足三里。

（4）方剂：黄芪汤合润肠丸加减。

（5）常用药物：黄芪、麻仁、白蜜、陈皮、当归、生地、桃仁、枳壳。

（三）预防与养护

本证多由粪便在肠道停留过久，秘结不通，排便困难。或虽然不干，但排出不畅。注意合理搭配饮食。哺乳期间，母亲饮食多样化，少食辛辣刺激、煎炒油炸食品。常给婴儿补充含多种维生素的菜汁、果泥等，并养成定时排便的习惯，以形成生物钟。

（四）引文

《小儿推拿广意》："便秘者，烧酒在肾俞推上龟尾。"

《保赤推拿法》："虎口侧推到大肠经法：儿有积滞，从虎口侧推到大肠经，能使儿泻。"

《理瀹骈文》："归硝之汤，亦宜摩腹，大肠燥结，当归二两，大黄一两，芒硝甘草五钱，煎汤摩腹。"

第七节 脱　肛

脱肛，又称肛门直肠脱垂，指肛管直肠外翻而脱垂于肛门之外，以 1～3 岁小儿较为多见。依病情不同可分为完全性和不完全性两种。仅有黏膜脱出者称为不完全脱垂，在脱垂黏膜表面有纵行沟纹。肠管各层完全翻出者称为完全脱垂，肛门外可见层层折叠的环状皱襞。

（一）病因病机

（1）小儿先天不足，病后体虚、久痢，耗伤肺脾之气，气虚下陷，无力升提，遂致本病。

（2）胃肠积热，湿热下注，大便秘结，迫肛外出。

婴幼儿骶骨弯尚浅，直肠呈垂直位，腹腔内向下的压力增加时，直肠没有骶骨的有效支持，容易发生脱肛；支持直肠的组织软弱；患经常性便秘或腹泻、百日咳等，使腹腔压力增加，易促使肛门直肠脱垂。肠炎、痢疾、长期咳嗽等常诱发本病的发生。

（二）辨证论治

1. 气虚下陷

（1）临床表现：肛门直肠脱出，不能自收，便后需用手托回，常伴有少量黏液从肛门流出，肿痛不甚，面色㿠白或萎黄，形瘦神疲，纳呆，自汗懒言，舌淡苔薄，脉缓无力，指纹色淡。

（2）治则：补中益气，升提固脱。

（3）处方：补脾经、补肺经、补大肠、推三关、揉百会、揉龟尾、摩腹、推上七节骨。

（4）方剂：补中益气汤加减。

（5）常用药物：黄芪、人参、白术、甘草、当归、陈皮、升麻、柴胡、生姜、大枣。

2. 胃肠积热

(1) 临床表现：肛门直肠脱出，红肿刺痛瘙痒，夜见腹热，腹满善饥，大便干结，小便短赤，肛门灼热，伴有口干身热，舌红苔黄，脉数，指纹色紫。

(2) 治则：清热利湿，理肠提肛。

(3) 处方：清补脾胃、清大肠、清小肠、退六腑、揉天枢、龟尾、推下七节骨、摩腹。

(4) 方剂：龙胆泻肝汤加减。

(5) 常用药物：龙胆草、栀子、泽泻、生地、黄芩、木通、车前子、当归、柴胡、甘草。

3. 脾虚夹滞

(1) 临床表现：面黄倦怠，久泻，大便不爽，夹带黏液，里急后重，肛门脱垂，舌淡红，苔白腻，中心厚，脉虚弦。

(2) 治则：健脾化滞。

(3) 处方：补脾、补大肠经、推三关、摩腹、推上七节骨、按揉百会。

(4) 方剂：参苓白术散。

(5) 常用药物：人参、白术、茯苓、甘草、薏仁、桔梗、怀山药、扁豆、莲子肉、砂仁、大枣汤下。

（三）预防与养护

发现脱肛后应及时治疗，防止发展到严重程度。避免患儿久哭，积极治疗慢性腹泻、便秘、慢性咳嗽等。便后清洗臀部，慢慢托揉肛门，宜平躺休息，少活动。

（四）引文

《小儿推拿方脉活婴秘旨全书》："肺气虚时脱出肛，小儿此症不须慌，泻痢久而气下坠，涩肠文蛤好推详。"

《小儿推拿广意》："……肩井肺经能发汗，脱肛痔漏总能遵。"

第八节 肠 梗 阻

肠梗阻是指任何原因引起的肠道内容物通过障碍，临床上大致分为机械性（器质性）和动力性（功能性）两大类。前者多见，系肠管内或肠管外器质性病变引起的肠管堵塞，如肠套叠、蛔虫肠梗阻、粪石梗阻；后者为肠蠕动功能不良致使肠内容物传送运转作用低下或丧失，多因中毒、休克、缺氧、神经病变所导致。

《灵枢·四时气篇》中有"饮食不下，膈塞不通，邪在胃脘"的记载，后世医书所述的"关格""肠结"的症候与本病极为相似。《医贯》中记述"关者不得出也，格者不得入也"。

（一）病因病机

肠为"传化之府"，其生理特点是"泻而不藏""动而不静""降而不升"，以通降为顺，滞塞上逆为病。不论气、血、寒、热、湿、食、虫等任何原因造成的通降功能失常，肠道气血瘀结，滞塞上逆而发病。

（二）辨证论治

1. 瘀阻痞结（不全性粘连性肠梗阻）

(1) 临床表现：腹胀呕吐，长期腹痛，发作有时，可见包块，苔薄白，脉弦紧。

(2) 治则：行气散结，活血祛瘀。

(3) 处方：推腹摩运法，按腹压揉法，拿腹提抖法。配合清大肠、揉外劳宫、揉四横纹、清天河水、摩腹、分腹阴阳、推下七节骨、拿肚角。

2. 虫积夹滞（蛔虫团性、粪块阻塞性肠梗阻）

（1）临床表现：腹痛剧烈，时作时止，呕吐或吐蛔，便秘，腹部可触及条索状包块物，其包块质软，揉之可改变形状与部位，苔薄白，脉弦紧。

（2）治则：消积导滞，安蛔止痛。

（3）处方：清脾经、清大肠、清天河水、分腹阴阳、拿肚角、揉中脘、推下七节骨。腹痛剧烈者，按揉脾、胃、大肠、小肠俞及足三里并捏脊。在腹部包块处用揉法施术，待包块消散后，再用摩法、推抹法。

3. 腑气闭结（肠扭转）

（1）临床表现：腹痛剧烈，持续，全腹胀满，拒按，可触及胀大肠襻的轮廓，呕吐较频繁，伴有胸闷气短，苔腻，脉滑。

（2）治则：理气开结通腑。

（3）处方：清大肠、平肝经、分腹阴阳、摩腹、按弦走搓摩、推下七节骨。

较大患儿可令其腹肌放松，医者两手放在患儿腹两侧，由上而下或左右震荡，以促使肠回复原位，行气散结。

4. 食积中阻（肠套叠）

（1）临床表现：腹痛骤起，脐周或右下腹剧烈绞痛，拒按，持续发病，呕吐频繁，多为胃内容物，伴有面色苍白、出汗、下肢屈曲，发作后可在右侧腹部触及"腊肠型"肿块，苔白滑，脉弦紧。晚期可出现脱水、电解质紊乱、发热，甚至休克。

（2）治则：泻下通腑。

（3）处方：清大肠、推下七节骨、摩腹。

腹痛剧烈时，按压脾俞、胃俞、大肠俞、小肠俞、按揉足三里。

摩腹时，摸及"腊肠型"肿块，将套入之肠管推挤出鞘部，最好在X线透视下进行，效果更好。

方剂1：温阳通痹汤：本方温阳运脾，通降逐积。

常用药物：附子、炒山楂、细辛、大黄、枳壳、川厚朴、代赭石、莱菔子。

方剂2：大承气汤加减：本方通里攻下，利水消胀。

常用药物：大黄、厚朴、芒硝、枳实、莱菔子、桃仁、赤芍。

（三）预防与调护

无论何种肠梗阻，都不能给患儿喂水或吃东西，并注意观察腹痛、呕吐及排便排气情况。如病儿腹痛剧烈或腹胀渐渐加重，或有烦躁，脉数等现象，说明病情加重，应及时送医院诊疗。忌食生冷食物、花生、豆类等，注意保暖，勿着凉感冒。如粘连性肠梗阻，在缓解期，勿进食较硬的食物，以半流质为主。

（四）引文

《幼幼集成》："凡小儿腹痛，摸其肚有一块梗起者，虫痛也，不须服药，惟令大人以手擦揉其块处，久久搓之。半日许，其虫将死，皆从大便而出。""小儿盘肠腹痛，浓煎葱汤，浇洗儿腹，仍以葱捣烂，炒热作饼贴脐上，良久，屎出痛止。"

《肘后备急方》："使病人伏卧，一人跨上，两手抄举其腹，令病人自纵重，轻举抄之，令去床三尺许，便放之，如此二七度止，拈取其脊骨皮，深取痛行之，从龟尾至顶乃止，未愈更为之。"

第九节 发 热

发热即体温的异常升高。小儿时期正常体温可波动于一定范围,从 35～37.5℃,甚至达 38℃。这样短暂的体温波动,只要全身情况良好,又无自觉症状,一般不考虑为病态。临床上,将发热分为外感发热、阴虚内热和肺胃实热。从发热的病理生理看,发热是人体防御疾病和适应内外环境温度异常的一种代偿性反应。若高热持续过久,使体内调节功能失调,对病儿特别是年幼体弱小儿的健康构成严重威胁,因此应采取必要的措施进行治疗。

(一)病因病机

1. 外感发热

六淫之邪或疫疠之气侵袭肌表,卫阳被郁,邪正相争,营卫失和,阳气蒸越于外而发热。

2. 阴虚内热

小儿体质素弱,先天不足或后天失养或久病伤阴,肺肾不足,阴液亏虚,不能制阳,虚阳外越,虚火内生而发热。

3. 肺胃实热

外感误治或乳食停滞,壅滞肺胃,郁而化热。

现代医学认为,发热的原因可分为感染性和非感染性两个方面。前者认为发热是人体对感染的一种反射性反应,通过发热而刺激网状内皮系统的吞噬作用、抗体形成、增强白细胞内酶活力以及肝脏解毒作用等,以抵抗疾病对人体的侵袭,促进康复。后者则认为组织破坏或坏死、大量失血或失水、体温调节功能障碍、散热功能障碍等非感染性因素也可引起发热。

(二)辨证论治

1. 外感发热

(1)外感风寒。

① 临床表现:恶寒发热,无汗,鼻塞流清涕,喷嚏,咳嗽,或吐清稀痰,头痛,喉痒,舌淡,苔薄白,脉浮紧,指纹浮红。

② 治则:祛散风寒,发汗解表。

③ 处方:推攒竹、推坎宫、揉太阳、运耳后高骨、清肺经、掐二扇门、拿风池、推三关、按肩井。

④ 方剂:荆防败毒散。

⑤ 常用药物:荆芥、防风、羌活、独活、柴胡、川芎、枳壳、茯苓、甘草、桔梗、前胡、人参、生姜、薄荷。

(2)外感风热。

① 临床表现:发热,微恶寒,有汗,头痛,鼻塞流浊涕,咳嗽,吐痰黄稠,咽部红肿疼痛,口干喜饮,舌红苔薄黄,脉浮数,指纹红赤浮露。

② 治则:疏散风热,宣肺解表。

③ 处方:清肺经、平肝、清天河水、退六腑、推天柱骨、推脊。

若兼咳嗽、痰鸣气急者加揉膻中、揉肺俞、运八卦;兼有纳呆、腹胀、嗳腐呕吐者加揉中脘、分腹阴阳;兼见烦躁不安、惊惕者加清肝经、捣小天心、掐揉五指节。

④ 方剂:银翘散。

⑤ 常用药物:银花、连翘、豆豉、牛蒡子、荆芥、薄荷、桔梗、甘草、竹叶、芦根。

2. 阴虚内热

（1）临床表现：午后发热，夜间尤甚，手足心热，盗汗，形体消瘦，食欲减退，舌红少苔或苔剥，脉细数，指纹淡紫。

（2）治则：滋阴清热。

（3）处方：补脾经、补肺经、补肾经、清天河水、揉二人上马、揉内劳宫、推涌泉、按揉足三里。烦躁不安者加清肝、心经、揉百会。

（4）方剂：清骨散加减。

（5）常用药物：银柴胡、知母、胡黄连、地骨皮、青蒿、秦艽、鳖甲。

3. 肺胃实热

（1）临床表现：高热面赤，呼吸急促，烦渴引饮，不思乳食，便秘，舌红苔黄燥，脉数，指纹深紫。

（2）治则：清泄实热，理气消食。

（3）处方：清肺经、清胃经、清大肠、退六腑、清天河水、揉板门、运八卦、摩腹、分腹阴阳、推下七节骨。

（4）方剂：白虎汤。

（5）常用药物：生石膏、知母、甘草、粳米。

（三）预防与调护

平时注意饮食有节，起居有常，加强户外活动，提高免疫能力。随着气候变化而增减衣物，冬天要保持室内空气新鲜。感冒流行季节，避免到公共场所，以防传染。由于发热易伤阴，应鼓励患儿多饮糖盐水。饮食宜清淡流质，富于营养且易于消化的食物。

（四）引文

《幼幼集成》："疏表法：小儿发热，不拘风寒食饮，时行痘疹，并宜用之。以葱一握，捣烂取汁，少加麻油在内和匀，指蘸葱油，摩运儿之五心、头面、项背诸处，每处摩擦十数下，运完，以厚衣裹之，蒙其头，略疏微汗，但不可令其大汗。此法最能疏通腠理，宣行经络，使邪气外出，不致久羁荣卫，而又不伤正气，诚良法也。""清里法：小儿发热至二三日，邪已入里，或乳食停滞，内成郁热，其候五心烦热。睡卧不宁，口渴多啼，胸满气急，面赤唇焦，大小便秘，此为内热。以鸡蛋一枚，去黄取清，以碗盛之，入麻油约与蛋清等，再加雄黄细末一钱，搅极匀，复以妇女乱发一团，蘸染蛋清，于小儿胃口拍之。寒天以火烘暖，不可冷用，自胸口拍至脐轮止，须拍半小时之久，仍以头发敷于胸口，以布扎之，一炷香久，取下不用。一切诸热，皆能退去。倘身无热，惟啼哭焦烦，神志不安者，不必蛋清，专以麻油、雄黄、乱发、拍之，仍敷胸口，即时安卧。此法多救危险之症，功难殚述。"

第十节 咳 嗽

咳嗽是小儿肺系疾病的常见证候之一，无论外感、内伤皆可引起。咳，有声无痰，嗽，有痰无声，临床常见并见，故通称为咳嗽。这里所指的咳嗽是指急、慢性支气管炎而言，外感咳嗽一般指急性支气管炎，内伤咳嗽则是指慢性支气管炎。

（一）病因病机

1. 外感咳嗽

肺为娇脏，司呼吸，外合皮毛，开窍于鼻，主一身之表，居脏腑之上，风、寒、热、燥等邪气首

177

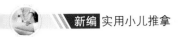

当犯肺。外邪袭肺,肺失肃降,肺气郁闭,不得宣发,上逆作咳。

2. 内伤咳嗽

小儿素体虚弱,久病耗伤肺阴,肺气上逆,或脾胃虚弱,加之饮食不节,使脾失健运,水谷不化,反酿成痰,痰浊壅肺,肺失宣通,发为咳嗽。

（二）辨证论证

1. 外感咳嗽

（1）风寒咳嗽。

① 临床表现:咳嗽有痰,鼻塞流涕,痰、涕清稀色白,恶寒无汗,头痛,舌淡苔薄白,脉浮紧。

② 治则:疏风散寒,宣肺止咳。

③ 处方:推攒竹、推坎宫、揉太阳、运耳后高骨、清肺经、揉二扇门、运八卦、推揉膻中、揉肺俞、乳旁、乳根,推三关、拿风池、按肩井。

④ 方剂:杏苏散。

⑤ 常用药物:苏叶、制半夏、茯苓、甘草、桔梗、枳壳、陈皮、前胡、杏仁、大枣、生姜。

（2）风热咳嗽。

① 临床表现:胸闷、咳嗽有痰,鼻塞流浊涕,痰液色黄黏稠,发热头痛、咽干、微汗出,舌红,苔薄黄,脉浮数。

② 治则:疏风清热,宣肺止咳。

③ 处方:推坎宫、推攒竹、揉太阳、推天柱骨、退六腑、清天河水、清肺经、推揉膻中、揉肺俞、运八卦。

④ 方剂:桑菊饮加味。

⑤常用药物:杏仁、桑叶、菊花、薄荷、连翘、桔梗、芦根、甘草、贝母、瓜蒌皮。

2. 内伤咳嗽

（1）临床表现:久咳,五心烦热或干咳少痰,身微热、盗汗颧红,舌红苔少,脉细数,指纹深伏而淡紫;或咳嗽痰多,食欲不振,神疲乏力,形体消瘦,苔白腻,指纹深伏而色淡。

（2）治则:健脾益肺,化痰止咳。

（3）处方:补脾经、肺经、肾经,推揉膻中,揉乳旁、乳根、肺俞、肾俞,按揉足三里,运八卦。

（4）方剂:沙参麦冬汤加味。

（5）常用药物:沙参、麦冬、玉竹、桑叶、天花粉、扁豆、甘草、枇杷叶、贝母。

（三）预防与调护

（1）适时增减衣物,防止受凉感冒,增加均衡营养,提高抗病能力。

（2）患儿应注意多休息,避免外界异味、油烟气体刺激,居室空气流通。

（3）睡眠时头部宜抬高,最好是左右侧轮换着睡。多喝温开水或温的牛奶,果汁应选苹果汁和梨汁等,不宜喝橙汁、西柚汁等柑橘的果汁。

（四）引文

《理瀹骈文》:"治咳嗽不止,并胀满痰喘者,乱发香油煎入宫粉和匀擦胸口。凡劳嗽、火嗽、久嗽、食嗽、干嗽、酒嗽,用青黛瓜蒌贝母研末和白蜜为丸擦更佳。干咳嗽火郁也,姜汁和蜜擦背佳。"

第十一节　哮　喘

哮喘是指呼吸急促,哮鸣有声,严重者张口抬肩,不能平卧。《医学心悟》指出:"喘以气息言,哮以声响言",哮与喘虽是不同的病证,但两者相互影响,故通称哮喘。

这里所说的哮喘是指支气管哮喘而言,它是一种反复发作的以呼吸困难并伴有哮鸣音为主症的变态反应性疾病,以气道梗阻和肺脏通气与灌流异常为主要病变。多见于4～5岁的小儿。

(一)病因病机

1. 外邪侵袭

感受风寒,风寒犯肺,卫外不固,宣降失司,痰浊阻于气道而致哮喘。

2. 痰湿内停

痰浊内伏于肺,当体质虚弱感邪时,引起伏痰,使气动痰升,阻塞肺络,肺失肃降,而致痰鸣、喘逆、呼吸困难。

此外,接触过敏物质、过度疲劳、情绪激动等常成为本病的诱发因素。

发生哮喘的小儿多具有过敏体质,当接触到过敏原如花粉、油漆、鱼虾、煤气等,可使小支气管和毛细血管的平滑肌发生痉挛,管腔变小,从而使气道阻力增加,出现哮喘。

(二)辨证论治

1. 寒喘

(1)临床表现:咳喘痰多,痰白清稀,甚者咳唾或呕吐大量痰液,形体消瘦,形寒肢冷,无汗,面色㿠白,口不渴,溲清便溏,舌淡苔薄白或白腻,脉浮滑或濡数,指纹色淡。

(2)治则:温肺化痰,止咳平喘。

(3)处方:清肺经、揉外劳宫、推三关、运八卦、揉天突、膻中、乳旁、乳根、按弦走搓摩、黄蜂入洞、按风池、拿肩井、揉肺俞。

(4)方剂:小青龙汤合三子养亲汤加味。

(5)常用药物:麻黄、桂枝、白芍、干姜、细辛、五味子、制半夏、炙甘草、苏子、炒莱菔子、炒白芥子。

2. 寒喘兼阳虚

(1)临床表现:除寒喘的症状外,兼有面色青灰、神疲肢冷、头汗涔涔、小便清长,甚则肢体浮肿,小便不利,舌淡苔薄白,脉细无力,指纹色淡。

(2)治则:温肺平喘,补肾纳气。

(3)处方:补脾经、补肺经、补肾经、揉脾俞、揉肾俞、揉肺俞、推三关、揉丹田、揉膻中、按弦走搓摩、揉三阴交。

(4)方剂:金匮肾气丸加味。

(5)常用药物:附子、肉桂、山萸肉、熟地、怀山药、牡丹皮、茯苓、泽泻、胡桃肉、五味子、白果。

3. 热喘

(1)临床表现:咳喘气粗,痰黄质稠,面赤口渴,身热汗出,烦躁不安,便秘溲黄,舌红苔薄黄或黄腻,脉滑数,指纹深红。

(2)治则:清肺化痰,止咳平喘。

（3）处方：清肺经、清大肠、退六腑、清天河水、按弦走搓摩、运八卦、揉天突、分推膻中、分推肺俞。

（4）方剂：麻杏甘石汤加减。

（5）常用药物：麻黄、杏仁、甘草、生石膏、桑白皮、苏子、黄芩、射干、葶苈子。

（三）预防与调护

加强运动，增强体质。积极防治有关疾病，如麻疹、肺炎等。对患儿，应适寒温，节饮食，防感冒，避免酸咸生冷及诱发哮喘的饮食因素。还有烟尘、刺激性气体及诱发哮喘的异物刺激因素。发作时应保持安静，保持居室空气新鲜流通，饮食清淡易于消化。发作剧烈者，应给予输氧，排痰。

（四）引文

《理瀹骈文》："利痰用前青金锭入木香汁和蜜擦胸。""摩芥苈轻粉于背治哮喘咳嗽及痰结胸，白凤仙花根叶熬浓汁，擦背上极热，……又痰实气喘者，用紫苏叶、白芥子、萝卜子炒熨亦良……肺热喘急，寒热往来，挑皮芫花煎汤擦胸口，数刻即止。"

《幼幼集成》："开闭法：凡小儿风痰闭塞，昏沉不醒，药不能入，甚至用艾灸之，亦不知痛者，盖因痰塞其脾之大络，截其阴阳升降之隧道也。原非死证，用生菖蒲、生艾叶、生姜、生葱各一握，共入石臼内捣如泥，以麻油、好醋同前四味炒热，布包之，从头项背胸四肢，乘热往下熨之，其痰一豁，倏然而醒，此方不特小儿，凡闭证皆效。"

第十二节 百 日 咳

百日咳，又名顿咳，是小儿常见的呼吸道传染病，以2～5岁小儿多见，好发于冬春二季，临床以阵发性痉挛性咳嗽，并常伴有深长的鸡啼样吸气声为特征。

（一）病因病机

因感受时行风邪，侵袭肺卫，肺失清肃，痰浊阻于气道，肺气不宣，上逆作咳。或久病损伤肺脾，导致肺脾气虚。小儿脏腑娇嫩，神气怯弱，若为痰热内蕴，蒙蔽心窍，可见动风惊厥。

本病的病原菌是革兰染色阴性的百日咳（嗜血）杆菌（*Bordetella pertussis*），病人是唯一传染源，大量病原菌在患儿咳嗽时随飞沫喷出，人群普遍易感，但可获得持久免疫力。

病原菌侵入到人体的喉部、气管、支气管后，通过繁殖产生大量黏稠脓性渗出物，这些渗出物与病原菌一起积聚在上、下呼吸道，使黏膜纤毛运动发生障碍，呼吸道分泌物不能顺利排出。分泌物的积存，增加了对末梢神经的刺激，引起剧烈的痉挛性咳嗽，促使分泌物排出呼吸道。

（二）辨证论治

1. 初期（邪犯肺卫）

（1）临床表现：咳嗽流涕，吐痰清稀，多泡沫，咳嗽多日轻夜重，苔薄白，舌尖微红，脉浮有力，指纹淡红。

（2）治则：宣肺化痰止咳。

（3）处方：清肺经、清胃经、清天河水、揉二扇门、运八卦、推坎宫、开天门、揉太阳、拿风池、黄蜂入洞、拿肩井、揉膻中、揉天突、按弦走搓摩、揉肺俞、膈俞。

（4）方剂：三拗汤加味。

（5）常用药物：麻黄、杏仁、甘草、苏子、茯苓、陈皮。

2. 中期(痉咳期)

(1) 临床表现:咳嗽阵作,咳呛气急,伴深长呼气,同时发出一种深长的鸡啼样吼啸声,面红耳赤,双手紧握,剧烈咳嗽时可见衄血、咯血,舌偏红,苔黄稍厚,脉滑数有力,指纹紫滞。

(2) 实验室检查:血液检查可见白细胞及淋巴细胞增高;鼻咽分泌物涂片,在荧光显微镜下可查出病原体(百日咳杆菌)。

(3) 治则:清泄肺热,镇咳化痰。

(4) 处方:清肺经、清胃经、清大肠、清心经、清天河水、退六腑、掐揉小天心、运八卦、揉二马、分推膻中、揉天突、按弦走搓摩、揉肺俞、推天柱骨。

(5) 方剂:桑白皮汤合葶苈大枣泻肺汤加减。

(6) 常用药物:桑白皮、半夏、苏子、杏仁、贝母、黄芩、黄连、山栀、葶苈子、大枣。

3. 后期(恢复期,气阴耗伤)

(1) 临床表现:咳嗽无力,次数减少,神疲乏力,纳呆,自汗盗汗,或咳而无痰,手足心热,舌淡少苔,脉细无力,指纹暗淡。

(2) 治则:益气养阴,润肺止咳。

(3) 处方:补肺经,补脾经,补肾经,运八卦,揉二人上马,揉脾俞、胃俞、肺俞、肾俞,揉中脘,揉天突,按弦走搓摩。

(4) 方剂。

①肺阴虚证用沙参麦冬汤加减。

常用药物:沙参、玉竹、甘草、桑叶、麦冬、扁豆、天花粉、枇杷叶、天冬、知母、百部。

②脾肺气虚用人参五味子汤加减。

常用药物:党参、茯苓、白术、炙甘草、麦冬、五味子、陈皮、半夏、砂仁、黄芪、浮小麦。

(三) 预防与调护

按时接种百白破三联疫苗,在疾病流行期间避免去公共场所,发现百日咳患儿要及时隔离4～7周。

患儿居室空气保持新鲜流通,但又要防止患儿受凉,避免烟尘、异味刺激,诱发痉咳。患儿注意休息,保证充足睡眠,防止精神刺激,情绪波动。饮食营养要丰富易消化,避免食用煎炸辛辣酸咸等刺激性食物。宜少食多餐,防止剧咳时呕吐。幼小患儿要注意防止呕吐物呛入气管,避免引起窒息。

第十三节 麻 疹

麻疹是一种小儿常见传染病,多流行于冬春季节,传染性强,病愈后,免疫力强,一般终身不再感染。其主要症状有发热,眼和上呼吸道发炎及皮疹,而以颊黏膜出现麻疹斑为其特征,是儿科麻、痘、惊、疳四大证之一。

(一) 病因病机

本病的发病原因为感受麻疹时邪病毒所致。麻疹病毒由口鼻而入,侵犯肺、脾二经。肺主皮毛,脾主肌肉,故疹点隐隐于皮肤之下,磊磊于肌肉之间。

麻疹病毒属副黏液病毒,含核糖核酸,易侵入呼吸道上皮细胞,进而通过淋巴、血液影响遍及全身。病人是唯一的传染源,通过呼吸道飞沫传播。

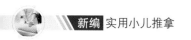

（二）辨证论治

麻疹一病在临床上分为疹前期、出疹期、恢复期 3 个阶段，且有顺逆之分。顺证疹点均匀、按序而出，疹点鲜红，按序隐没，预后良好，很少有并发症发生；逆证疹点透发不爽，先后无序、疹色紫暗，稀疏不齐，或见疹点骤然消退，且有明显的并发症发生，如喉炎、肺炎、脑炎等。

1. 疹前期（邪犯肺卫）

（1）临床表现：发病急，症见高热、咳嗽喷嚏、眼泪汪汪、神疲纳呆、口腔颊部可见白色麻疹黏膜斑，直径 0.5～1 mm，此期持续 3～4 天。苔薄白或薄黄，脉浮数，指纹紫。

（2）实验室检查：血液检查可见白细胞总数略增，后渐减少，淋巴细胞百分数减少明显，中性多形核粒细胞的百分数增加。

（3）治则：解肌透表。

（4）处方：开天门、推坎宫、揉太阳、运耳后高骨、清脾经、胃经、肺经、推三关、揉风门、迎香、肺俞、拿风池。

（5）方剂：宣毒发表汤加减。

（6）常用药物：升麻、葛根、荆芥、薄荷、连翘、银花、牛蒡子、竹叶、前胡、桔梗。

2. 出疹期（邪入肺胃）

（1）临床表现：起病 4～5 天后开始出疹，疹点自耳后、发际起，继则前额和颊部，然后自上而下，迅速蔓延全身，最后到达四肢手心、足心。开始为玫瑰色斑丘疹，直径 2～4 mm，较为稀疏，渐而增多加密，可有不同程度融合成片，颜色加深，稍隆起于皮肤，扪之碍手，状如麻粒，伴有壮热烦渴、咽痛红肿、舌红赤，苔黄腻或黄燥，脉洪数，指纹紫滞。

（2）实验室检查：血液检查可见白细胞总数降低，淋巴细胞和中性粒细胞百分数变化较前期不是那么显著。

（3）治则：清热解毒，透疹达邪。

（4）处方：清脾经、胃经、肺经、水底捞月、清天河水、退六腑、揉一窝风、掐二扇门、推天柱骨、掐揉小天心、揉肺俞、脾俞、胃俞。

（5）方剂：清解透表汤加减（验方）。

（6）常用药物：西河柳、蝉衣、葛根、升麻、紫草根、桑叶、菊花、甘草、连翘、牛蒡子、银花。

3. 恢复期（阴津耗伤）

（1）临床表现：麻疹出透后，依出疹时的顺序自面部逐渐消退，体温降至正常，胃纳转佳，皮肤有糠样脱屑，留有棕色斑痕，1～2 周后即可消失。舌苔少，质红少津，脉细弱或细数，指纹淡红。

（2）治则：养阴补虚，扶正健脾。

（3）处方：补脾经、肺经、肾经、推三关、清天河水、揉二人上马、揉板门、中脘、按揉足三里、捏脊、揉肺俞、脾俞、胃俞。

（4）方剂：沙参麦冬汤加减。

（5）常用药物：沙参、麦冬、玉竹、甘草、桑叶、白扁豆、天花粉。

（三）预防与调护

积极接种麻疹疫苗。流行期间有明显接触史者，可及时注射丙种球蛋白。麻疹患儿要及时隔离，流行期间尽量避免到公共场所。如有接触过麻疹病人，应从接触后第 8 日起隔离到第 21 天，每日测量体温和做体格检查一次，如有发病，应立即隔离治疗。凡接触过患儿的成人，在再次接触易感患儿之前，应在阳光或紫外线下照射 10 分钟，或在空气流通处停留 30 分钟，以防传播。

　　患儿要卧床休息。注意保暖,保持室内空气新鲜流通,避风寒,室内光线不宜太强。患儿饮食应易消化、富有营养,忌油腻辛辣之品。保持口腔皮肤清洁。眼结膜充血,眼眵多者,可用温水轻轻擦拭,必要时可用眼药水滴眼。

　　(四)引文

　　《理瀹骈文》:"麻疹宜常以葱白汤抹之,使毛窍中常微汗润泽,则易透。""麻疹躁渴滋肾膏:附子二两、炮姜、党参、吴萸、麦冬各一两,黄连、五味、知母各五钱,熬贴,并用回阳返本汤,人参、麦冬钱半,附子、炮姜、肉桂、五味、陈皮、腊茶一钱,炙草五分和姜枣煎浓汁调蜜擦心口。"

第十四节　惊　风

　　惊风又称惊厥、抽风,是小儿时期较常见的中枢神经系统器质或功能异常的紧急症状,以2～3岁婴幼儿较为多见,典型的临床表现是突然意识丧失,肢体抽搐,两目上视,甚至颈项强直,角弓反张,大小便失禁。《小儿推拿广意》中将此病描述成搐(两手伸缩)、搦(十指开合)、掣(肩头相扑)、颤(手足动摇)、反(身仰后向)、引(手若开弓)、窜(目直似怒)及视(露睛不活)八候。

　　(一)病因病机

　　感受风、热、痰、火之邪或突受惊吓及食滞等,是惊风最常见的原因。

　　1. 急惊风

　　小儿体属纯阳,感受六淫之邪,极易化热生风,风热相煽,煎熬津液,炼液成痰,痰热壅闭;或感染温邪,温属阳最易化热化火,内陷心包,引动肝风而成;或乳食不节,食滞痰热内壅,气机逆乱,蒙蔽清窍引发惊风,或津液亏损,阴血不足,筋脉失养,导致肢体拘急、搐搦、角弓反张。

　　2. 慢惊风

　　急惊失治或突受惊吓,或久泄久痢、大病后正气亏损,津血耗伤,筋脉失去濡养而致。

　　(二)辨证论治

　　惊风来势凶猛,治疗不当可使脑组织和局部组织缺氧,遗留后遗症状,严重者可引起窒息,发生呼吸、循环衰竭。因此,要及时进行抢救治疗。

　　1. 急惊风

　　(1)临床表现:壮热,面赤唇红,气急鼻煽,烦躁不安,继而出现意识丧失,两目上视,四肢抽搐,牙关紧闭,脊背强直,角弓反张。

　　(2)治则:急则治其标,以开窍镇惊。缓则治其本,分别给予清热、消食、导痰之法。

　　(3)处方。

　　① 开窍:掐人中、精宁、威灵、端正、老龙、十宣,拿肩井,拿仆参。

　　② 止抽搐:拿委中、昆仑、曲池、合谷、百虫、承山。

　　③ 角弓反张:拿风池、肩井,推天柱骨、推脊。

　　④ 清热:清肝经、清心经、捣小天心、清肺经、退六腑、清天河水、揉二人上马。

　　⑤ 消食:清补脾经、清大肠、揉中脘、天枢、摩腹、分腹阴阳、清天河水,推下七节骨,按揉足三里。

　　⑥ 导痰:清肺经、揉肺俞、按弦走搓摩、推揉膻中、揉天突。

　　(4)方剂:保和丸合玉枢丹加减。

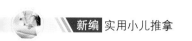

（5）常用药物：山楂、麦芽、六曲、陈皮、制半夏、茯苓、连翘、莱菔子。

常用药物：山慈菇、红芽大戟、五味子、千金子霜、朱砂、麝香、明雄黄。此方玉枢丹又名"紫金锭"。

两方合用消食导滞，涤痰止痉，辟秽解毒，开闭醒神。

若痰湿内阻引起者：兼喉中痰鸣有声，咳吐不利，呼吸急促，苔白腻者，可用小儿回春丹加减。

常用药物：牛黄、冰片、飞朱砂、羌活、防风、僵蚕、天麻、麝香、飞雄黄、胆南星、天竺黄、川贝母、全蝎、制白附子、蛇含石、甘草、钩藤。

2. 慢惊风

（1）临床表现：（急性发作按急惊风处理）面色苍白，嗜睡无神，两手握拳，抽搐无力，时发时止，或在沉睡中突发痉挛，四肢厥冷。

（2）治则：培补元气，熄风止搐。

（3）处方：清肝经、补脾经、补肾经、揉小天心、揉中脘、揉百会、摩腹、捏脊、按揉足三里。

（4）方剂：固真汤。

（5）常用药物：人参、白术、茯苓、炙甘草、黄芪、炮附子、肉桂、怀山药。

（三）预防和调护

（1）增强体质，提高抗病能力，避免惊恐，注意营养饮食。

（2）及时防治各种急性热病，特别是先天不足、有惊厥病史的患儿。

（3）惊厥时，将患儿平放，头侧卧，解松衣领，并将用多层纱布包裹的压舌板，放于上下齿间，以防咬伤舌头。

（4）保持患儿呼吸道通畅，有条件的给氧，随时吸出痰涎，以防阻塞呼吸道而导致窒息。

（5）保持室内安静，避免刺激，密切观察，注意呼吸、脉搏、体温、血压、瞳孔、面色等的变化。

（四）引文

《推拿三字经》："眼翻者，上下僵，揉二马，捣天心，翻上者，捣下良，翻下者，捣上强，左捣右，右捣左……"

《景岳全书》："……故致卒仆暴死，宜先掐人中。"

《幼幼集成》："通脉法：凡小儿忽尔手足厥冷，此盖表邪闭其经络，或风痰阻其荣卫，又或大病之后，阳不布散于四肢。速用生姜煨熟，捣汁半小杯，略入麻油调匀，以指蘸姜油，摩儿手足，往下搓捋揉掖，以通其经络。俟其热回，以纸拭去之。凡小儿指纹滞涩，推之不动，急以此法推豁之，盖此法不论阴阳虚实，用之皆效。"

第十五节　遗　尿

遗尿是指3岁以上的小儿在睡眠中不知不觉地将小便尿在床上，又称"尿床"。3岁以内的小儿，由于精髓未充，智力发育不全，或未养成正常的排尿习惯，及白天贪玩少睡，精神过度疲劳，夜间偶有尿床者，则不属病态。

（一）病因病机

（1）先天肾气不足，下元虚冷。肾主封藏，开窍于二阴，司二便，与膀胱相表里。肾虚，膀胱气化不利，水关不固而遗尿。

（2）肺脾虚损，气虚下陷。各种疾病引起肺脾虚损。肺主一身之气，通调水道，为水之上源，脾主运化，主输布水谷精微。肺虚则治节失司，脾虚输布失司，上虚不能制下，膀胱被下陷之气所迫，无力制约水道而遗尿。

（3）肝经郁热，下注膀胱。湿热蕴结膀胱，气化失常亦可造成遗尿。

小儿遗尿大多数是功能性的，多由于小儿大脑皮质及皮质下中枢功能失调造成，可引起膀胱周围神经、中枢神经系统的脊髓核、传导经路及大脑皮质的紊乱。多见于易兴奋、胆小、过于敏感或睡眠过熟的儿童。个别患儿可有家族遗传的倾向。

（二）辨证论治

1. 下元虚损

（1）临床表现：小便清长频数，睡中遗尿，面色苍白，四肢不温，喜暖畏寒，睡眠深沉，不易唤醒，大便或见泄泻，甚则意识模糊，智力迟钝，舌淡苔白，脉沉迟无力，指纹色淡。

（2）治则：固摄下元，温补肾阳。

（3）处方：补肾经、清小肠、运水入土，揉外劳宫、二人上马，推三关，揉肾俞，揉丹田、关元、气海，擦八髎，按揉三阴交。

（4）方剂：菟丝子散合缩泉丸加味。

（5）常用药物：菟丝子、肉苁蓉、附子、益智仁、桑螵蛸、牡蛎、五味子、怀山药、乌药、鸡内金、补骨脂。

2. 肺脾气虚

（1）临床表现：面色㿠白，神疲乏力，气短懒言，形瘦体弱，四肢无力，纳呆，小便淋漓，遗尿频而量少，便溏，舌淡，苔薄白，脉沉细或缓，指纹色淡。

（2）治则：培补肺脾，益气固涩。

（3）处方：补脾经、肺经、肾经，揉外劳宫、百会、中脘、丹田、关元、气海，揉肾俞、脾俞、肺俞，推三关，按揉足三里，揉龟尾。

（4）方剂：补中益气汤合缩泉丸加味。

（5）常用药物：太子参、黄芪、柴胡、升麻、白术（黄土炒）、茯苓、当归身、甘草、陈皮、乌药、益智仁、桑螵蛸、菟丝子、芡实。

3. 肝经湿热

（1）临床表现：面赤唇红，心烦易怒，白天尿急尿频，夜间睡中遗尿，小便黄赤，盗汗，舌红苔薄黄，脉弦滑，指纹紫红。

（2）治则：泻肝清热利湿。

（3）处方：清肝经、清小肠、清天河水、运水入土，退六腑，揉肾俞，揉肝俞。

（4）方剂：龙胆泻肝汤加减。

（5）常用药物：龙胆草、黄芩、栀子、泽泻、木通、车前子、当归、柴胡、甘草、生地、生薏仁、草薢。

（三）预防与调护

（1）自幼儿期开始，培养按时排尿的良好习惯及合理的生活卫生习惯。

（2）白天不使小儿玩耍过度，以免疲劳贪睡，睡姿最好保持侧卧位。每晚餐时及餐后控制饮水量。少给流质食物，汤药也应安排在日间服用，以减少夜间排尿量。

（3）临睡前令小儿排空小便，入睡后注意患儿遗尿时间，按时唤醒排尿。逐渐养成自行排尿的习惯。对于遗尿患儿，要耐心教育，鼓励患儿消除怕羞和紧张情绪。

（4）积极治疗各种疾病，加强锻炼，增强体质。

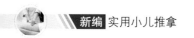

第十六节　小儿肌性斜颈

小儿肌性斜颈,又称小儿先天性胸锁乳突肌挛缩性斜颈,头倾向肌肉挛缩的一侧,下颌转向对侧,久之面部变形。极少数患儿为脊柱畸形引起的骨性斜颈、视力障碍的代偿姿势性斜颈、颈部肌麻痹导致的神经性斜颈和习惯性斜颈。

(一)病因病机

小儿肌性斜颈的病理主要是患侧胸锁乳突肌发生纤维性挛缩,早期可见纤维细胞增生和肌纤维变性,晚期则全部肌肉组织被结缔组织所代替。引起肌纤维化的真正原因尚不清楚,目前有多种说法:

(1)与损伤有关。分娩时一侧胸锁乳突肌因产道或产钳挤压而出血,血肿机化引起挛缩。

(2)分娩时胎儿头位不正,使一侧胸锁乳突肌的血运受到阻碍,供给不足,引起该肌缺血性改变所致。

(3)胎儿在子宫内头部向一侧偏斜所致,与生产过程无关。

(4)部分学者认为与胚胎期发育异常有关。

(二)辨证论治

(1)临床表现:在出生后或出生后2～3周,可发现患儿头向一侧偏斜,下颏转向对侧。患侧颈部可触及硬而无疼痛的梭形肿物,与胸锁乳突肌的方向一致(有的经半年后,肿物自行消退),以后患侧的胸锁乳突肌逐渐挛缩紧张,突出如条索状或卵圆状肿块,大小硬度不一,头部因挛缩肌肉的牵拉而发生斜颈畸形。少数患儿仅见患侧胸锁乳突肌在锁骨的附着点周围有骨疣样改变的硬块物。

若不及时治疗,患儿的头及面部均因不正常的位置产生继发性畸形,肌肉短缩侧的面部自上而下的长度变短,面部增宽,患侧眼外眦角至口角间的距离比健侧变短,并且随年龄的增长,畸形会逐渐加重。

晚期患儿其患侧面部更加不对称,颈深筋膜挛缩变厚,斜角肌变短,颈动脉鞘与血管挛缩,最后颅骨发育不对称,颈椎甚至上胸椎出现脊柱侧弯畸形。

(2)治则:舒筋活血,软坚消肿。

(3)处方及操作:患儿取仰卧位,医者在患侧的胸锁乳突肌施行三指按揉或推揉法;用二指或三指提拿患侧胸锁乳突肌;医者一手扶住患侧肩部,另一手扶住患儿头顶,使患儿头部逐渐向健侧倾斜,使胸锁乳突肌拉长,反复数次;以颈为中心,医者扶患儿头部进行旋转,重点旋向健侧;再一次在患侧胸锁乳突肌施行揉法。

(三)预防和调护

(1)平时注意矫正患儿头位,家长在日常生活中(如喂奶、睡眠时垫枕,利用光线和玩具吸引患儿的注意力等)采取与畸形相反的方向,以纠正斜颈。

(2)家长平时可用示、中、无名三指指面在患侧胸锁乳突肌上做揉法,以局部坚硬肿块为主。

(3)妊娠妇女应注意孕期检查,纠正不良胎位。

(4)孕期应注意坐的姿势,尽量避免曲腰压腹,防止对胎儿产生不良影响,造成畸形的发生。

(5)产后要及时检查,以便早发现早治疗。

（6）小儿不宜过早直抱，避免发生姿势性斜颈。

（7）本病大多为先天性，无行之有效的预防措施。临床上主要是做到"三早"：早发现、早诊断及早治疗。防止给患儿带来进一步的损伤。

第十七节 佝 偻 病

佝偻病，全称是维生素 D 缺乏性佝偻病，为婴儿时期一种慢性营养缺乏症。因体内维生素 D 不足引起全身性钙、磷代谢失常和骨骼改变。因本病发展缓慢，易被忽视，一旦发生明显症状时，机体抵抗力低下，容易并发肺炎、腹泻等严重疾病。

临床上，多见于 3 岁以下的小儿，尤以 6～12 个月的婴幼儿发病率为最高，且北方地区比南方地区发病率高，可能与日晒较少有关。

在中国古代文献中对此病早有过记载，如有关五迟（立、行、发、齿、语皆迟）、五软（头、手、足、口、肌肉均软）、解颅、鸡胸、龟背等的论述。

（一）病因病机

本病的发病原因是先天禀赋不足，后天喂养失调，起居卫生、调护不当，营养失宜，导致脾肾亏虚。肾主骨髓，为先天之本，脾主运化，气血生化之源，为后天之本，肾虚，则生长发育迟缓，骨骼软弱，脾虚，运化失司，后天营养不足。

现代医学认为，佝偻病的发生与维生素 D 缺乏关系最为密切，其次是日光紫外线照射不足。婴儿生长过速，所需维生素 D 较多，生长快的骨骼常出现明显的佝偻病体征。再次是食物中钙、磷含量不足或比例失宜。过多的谷类食物中含有大量植酸，可与小肠中的钙、磷结合成为不溶性植素，不易被吸收。此外，慢性呼吸道感染、胃肠道疾病和肝、胰、肾疾患均可影响维生素 D 和钙、磷的吸收，酸碱度也是影响钙、磷吸收的因素之一。

（二）辨证论治

1. 脾胃虚弱

（1）临床表现：虚胖懒言，体弱多汗，虚烦不眠，易受惊吓，肌肉松弛，四肢倦怠，不能挺立，头颅骨软，囟门宽大，久不闭合，毛稀色黄，大便稀薄，舌苔薄白，脉缓无力，指纹淡红。

（2）治则：健脾和胃。

（3）处方：补脾经、补胃经、运土入水、运八卦、推三关、摩腹、捏脊、揉脾俞、揉胃俞、按揉足三里。

（4）方剂：人参归脾汤。

（5）常用药物：人参、白术、茯神、黄芪、龙眼肉、当归、炙甘草、远志、大枣、陈皮、炒枣仁、生姜。

2. 肾气不足

（1）临床表现：形体消瘦，面色无华，表情呆钝，立、行、发、齿、语皆迟，或有鸡胸、龟背、腹大如鼓，下肢弯曲，骨骼明显畸形，苔少质淡，脉迟无力，指纹色淡。

（2）治则：补肾益气壮骨。

（3）处方：补肾经、脾经、肺经、推三关、摩腹、揉百会、揉脾俞、肺俞、肾俞。

对于出现鸡胸、龟背、行立不便的患儿，可进行局部推拿，施行揉局部、关节等，帮助纠正畸形。

（4）方剂：补肾地黄丸加减。

(5) 常用药物：熟地、山萸肉、怀山药、牛膝、泽泻、鹿茸、人参、枸杞子、杜仲。

（三）预防与调护

中国营养学会推荐我国每日膳食钙的供给量为：0～6 个月为 300 mg，7～12 个月为 400 mg，1～3 岁为 600 mg。只要母乳充足或摄入足够的配方奶，可满足婴幼儿对钙的需求。佝偻病的治疗一般无须补钙，除非并发手足抽搐症等缺钙表现。

注意加强营养，及时添加转乳期食品，坚持每日户外活动。但应避免过早的承力性运动（如过早练习坐、站、扶腋下蹦跳等）。

对已有骨骼畸形的后遗症患儿应加强体格锻炼，定期做肌肉按摩，增加肌张力，矫正畸形。

第十八节　夜　啼

夜啼是指小儿经常在夜间啼哭，甚至通宵达旦，彻夜不眠。白天如常，入夜则啼哭，或每夜定时啼哭，民间俗称"夜啼郎"。有的阵阵啼哭，哭后仍能入睡。对于小儿患急腹症或见灯习惯，无灯则哭者，不属"夜啼"。一般多见于半岁以内的婴幼儿，持续时间可数日至数月不定。

（一）病因病机

1. 脾寒

小儿禀素虚弱，脾常不足，若护理不当，寒邪内侵，脾寒乃生。因夜属阴，入夜则脾寒愈盛，寒邪凝滞，气机不通，入夜腹痛而啼。

2. 心热

乳母恣食辛辣肥甘，或焦燥炙煿动火之食物，或贪服性热之药，火伏热邪，积热上炎。心主火属阳，阳为人体之正气，至夜则阴盛而阳衰，阳衰则无力与邪热相搏，正不胜邪，邪热乘心，心属火恶热而致夜间烦躁啼哭。

3. 惊吓

小儿神气怯弱，突闻异声巨响，或目视异物，使心神不宁，惊惕不安，故常在梦中哭而作惊，夜间惊啼不寐。

4. 食积

小儿乳食不节，内伤脾胃，"胃不和则卧不安"，脾胃运化失司，乳食积滞，入夜而啼。

（二）辨证论治

1. 脾脏虚寒

（1）临床表现：面色㿠白或青，神怯肢冷，睡喜伏卧，曲腰而啼，食少便溏，唇舌淡白，腹喜按，遇温则啼哭止，苔薄白，脉沉细，指纹淡红。

（2）治则：温中健脾。

（3）处方：补脾经、推三关、揉外劳宫、摩腹、揉中脘、揉脾俞、按揉足三里。

（4）方剂：乌药散。

（5）常用药物：乌药、白芍、香附、高良姜。

2. 心经积热

（1）临床表现：睡喜仰卧，见灯火啼哭愈甚，烦躁不安，面赤唇红，便秘溲赤，舌尖红，苔白，脉数有力，指纹青紫。

（2）治则：清心降火泄热。

（3）处方：清心经、清小肠、清天河水、水底捞月、退六腑、揉总筋、小天心、内劳宫。

（4）方剂：导赤散加味。

（5）常用药物：木通、生地、甘草梢、灯芯草、竹叶、黄连、滑石。

3. 惊骇恐惧

（1）临床表现：睡中时作惊惕，唇与面色乍青乍白，紧扑母怀，舌多无异常变化，脉促急或夜间脉来弦数。

（2）治则：镇惊安神。

（3）处方：清肝经、补肺经、补心经、掐小天心、威灵、五指节、揉百会、推攒竹。

（4）方剂：朱砂安神丸。

（5）常用药物：川连、生地、当归、甘草、辰砂。

4. 乳食积滞

（1）临床表现：夜间阵阵啼哭，厌食吐乳，脘腹胀满，嗳腐泛酸，大便臭秽，苔厚，指纹紫。

（2）治则：消食导滞。

（3）处方：清补脾经、清大肠、清胃经、揉板门、摩腹、分腹阴阳、掐四横纹、推下七节骨。

（4）方剂：保和丸。

（5）常用药物：山楂、六曲、半夏、茯苓、陈皮、连翘、莱菔子，麦芽汤下。

（三）预防与调护

养成良好的睡眠习惯，晚上卧室灯光调暗；室温不宜过暖、过寒；保持卧室内空气流通新鲜，室内要安静；乳食宜定时定量；衣带不宜过紧，勤换尿布；避免白天长时间睡眠等。

（四）引文

《秘传推拿妙诀》："临晚啼哭，心经有热，清天河水为主。"

《外台秘要》："小儿夜啼至明不安寐，……亦以摩儿头及脊验。"

第十九节 小儿麻痹症

小儿麻痹症，又称脊髓灰质炎，亦可见于成人，但多见于1～5岁的小儿。4个月以下的婴儿很少得本病，因为母体的抗体能经由血液及乳汁传给新生儿。本病常发生在夏秋之季，以6～9月份最为多见。

小儿麻痹症属于中医学"痿证"范畴，以肢体瘫痪，不能站立行走，失去自主活动能力为主症。它的特征是发热和脊髓病变，可同时伴有胃肠道和上呼吸道症状，部分病例可发生分布不规则的弛缓性麻痹或瘫痪。

（一）病因病机

小儿脏腑娇嫩，感受湿热之邪，流窜经络，使经络受阻；或风、寒、湿邪侵入肺胃二经，耗伤津液，筋脉失养，日久累及肝肾，气血不足，筋肉骨骼无以营养所致。

小儿麻痹症是一种急性传染病，病原体是一种微小的特异性RNA病毒，用电子显微镜放大8万多倍才能看到，直径为26～31 nm。该病毒大量居于患者的脊髓与脑部，在鼻黏膜、扁桃体及淋巴结内也能发现。人类是脊髓灰质炎病毒的唯一天然宿主。

（二）辨证论治

1. 邪犯肺胃

（1）临床表现：发热多汗，全身酸痛，疲倦无力，肌肉拘急，拒绝抚抱，恶心呕吐，喉中痰鸣，呼吸不畅，嗜睡或烦躁，苔白腻，脉滑数，指纹淡。

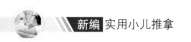

（2）治则：祛风利湿，清热通络。

（3）处方：开天门、推坎宫、运太阳、拿风池、清肺经、清胃经、退六腑、揉肺俞、胃俞、揉小天心。

（4）方剂：葛根芩连汤加减。

（5）常用药物：葛根、黄芩、黄连、桑叶、前胡、羌活、独活、银花、连翘、灯心草、地龙。

2. 湿热入络

（1）临床表现：发热汗出，口干渴，喜冷饮，项强抽搐，继而肢体不用，出现瘫痪，吞咽不利，口眼歪斜，便秘溲赤，苔黄质红，脉滑数，指纹紫滞。

（2）治则：清热解毒，通络。

（3）处方：清补脾胃、清肺经、清天河水、退六腑、清心经、揉心俞、脾俞、胃俞、肺俞、拿委中，掐揉小天心。

热盛时，平肝经、清肺经、清天河水、退六腑；热退时，清补脾经、掐四横纹、掐揉五指节；日久肢冷时，推三关、揉二马、外劳宫、补肾经、脾经、掐四横纹、掐揉五指节。

在瘫痪部位施行揉法、擦法、拿法、摇法。

（4）方剂：三妙丸加减。

（5）药物：黄柏、苍术、牛膝、防己、秦艽、地龙、薏苡仁、滑石、蚕沙、银花藤、竹茹。

3. 肝肾亏损

（1）临床表现：瘫痪日久，肌肉萎缩，肢体畸形，丧失活动力。

（2）治则：滋补肝肾，温经通络。

（3）处方：开胸点振法、宽胸按揉法、分肋推抹法、整肩法、复肘法、摇膝旋髋法、滚腿运捏法。并配合取穴：补肾经、肺经、脾经、心经、肝经、揉肺俞、心俞、肝俞、脾俞、揉足三里、摩腹。

结合患肢相关的穴位如瞳子髎、颊车、地仓；大椎、肩井、肩髃、曲池、阳池、合谷；委中、承山、解溪、昆仑。

临床以感应电疗法作为辅助治疗。

（4）方剂：虎潜丸加减。

（5）药物：虎骨、锁阳、知母、熟地、龟板、白芍、知母、黄柏、干姜、陈皮。

（三）预防与调护

本病流行期间，小儿少去公共场所，避免疲劳与受凉，减少感染机会。定期接种疫苗。如发现患儿应及时隔离，食具、排泄物等应及时消毒处理。

早期瘫痪患儿，应绝对卧床休息，以减少瘫痪病情继续加重。有肌肉疼痛者可局部用所服过的中药渣加热外敷痛处。肢体瘫痪者，应将患肢置于正常体位，防止手足下垂等畸形情况发生。后遗症患儿，应帮助鼓励加强康复锻炼，以求改善肢体功能。

第二十节 癃 闭

排尿困难，甚则小便不通者称为癃闭，《景岳全书》中有"小水不通为癃闭"之说。亦有以小便不利，点滴而短少，病势较缓者称"癃"；小便不通，欲解不得解，病势较急者称"闭"，多合称为"癃闭"。

（一）病因病机

膀胱是储藏尿液的地方，又是管理小便出纳的脏器，《内经》说："膀胱者，州都之官，津液藏焉,气化则能出矣。"若膀胱气化不利,则小便困难不通,《内经》说:"膀胱不利为癃,不约为遗溺。"

（1）膀胱湿热阻滞,或肾热移于膀胱,湿热壅结膀胱,气化不利则尿少而热或闭而不通,气化失司则小腹胀满,津液不布则渴不欲饮,下焦积热则大便不畅。

（2）肾阳不足,命门火衰,传送失职而排尿无力,气化无权则小便不能出,真阳不足而面色㿠白,神气怯弱。

癃闭现代医学称之为尿潴留,常见于支配膀胱的神经功能失调,致使膀胱松弛,排尿无力,而膀胱括约肌相对紧张。

（二）辨证论治

1. 气虚癃闭

（1）临床表现:小便滴沥不爽,排出无力,色清白,伴有面色㿠白,形寒肢冷,神疲体倦,舌淡,苔薄,脉细弱,指纹淡红。

（2）治则:培补元气。

（3）处方:补肾经,补脾经,揉外劳宫,揉二马,推三关,摩腹,揉关元、气海,揉脾俞、肾俞,揉足三里。

（4）方剂:补中益气汤合春泽汤加减。

（5）常用药物:太子参、黄芪、白术、茯苓、柴胡、升麻、桂枝、猪苓、泽泻、车前子。

2. 湿热癃闭

（1）临床表现:小便短赤,浑浊不通,茎中涩痛,小腹胀痛,纳呆、口渴、烦躁不安,舌红,苔黄腻,脉滑数,指纹紫红。

（2）治则:清热利湿。

（3）处方:清补肾经、清小肠、清补脾经、清天河水、揉小天心、揉二马、摩腹、揉关元、揉气海。

另可配用探吐法。法用示指向喉中探吐,上窍开则下窍通,能开肺气,举中气,通下焦之气,以利小便。

或配用熨法。法用食盐半斤,布包在小腹处熨之,以助膀胱气化,而通小便。

（4）方剂:八正散加减。

（5）常用药物:黄柏、山栀、大黄、滑石、萹蓄、瞿麦、土茯苓、泽泻、车前子。

（三）预防与调护

注意加强护理,随时观察,防止并发症。增加营养,合理饮食,加强锻炼,增强体质,抵制湿热秽浊之气上犯膀胱。

尽量避免长时间哭闹,乳食应定量定时,冷暖适度,忌受外邪侵袭。平时积极做好各种流行病的预防工作。

（四）引文

《幼幼集成》:"小便闭结不通,药不能效。用食盐一两,调温水服之,良久,以指入喉中探吐,一吐即通。盖上窍不通,下窍闭也。"

《推拿三字经》:"小肠膀胱二穴俱在小指外侧,小便闭,膀胱气化不行,向外清之。老幼加减。"

《解溪外治方选》:"小便不通,诸药不效者,……葱白切细炒热,包熨小腹部,冷即易,仍以手擦掌心,足心。"

第二十一节 支气管肺炎

支气管肺炎又称小叶肺炎,为小儿最常见的肺炎,尤以婴幼儿为多见。在中医学文献中关于肺咳、肺胀、咳嗽上气、马脾风、肺风痰喘中都有类似本病的记载。一般来说,肺炎属温热病范畴,《温热论》云,"温邪上受,首先犯肺",《外感温病篇》云:"风温为病,春月与冬季居多,或恶风或不恶风,必身热咳嗽烦渴",《时病论·冬温篇》中有:"其症头痛,有汗、咳嗽、口渴、不恶寒而恶热……或胸痛。"麻疹和感冒等其他疾病,亦可并发肺炎,《麻科活人全书》中就有"肺炎咳嗽"的记载。

(一)病因病机

本病多因感受外邪为主,或其他疾病传变造成肺闭所致。

(1)温热之邪犯肺,正邪相搏,肺络受损,导致肺失宣肃,上逆作咳,或邪热伤津,炼液成痰,痰热壅滞气道而致咳喘。

(2)寒邪袭肺,郁而化热,壅滞肺气,气机不利,上逆而咳喘。

(3)热毒蕴肺,灼伤肺津,损伤肺络,造成毒邪内陷之证。

肺炎多发于冬春寒冷季节及气候骤然变化之时,由细菌和病毒引起。一般支气管肺炎,大多由肺炎球菌所致,主要病变散布在支气管附近的肺泡、支气管壁,导致黏膜发炎,通常不影响深部,无明显间质性病变,有时小病灶可融合成较大范围的支气管肺炎。

(二)辨证论治

1. 温热犯肺

(1)临床表现:咳嗽气喘,吐痰黄稠,口渴喜饮,发热重,恶寒轻,有汗或汗出不畅,舌红,苔薄黄,脉浮数,指纹紫红。

(2)治则:疏风清热,宣肺化痰。

(3)处方:清肺经,清天河水、退六腑、推膻中、按弦走搓摩,推天柱骨,推脊、揉肺俞。

(4)方剂:麻杏石甘汤加减。

(5)常用药物:炙麻黄、炒杏仁、石膏、甘草、陈皮、姜半夏、银花、牛蒡子、生地、鱼腥草。

2. 寒邪袭肺

(1)临床表现:恶寒重,发热轻,无汗,头身痛,咳嗽气喘,痰白质稀,舌淡,苔薄白,脉浮紧,指纹淡红。

(2)治则:散寒解表,宣肺化痰。

(3)处方:清肺经,清天河水、推三关、黄蜂入洞、拿风池、揉二扇门、按弦走搓摩,揉肺俞。

(4)方剂:三拗汤加味。

(5)常用药物:麻黄、杏仁、甘草、枳壳、前胡、半夏。

3. 热毒蕴肺

(1)临床表现:高热面赤,烦躁,大汗出,鼻翼煽动,气急痰喘,咯铁锈色痰,口渴喜饮,便秘溲赤,甚则神昏谵语,舌红绛,苔黄厚或黄燥,脉滑数,指纹紫红。

(2)治则:清热解毒,宣肺化痰。

(3)处方:清肺经,清心经,推脾经,掐十王,揉小天心、水底捞月,清天河水,退六腑,推膻中,揉肺俞,开璇玑,掐精灵、威灵。

(4)方剂:麻杏石甘汤合葶苈大枣泻肺汤加减。

（5）常用药物：麻黄、桑白皮、杏仁、葶苈子、石膏、地骨皮、甘草、鱼腥草、黄芩、大贝母。

（三）预防与调护

室内空气保持新鲜流通,保持一定的温度与湿度,室内应避免喧哗并保持安静。重症患儿加强巡视看护,应经常变换体位,痰阻严重的要及时吸痰并常拍背排痰,必要时输氧。饮食应清淡易于消化,忌食油腻生冷以及辛辣之品,以免生痰助热。

（四）引文

《保赤推拿法》:"掐精灵穴……治痰喘、气吼、干呕、痞积。"

《幼科集要》:"开璇玑……凡小儿气促胸高,风寒痰闭,夹食腹痛呕吐泄泻,发热抽搐昏迷不醒,一切危险急症。"

第二十二节 小儿夏季热

小儿暑天长期发热,伴有口渴多饮,多尿少汗或无汗,天气越热体温越高,与气候关系密切,为婴幼儿时期所特有,多见于6个月至2周岁者,故又称"暑热症"。

（一）病因病机

小儿脏腑娇嫩,形气未充。若外感暑气,熏灼皮毛,腠理闭塞不开,汗不能泄,热不得散则发热;肺为暑气熏灼,津液耗损,来源不足,无以输布且腠理不开则无汗;暑气内蕴蒸逼,耗伤胃液,不能上润口舌则口渴引饮;肺能通调水道,若暑气熏肺则伤肺,肺气虚不能化水,水液下趋则多尿,尿多伤津损阳而小便清长。

小儿时期中枢神经系统调节功能差,体表面积相对较大,皮肤汗腺发育不全,体温调节功能较弱,不能耐受炎热暑气,因此夏季气温升高时可见长期发热。

小儿夏季热虽在气候变凉时会自然痊愈,但因持久发热,会出现食欲减退,精神萎靡,抵抗力低下而并发其他病症,使病症延长不利于恢复。并发症中以消化不良、呼吸道感染为多见。高热时会出现烦躁不安、惊风。

（二）辨证论治

（1）临床表现:小儿暑天长期发热,且随气温升高而体温上升,与气候关系密切,伴有口渴喜饮、多尿、少汗或无汗,舌红苔黄,脉数,指纹紫红;或反复发热,造成食欲减退,神疲乏力,易于并发其他病症。

（2）治则:清解暑热。

（3）处方:清胃经、清肺经、补肾经、退六腑、水底捞月、清天河水、揉二扇门、推脊、揉肺俞、揉涌泉。

鼻塞者加:揉迎香。

脾虚者加:补脾经、揉中脘、摩腹。

惊风者加:掐十王、揉捣小天心。

（4）方剂:清暑益气汤。

（5）常用药物:西洋参、麦冬、知母、甘草、竹叶、黄连、石斛、荷梗、鲜西瓜翠衣、粳米。

（三）预防与调护

夏季来临,护理好小儿的饮食起居,预防各种流行病。生冷瓜果极易损伤小儿脾胃,尽量少食或科学合理食用。饮食宜清淡,营养宜丰富。居室空气流通,室内凉爽,以防伤暑。加强护理,注意防止并发症。

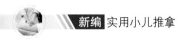

第二十三节　解　颅

解颅是一种儿童发育不良的疾病,以小儿颅缝及囟门宽大,不能应期闭合为特征。

(一)病因病机

肾主骨,生髓,脑为髓之海,脾为气血生化之源,主肌肉四肢。小儿先天禀赋不足,生后久病体虚,致脾肾俱虚,骨弱而脑髓不足,颅为之开解,同时患儿因缺乏后天之本的滋养,造成形体消瘦,发育不良。

(二)辨证论治

(1)临床表现:头额青筋暴露,面色少华,表情呆滞,智力迟钝,目光无神,白睛暴露异常,眼珠下垂,触之头颅骨缝开裂,前囟扩大不能闭合,严重者超过成人之头颅,体瘦颈细,头大偏倒、无力支持,舌淡质嫩,脉沉细弱,指纹淡。

(2)治则:补肾充髓,健脾益气养血。

(3)处方:补肾经、补脾经、揉肾顶、揉风池、揉百会、运太阳、揉二马。

(4)方剂:补肾地黄丸加味。

(5)常用药物:熟地、泽泻、丹皮、山萸肉、牛膝、山药、鹿茸、茯苓、肉苁蓉、制何首乌、菟丝子。

(三)预防与调护

因先天不足、后天失养所致之解颅,合并鸡胸龟背之证者,宜多在户外活动,多晒太阳,宜多样化营养丰富饮食。如出现神昏抽搐时,按惊风调护。如因水浊上逆所致者,应注意控制水分的摄入。

第二十四节　风　疹

风疹是一种由风疹病毒引起的急性出疹性传染病,以前驱期短,皮疹,耳后、枕后和颈部淋巴结肿大为其临床特征。因疹点出没较快,细小如沙,故又名风痧。好发于冬春两季。

(一)病因病机

小儿肌腠不固,感受风热时邪,郁于肌表,与气血相搏,发于皮肤则为风疹。

现代医学认为,风疹是由风疹病毒感染所致。这种病毒属披盖病毒,存在于人的鼻咽、血、粪和尿中,故病毒可自呼吸道侵入鼻咽部,先在局部黏膜和淋巴结内繁殖,然后侵入血液引起病毒血症,并引起皮疹和全身浅表淋巴结肿大。皮疹是病毒直接侵害真皮层毛细血管,使其充血和轻微渗出的结果。

(二)辨证论治

1. 前驱期

(1)临床表现:恶风发热,轻微呼吸道炎症表现,如咳嗽,流涕,咽红,结合膜充血,软腭上可见细小红疹,能融合成片,舌淡红,苔薄白或薄黄,脉浮数,指纹淡紫。

(2)治则:疏散风热。

(3)处方:推脾经,清肺经,清天河水,拿风池,风府,肩井,合谷,运太阳,推脊。

(4)方剂:银翘散加减。

(5)常用药物:银花、连翘、板蓝根、生地、元参、麦冬、前胡、淡竹叶、荆芥、荷叶、牛蒡子、葛根、升麻。

2. 出疹期

(1) 临床表现：发热第 1～2 天开始出疹，由头面出，除手足心外，渐布躯干、四肢，细小分明，稀疏均匀，色淡红，舌红苔薄白，脉数，指纹青紫。白细胞总数减少，淋巴细胞相对增多。

(2) 治则：清热解毒。

(3) 处方：清肺经、推脾经、揉小天心、清天河水、退六腑、揉一窝风、推天柱骨。

(4) 方剂：透疹凉解汤加减。

(5) 常用药物：桑叶、菊花、薄荷、牛蒡子、蝉衣、连翘、紫花地丁、赤芍、葛根、六曲。

3. 疹后期

(1) 临床表现：出疹 1～2 天后，热退疹消，无脱屑和斑痕，可伴有全身乏力，食欲不振，腹胀，舌淡，苔薄白，脉沉细，指纹色淡。

(2) 治则：补肾健脾。

(3) 处方：补肾经、补脾经、推板门、逆运八卦、揉小天心、清天河水、分腹阴阳、揉足三里、揉肾纹。

此外，应配合卧床休息，给予富含营养又易消化的食物，注意对其进行隔离。

(4) 方剂：人参养荣汤加减。

(5) 常用药物：党参、黄芪、白术、茯苓、炙甘草、熟地、白芍、陈皮、远志、当归、大枣、炒薏苡仁、芡实。

(三) 预防与调护

隔离病人至出疹后 5 天，风疹流行期间，小儿尽量少去公共场所，避免与风疹患儿接触。保护孕妇，尤其在妊娠初 3～4 个月内，切勿与风疹病人接触。

风疹患儿应卧床休息，避免风寒，防止搔抓损伤皮肤而引起感染。饮食宜清淡而富有营养，忌食辛辣、油炸食物。

第十一章 小儿保健常识

第一节 小儿生长发育

生长发育是小儿时期不同于成人的最根本的生理特点。研究从初生至青少年时期的生长发育是儿科医学的重要内容。"生长"表示形体量的增长,"发育"表示功能活动的进展。掌握有关生长发育的基本知识,对于小儿保健和防治疾病具有重要意义。

一、年龄分期

在整个生长发育过程中,小儿在形体上和生理功能上有几次大的变化。小儿年龄分期,是根据小儿环境的改变,饮食的转换,体格的发育,牙齿的更新,性腺的发育以及精神智力的发展,对整个小儿时期所作的阶段划分,以便更好地指导教养和防治疾病。

1. 胎儿期

从受孕到分娩共 40 周,称为胎儿期。孕妇的健康状况和卫生环境均可影响胎儿的生长发育。尤其是在胎内前 3 个月,各系统器官逐步分化形成。此时孕妇若遭受不利因素的影响,如物理、药物、感染、营养缺乏等,往往可导致流产、死胎、先天性疾患或缺陷。因此,要做好胎儿期的保健,指导孕期卫生,预防感染,避免放射线照射及不必要的用药。孕妇要居住清静,性情和悦,禁止烟酒,不食生冷等。此外,儿科还把孕期 29 周至出生后的 7 天止,称为"围生期",又称"围产期"。此一时期从胎儿晚期经分娩过程至新生儿早期,经受十分巨大的变化,是生命遭受最大危险的时期。临床实践和流行病学调查证明围生期的死亡率较高。因此,必须重视围生期的保健措施,提高优生优育。

2. 新生儿期

从出生到 28 天为新生儿期。生理上,新生儿要适应新的外界环境,开始呼吸和调整循环,依靠自己的消化系统和泌尿系统摄取营养和排泄代谢产物。形体上,体重增长迅速,大脑皮质主要处于抑制状态,兴奋性低,患病后反应性差。有些疾病与胎内及分娩过程有关,如早产、畸形、窒息、胎黄、脐部疾患、呼吸道感染及惊风等。因此,在喂养、保暖、消毒、细心护理、防止皮肤黏膜损伤等方面,都要特别注意。

3. 婴儿期

从出生 28 天到 1 周岁为婴儿期,亦称乳儿期。这个时期为小儿出生后生长发育最迅速的时期。各系统器官继续发育完善。因此,需要摄入的热量和营养素尤其是对蛋白质的需求特别高。如不能满足,容易引起营养缺乏。但此时消化吸收功能尚不够完善,易发生消化功能紊乱。抗病能力低,从母体获得的免疫力逐渐消失,容易感染疾病。故应提倡母乳喂养及合理喂养,及时增加辅助食品,多晒太阳,按时进行各种预防接种,增加抗病能力。

4. 幼儿期

从 1 周岁到 3 周岁为幼儿期。这一时期的体格增长较为缓慢,生理功能日趋完善,乳牙逐渐出齐,语言、动作、思维活动发展迅速。此时应注意按时断奶及断奶后的合理喂养,否则容易发生吐泻及消化不良症。由于户外活动逐渐增多,接触感染的机会也随之增加,此时多种小儿急性传染病的发病率最高,应做好预防保健工作。同时应注意对幼儿的早期教育,提高识别危险的能力,防止意外的创伤、烫伤及中毒。

5. 幼童期

从 3 周岁到 7 周岁为幼童期,亦称学龄前期。这一时期,体格发育速度减慢,达到稳定增长,而智能发育则日趋完善。求知欲强,好奇,爱问,喜模仿,知识面逐渐扩大。能做较复杂的动作,学会照顾自己,诸如穿衣、吃饭和洗漱等。语言和思维能力进一步发展,学会讲故事、背诵儿歌诗词、跳舞等。根据这个时期具有高度可塑性的特点,可以从小培养优良的道德品质,养成良好的卫生、学习和劳动习惯。学龄前期的儿童防病能力有所增强,但因接触面广,仍可发生传染病,易患肾炎、风湿性疾病等。因喜模仿而无经验,故常发生意外事故,应做好预防工作。

6. 儿童期

从 7 周岁到 12 周岁为儿童期,亦称学龄期。此期大脑的形态发育已达到成人水平,综合分析能力、体力活动均有进一步的发展,已能适应复杂的学校和社会环境。对各种传染病抵抗能力增强,疾病的种类及表现基本接近成人。此时,家长和学校应重视德、智、体、美、劳等多方面的教育。注意预防疾病,保证营养,劳逸结合。

二、生理常数

生理常数是用来衡量小儿健康的标准,是生长发育规律的总结。凡是健康的小儿,其生长发育都在这个范围内;反之则为发育不正常或有某些疾患。但还要根据小儿本身及家族特点,全面观察,才能做出正确判断。

1. 体重

体重的增长是机体在量的方面增长的总和。根据体重可以推测小儿的营养状态。体重在婴儿期增长最迅速,而同一年龄小儿的体重,在正常情况下,也可有一些差别。其波动范围不超过 ±10%。测体重应在早晨空腹排尿之后最适宜。

小儿初生体重平均约 3 kg。生后半年平均每月增长 600 g;6 个月到 1 岁平均每月增长 500 g;1 岁以后平均每年增长 2 kg。可用下列公式计算:

(1) 1~6 个月:体重(g) = 3 000 + 月龄×600。

(2) 7~12 个月:体重(g) = 3 000 + 月龄×500。

(3) 2 岁以上:体重(kg) = 8 + 年龄×2。

2. 身长

身长是反映骨骼发育的重要标志之一。身长的显著异常都是疾病的表现。如身长低于正常的 30% 以上,要考虑侏儒症、克汀病、营养不良等。小儿初生时身长约 50 cm。出生后第 1 年增长 25 cm,2 岁以后的身长可用:身长(厘米) = 周岁数×5 + 75 来计算。

3. 头围

测量时用软卷尺齐双眉上方,通过枕骨隆起绕头一周。新生儿头围平均约 34 cm,随着生

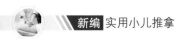

长发育,在生后半年内约增长 8 cm,后半年增长 4 cm,第 2 年约长 2 cm,5 岁以后已接近成人。头围过小,常为脑发育不全所致的小头畸形;过大,可能为脑积水等。

4. 胸围

测量时用软卷尺由背后平肩胛下角,经过乳头绕胸一周。观察吸气与呼气时胸围取其平均值。出生时胸围约 32 cm,第 1 年增长约 12 cm,第 2 年增长约 3 cm。1 岁内胸围常小于头围,1 岁时几乎相等,2 岁以后胸围超过头围。佝偻病和营养不良者胸围较小。

5. 囟门

后囟门闭合时间在出生后 2～4 个月内(部分出生时已闭),前囟门闭合时间在 12～18 个月。囟门晚闭及头围大于正常小儿者,见于解颅或佝偻病。

6. 牙齿

小儿出生后 5～10 个月开始出乳牙,均属正常范围。如果牙齿萌出过晚,多见于佝偻病患儿。一般 1 岁时出 8 个牙,1 岁以后长出上下左右第一乳磨牙,1 岁半长出尖牙,2 岁出第 2 乳磨牙,于 20～30 个月出齐 20 颗乳牙,6 岁以后开始换恒齿,并长出第一恒磨牙,12 岁以后长出第二恒磨牙,至 12～15 岁长满 28 颗恒齿。第三恒磨牙一般在 17～30 岁长出,称为智齿,也有始终不出者。

第二节　小儿喂养与膳食

一、母乳喂养

(一) 母乳成分及量

母乳是婴儿最适宜的食物(尤其是 6 个月以下的婴儿),应大力提倡母乳喂养,宣传母乳喂养的优点。母乳的成分随产后不同时期而有所改变,可分为初乳、过渡乳、成熟乳和晚乳。初乳是指产后 5～7 天内的乳汁,质略稠而带黄色,含脂肪较少而球蛋白较多,微量元素及免疫物质也最多,但量较少。过渡乳是指产后 7 天到满月时的乳汁,含脂肪最高,蛋白质和矿物质逐渐减少,量增多至每天 500 ml。成熟乳为第 2 个月至 9 个月的乳汁,每日乳量增至 700～1 000 ml。晚乳指 10 个月以后的乳汁,量和营养成分如蛋白质、脂肪、矿物质都逐渐减少。

(二) 母乳喂养的特点

营养丰富易消化吸收,蛋白质、脂肪、糖的比例适中。蛋白质总量虽较少,但其中白蛋白多而酪蛋白少,故在胃内形成凝块小,易被消化吸收。脂肪含不饱和脂肪酸较多,脂肪颗粒小,又含较多解脂酶,有利于消化吸收。乳糖量多,以乙型乳糖为主,促进肠道乳酸杆菌生长。含微量元素如锌、铜、碘较多,尤以初乳为甚。铁含量虽与牛乳相同,但其吸收率却是牛乳的 5 倍,故母乳喂养者贫血发生率低。钙、磷比例适宜,易于吸收,较少发生低血钙症。含较多的消化酶如淀粉酶、乳酸酶等,有助于消化。

母乳缓冲力小,对胃酸中和作用弱,有利于消化,母乳在胃内停留时间比牛奶短。

母乳含优质蛋白质,必需的氨基酸及乳糖较多,有利于婴儿脑和神经系统的发育。

母乳具有增进婴儿免疫力的作用。

乳量可随小儿生长而增加,温度及吸乳速度也较适宜,几乎为无菌食品。

母亲自己喂哺,对促进母子感情,密切观察小儿变化,随时照顾护理均有莫大好处。

对母亲也有好处,产后哺乳可刺激子宫收缩,促其早日恢复,哺乳期可推迟月经复潮,不易怀孕。哺乳的母亲也较少发生乳腺癌。

（三）哺乳方法

正常足月新生儿出生半小时内（至少在1～2小时内）就可让母亲喂奶。这样既可防止新生儿低血糖，又可促进母乳分泌。乳腺分泌乳汁是一个复杂的神经内分泌调节过程，婴儿反复多次有力的吸吮，可使乳母血中催乳素的浓度保持较高水平，促进乳汁分泌。因此在最初几日，母乳分泌量较少时，要坚持按时喂哺，最好是母婴同室，乳量会逐渐增多。第1、2个月不需定时喂哺，可按婴儿需要随时喂。此后根据小儿睡眠规律可每2～3小时喂1次，逐渐延长到3～4小时1次，夜间逐渐停1次，一昼夜共6～7次。4～5个月后可减至5次，每次哺乳15～20分钟，以吃饱为准，且不宜过早加喂牛奶或乳制品。

具体方法是每次喂哺时应先吸空一侧乳房，再吸另一侧，下次喂哺则以未吸空的一侧开始。这样就能使每侧乳房轮流吸空，以刺激乳汁的分泌。哺乳前应先为小儿换尿布，清洗双手，用温水拭净乳头，将小儿抱于怀中，取坐位哺乳最为适宜。哺乳完毕后将小儿轻轻抱直，头靠母肩，轻拍其背部，使吸乳时吞入胃中的空气排出，以防发生溢乳。

（四）母乳喂养注意事项

母亲在孕期就应树立自己喂孩子的信心，做好具体准备，如孕晚期每日用温开水擦洗乳头，向外轻拉几次，使乳头皮肤坚实及防止乳头内陷，以利小儿吸吮。

乳母应注意增加营养，睡眠要充足，心情愉快，生活有规律，不随便使用药物。

母乳量不能满足小儿所需时，常有哺乳前乳房不胀，哺乳时小儿吞咽声小，哺乳后小儿睡眠短而不安，常哭闹，体重不增或增加缓慢。需寻找原因加以纠正，或服催乳药。经各种措施而乳汁仍不足者可考虑混合和人工喂养。

乳母患急、慢性传染病，活动性肺结核等消耗性疾病，或重症心脏病、肾病等均不宜母乳喂养。

乳头应经常保持清洁，注意防止乳头及乳房疾病的发生。如发现乳头裂、乳腺炎，应停止患侧喂奶并及时治疗。

不应让婴儿含母乳头（或橡皮乳头）睡觉，因其为不卫生习惯，且易引起窒息、呕吐。

二、混合喂养

母乳不足时，及时添喂牛、羊奶或其他乳品时称为混合喂养。可在每次哺乳后加喂一定量（补授法）或一天内有数次完全喂牛、羊奶代替母乳（代授法），以补授法较好，可防母乳量迅速减少。母乳喂哺次数不宜少于每日3次，维持夜间喂乳，否则母乳会很快减少。

三、人工喂养

母亲因各种原因不能喂哺婴儿母乳时，可选用牛、羊乳或其他代乳品喂养婴儿，称为人工喂养。应选用优质乳品或代乳品，调配恰当，供量充足，注意消毒，也能满足小儿营养的需要，使小儿生长发育良好。

第三节 小儿护理与保健

一、居住方面

居室内应该做到日光充足，空气流通，冷暖适宜，冬季室温在18～20℃，避免外邪的侵袭，

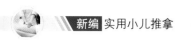

减少疾病的发生。小儿居室避免患病者进入,尤其是新生儿、早产儿的住处。床垫软硬要适当,过软会影响脊柱的发育。对年幼小儿应注意安全,室内安置保护设置,防止触电、烧伤、烫伤、跌伤等意外事故。冬季取暖时要注意室内通风,防止煤气中毒。

二、衣着方面

婴幼儿的衣着以清洁、柔软、大小适中、易于穿脱为宜,内衣裤以纯棉制品最好。化纤织品容易引起静电,刺激小儿皮肤易引起丘疹。衣着不应过厚过多,应按气温的升降而增减,尤其春秋季节气候变化较多,更应该注意。帽子与鞋袜大小要适宜,以免影响发育。小儿的尿布应以质软,吸水性强的棉布为宜。尿布要勤换、勤洗、勤晒。每次换尿布时,应注意臀部和腹股沟的清洁与干燥。

三、睡眠方面

小儿必须有充足的睡眠才能健康成长。如果睡眠不足,常易出现纳呆、烦躁、易怒、形体消瘦等情况。年龄愈小,每天所需的睡眠时间越长。包括白天在内小儿 6 个月以前为 15～20 小时,6～12 个月为 15～16 小时,2～3 岁为 12～14 小时,4～6 岁为 11～12 小时。在睡眠时,要培养小儿自动入睡的习惯,尽量避免抱睡、口含乳头或橡皮乳头、吮手指等入睡方式。

四、清洁卫生

清洁卫生是小儿日常生活中不可缺少的一部分。沐浴和勤换衣服是保持清洁卫生的主要方式。乳幼儿皮肤娇嫩,洗浴后必须将水揩干,尤其是皮肤的褶皱处,更需注意,可以扑些滑石粉或爽身粉,保持皮肤干燥。在冬季,面部和手上的皮肤容易干裂,可涂甘油之类加以保护。小儿还要注意经常洗头、勤修指(趾)甲。此外,小儿学会走路以后,可以增加一些户外活动,呼吸新鲜空气,经常晒太阳,使小儿机体可以获得有利的调节。

五、饮食卫生

小儿在进食的时候要精神愉快,要选择新鲜的奶、蛋、果、菜、鱼肉等营养丰富、容易消化,具有一定色、香、味的食物,要做到定时进食。从小培养不吃零食,不偏食,不挑食等良好的饮食习惯。夏秋季节要注意吃新鲜的水果,避免食用冷冻食品如冰糕、饮料、果汁类等,以免伤害小儿肠胃。若发现小儿有纳呆食少等症状,应积极查找原因,做到及时治疗。

六、健康检查

定期对小儿进行健康检查是保证其健康成长的一项重要措施。对于幼儿应提倡 3 个月检查一次,稍大以后应半年或一年检查一次。通过检查,可系统了解小儿生长发育及疾病的情况。重点对弱小儿童(疳积、贫血、虚证患儿)进行管理和矫治,定期作出医学指导。预防接种是使小儿机体产生特异性抗病能力的积极方法,是预防某些传染病,保障小儿健康的必要措施,因此应定期定时为小儿进行预防接种。

七、小儿保健按摩

小儿保健按摩方法简单易行,朝夕可做,又无痛苦,易为小儿所接受。它能健脾和胃,增进食欲,强壮身体,预防疾病,使小儿健康地发育成长。

操作方法如下：

补脾经 200～500 次；

摩腹 2～5 分钟；

按揉足三里 50～100 次；

捏脊 3 次或 5 次（取奇数）。

保健按摩一般宜在清晨或饭前进行，每日操作一次，每 7 次为一个疗程，休息 3 天以后，可继续进行第二个疗程。

八、婴幼儿护理

自胎儿娩出脐带结扎时开始至 28 天之前这段时间称为新生儿期。此期是婴儿从胎内生活到胎外生活的过渡阶段，是脱离母体后逐渐适应外界生活的重要过程。新生儿组织器官功能尚未发育完善，对外界环境适应性差，做好婴幼儿护理，是促进婴儿健康成长的关键。

幼儿在生理上，既有生机蓬勃、蒸蒸日上的一面，又有脏腑娇嫩、形气未充的一面。其抗病能力低下，易于发病，病情发展迅速。幼儿的心理发育也未臻完善，其精神怯弱，易受惊吓致病，情志不稳，可塑性大，易于接受各方面的影响和教育。针对幼儿的这些生理、心理特点，不失时机地采取科学的养生保健措施，是促进其健康成长的重要保证。

这一时期养生的特点是养教并重，以保养元真、教子启蒙为目标。除了上面论述的生长与发育，小儿喂养与膳食，小儿护理与保健外，还要重视早期教育，促进智力发育，和对一些实物的感知触摸能力，使之全面发展。

（一）心理调摄

新生儿已有视、听、嗅、触等感觉和肌张力活动等表现，渴了、饿了、不舒服时常以哭叫的方式传达出来，父母要细心观察婴儿哭闹的原因。父母不要认为孩子小，什么都听不懂，这是错误的认识。父母要将新生儿视为会听懂话的孩子对待，心中有什么话，多和孩子交流、玩耍，并给予各种感官刺激，这样有助于孩子的身心健康。

（二）亲子抚触法

1. 准备事项

（1）在抚触前，抚触者的手要是温暖的，注意清洁消毒，修剪指甲。

（2）大多在婴儿睡前、沐浴后做亲子抚触法，切忌在宝宝过饱、过饥、过疲劳的时候抚触，否则不但不能让宝宝享受亲子之间的快乐，反而让他（她）对此很反感。

（3）把适量婴儿抚触油，倒入抚触者手心，双手对搓，搓热后再开始抚触运动。

（4）每个动作要轻柔、流畅，做 5～7 次为宜。

2. 分部位操作

（1）前额：仰卧，拇指指腹从眉心处向外侧滑动至两侧发际，从眉心处开始抚触前额全部皮肤。

（2）下颌：双手拇指指腹从下颌中央向外向上滑动，止于耳前。

（3）头部：一手托头，另一只手从婴儿前发际轻抚至后发际，止于耳后。

（4）耳部：双手拇指、示指轻触揉摸耳部，由耳尖、外耳轮至耳垂部。

（5）胸部：双手指腹分别由胸部外下侧抚向对侧外上方，止于肩部。

（6）腹部：手掌自婴儿左上腹滑向左下腹，然后从左下腹滑向右下腹，再滑向右上腹，而后从右上腹滑向左上腹。

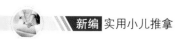

（7）上肢：轻揉上臂至腕部；一手固定肘关节，另一手轻握小手，前小臂曲展运动；左右手分别轻握孩子左右手，右手到左肩前部，左手到右肩前部，做伸展运动，然后抚摸手掌，手背，手指，再拿着婴儿双手自己触摸自己双手。

（8）下肢：轻揉自大腿根部到足踝、足底、足背及脚趾；双手握住婴儿双足，做曲伸运动（动作要轻柔）；双足轻触。

（9）背部：俯卧，自颈部到骶尾部沿脊柱两侧向外侧做横向抚触，然后再做纵向抚触。

（10）臀部：双手在两侧臀部，同时做环形抚触。

第四节　小儿中药贴敷法

穴位贴药外治法是根据中医经络学说，在疾病相应的俞穴上用药物敷贴，以达到减轻病人痛苦，治疗疾病目的。

该方法简便易学安全可靠、疗效显著、无痛苦，故易被患者所接受。常用的剂型有：散剂、糊剂、膏剂、饼剂、水剂、锭剂等。该方法具有止痛止泻、行气活血、清热解毒、利水消肿、化痰止咳、收敛固涩等作用。

在使用过程中应注意以下几点。

（1）贴药时应选取适当的体位（取穴决定），以防药物流失，便于固定。

（2）贴药前选定穴位，用温水或其他溶液清洗皮肤或消毒，并要注意有无皮肤过敏现象，发现过敏及时停药，以免引起不良后果。

（3）根据不同剂型，在贴敷过程中，发现有疼痛或皮肤溃烂者，应停止贴药，一穴不可连续贴药10次以上，小儿贴药应在家长看护下，贴药时间不宜过长，1～2小时为度，并做好护理工作。

（4）贴药后应注意防寒保暖，对患有严重心脑血管疾病者用药量不宜过大，时间不宜过久。贴药固定后，不宜从事重体力劳动，以防滑脱。

不同疾病列举如下：

1. 脐风

小儿脐风、口噤、拳挛、抽搐（即新生儿破伤风）

药物：蜘蛛1个、活地鳖虫1个、乳汁10 ml、黄酒60 ml。

将诸药放入锅浓煎，将煎取过滤的药渣敷于神阙穴，用药汁频频向药渣上滴润，待药气透入，腹内作响即愈。

2. 颅骨不合

小儿颅骨有缝，久久不合。

药物：防风、白及、柏子仁各等分，乳汁适量。

将前三味药粉碎为末过筛，用乳汁调药末如糊状敷于囟会穴。

3. 囟肿

小儿初生后囟部高突。

药物：黄柏适量，碾为细末，水调如糊状，涂布上贴囟会穴、涌泉穴（双）固定，一日换药一次。

4. 囟陷

初生儿囟部凹陷不起。

药物：生半夏适量,碾为细末,水调如糊状,涂布上贴囟门、涌泉穴(双)固定,一日换药一次。

5. 马牙

药物：生香附 15 克、生半夏 15 克、鸡蛋清适量。

前二味药碾为细末,用鸡蛋清调匀如糊状,贴双侧涌泉穴固定,24 小时即愈。

6. 鹅口

初生儿口腔、舌上布满白屑,不能吮吸乳汁。

药物：吴茱萸 15 g,鸡蛋清适量。

将吴茱萸碾为细末,鸡蛋清调如糊状,涂布上贴双侧涌泉穴固定,24 小时换药 1 次。

7. 舌疮

(1) 小儿初生后,舌上生疮溃烂,不能吮吸乳汁。

药物：明矾 20 g,鸡蛋清适量。

将明矾碾为细末,鸡蛋清调如糊状,涂布上,贴双侧涌泉穴,干后再换。

(2) 小儿口颊、舌边、上腭发生白色溃烂小疮,红肿疼痛、啼哭不止、吮吸困难。

药物：细辛 30 g,醋适量。

将细辛碾为细末,加醋调成糊状,敷于神阙穴上固定,1 天换药 1 次。

8. 口糜

小儿口腔糜烂,口腔黏膜及舌下有圆形或椭圆形溃烂面,边红疼痛,啼哭不安,吮吸困难。

药物：吴茱萸 30 g,鸡蛋清适量,将吴茱萸碾为细末,加入鸡蛋清调和为丸,如蚕豆大,将药丸贴敷于双侧涌泉穴,2 天换药 1 次。

9. 颈软

小儿出生后颈软,不能仰抬。

药物：生附子、生南星各等分,姜汁适量。

将前二味药粉碎为末过筛,以姜汁调和如膏状堆于胶布中间,贴天柱穴上,2 天换 1 次。

10. 急惊风

小儿急惊、高热昏迷,两目上视、牙关紧闭、抽搐,甚则颈项强直、角弓反张、指纹青紫、脉弦数。

药物：栀子 20 g、明雄黄 5 g、冰片 1 g、鸡蛋清适量,人工麝香 0.4 g(另包)。将前三味药碾为细末,用鸡蛋清调匀如糊状,先取人工麝香 0.2 g 放于神阙、天柱、关元穴上,再用药糊贴在人工麝香上面,盖上纱布,胶布固定,待 24 小时后用温水洗去即可愈。

11. 慢惊风

小儿病后,正气不足,四肢厥冷,抽搐昏迷,两目上视,甚则角弓反张,指纹淡黄,脉沉迟而弱。

药物：胡椒 7 粒、栀子 7 粒、肉桂 3 g、葱白 7 支,鸡蛋清适量。

将药粉碎为末,与葱白蛋清合捣如膏状,敷于神阙、脾俞穴,覆上纱布,胶布固定 1～2 日即愈。

12. 脐肿

小儿肚脐红肿,或发热恶寒,烦躁啼哭,唇红舌赤。

药物：淡豆豉 12 g,赤小豆 20 g,天南星 6 g,芭蕉汁适量。

将药碾为细末,过筛。以芭蕉汁调如膏状,敷于神阙穴纱布覆盖,胶布固定,2 天换 1 次,

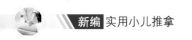

5～7天可愈。

13. 脐湿

小儿脐带脱落后,脐部有液体分泌物,经常温润臭烂。

药物:白石脂3g、黄柏10g、枯矾3g、百草霜1g。

诸药混合研为细末,将药粉撒于神阙穴,纱布覆盖并固定,2天换药1次。

14. 疳积

小儿疳积表现面色萎黄,毛发憔悴,形容枯槁,肚大身瘦,目光无神,易哭易怒。

药物:皮硝10g、杏仁6g、栀子3g、葱茎、红枣7枚、头道酒糟30g、面粉90g。

将诸药捣烂如膏状,摊于青布上,贴于神阙、命门穴,胶布固定,3天换药1次,贴愈为止。

15. 夜啼

小儿夜啼,烦躁,哭闹。

药物:黑丑10g碾为细末,加水调如糊状,填神阙穴纱布盖上,胶布固定。

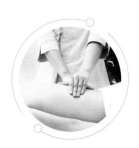

第三篇

附　　篇

第十二章　歌　赋　选

一、小儿无患歌

孩童常体貌,情志自然殊,鼻内干无涕,喉中绝没涎。

头如青黛染,唇似点朱鲜,脸若花映竹,颊绽水浮莲。

喜引方才笑,非时手不掀,纵哭无多哭,虽眠未久眠。

意同波浪静,性若镜中天,此候俱安吉,何愁疾病缠。

(《小儿推拿方脉活婴秘旨全书》)

(〔按〕《秘传推拿妙诀》中"看小儿无患歌"同此)

二、认色歌

眼内赤者心实热,淡红色者虚之说。

青者肝热浅淡虚,黄者脾热无他说。

白面混者肺热侵,目无精光肾虚诀。

儿子人中青,多因果子生,色若人中紫,果食积为痞。

人中现黄色,宿乳蓄胃成,龙角青筋起,皆因四足惊。

若然虎角黑,水扑是其形,赤色印堂上,其惊必是人。

眉间赤黑紫,急救莫沉吟,红赤眉毛下,分明死不生。

(《按摩经》)

三、面部五位歌

面上之症额为心,鼻为脾土是其真,左腮为肝右为肺,承浆属肾居下唇。

(《按摩经》)

四、命门部位歌

中庭与天庭,司空及印堂,额角方广处,有病定存亡。

青黑惊风恶,体和润泽光,不可陷兼损,唇黑最难当。

青甚须忧急,昏暗也堪伤。此是命门地,医师妙较量。

面眼青肝病,赤心、黄脾、白肺、黑肾病也。

(《按摩经》)

(〔按〕《小儿推拿方脉活婴秘旨全书》称此为"正面部位歌")

207

五、面色图歌

额印堂、山根：

额红大热燥,青色有肝风,印堂青色见,人惊火则红。

山根青隐隐,惊遭是两重,若还斯处赤,泻燥定相攻。

年寿：

年上微黄为正色,若平更陷夭难禁,急因痢疾黑危候,霍乱吐泻黄色深。

鼻准、人中：

鼻准微黄赤白平,深黄燥黑死难生,人中短缩吐因病,唇口黑候蛔必倾。

正口：

正口常红号曰平,燥干脾热积黄生,白主失血黑绕口,青黄惊风尽死形。

承浆、两眉：

承浆青色食时惊,黄多吐逆痢红形,烦躁夜啼青色吉,久病眉红死症真。

两眼：

白睛赤色有肝风,若是黄时有积攻,或见黑睛黄色现,伤寒病证此其踪。

风池、气池、两颐：

风气二池黄吐逆,燥烦啼叫色鲜红,更有两颐胚样赤,肺家客热此非空。

两太阳：

太阳青色惊方始,红色赤淋萌蘖起,要知死症是何如,青色从兹生入耳。

两脸：

两脸黄为痰色咽,青色客忤红风热,伤寒赤色红主淋,二色请详分两颊。

两颐、金匮、风门：

吐虫青色滞颐黄,一色颐间两自详,风门黑疝青惊水,纹青金匮主惊狂。

辨小儿五色受病证：

面黄青者,痛也。色红者,热也。色黄者,脾气弱也。色白者,寒也。色黑者,肾气败也。

哭者,病在肝也。汗者主心,笑者主脾而多痰,啼者主肺有风,睡者主肾有亏。

（《按摩经》）

六、察色验病生死诀

面上紫,心气绝,五日死。面赤目陷,肝气绝,三日死。面黄,四肢重,脾气绝,九日死。面白,鼻入奇论,肺气绝,三日死。胸如黄熟豆,骨气绝,一日死。面黑耳黄,呻吟,肾气绝,四日死。口张唇青,毛枯,肺绝,五日死。大凡病儿足跗肿,身重,大小便不禁,目无转睛,皆死。若病将愈者,面黄目黄,有生意。

（《按摩经》）

七、汤氏歌

山根若见脉横青,此病明知两度惊,赤黑因疲时吐泻,色红啼夜不曾停。

青脉生于左太阳,须惊一度见推详,赤是伤寒微燥热,黑青知是乳多伤。

右边赤脉不须多,有则频惊怎奈何? 红赤为风抽眼目,黑沉三日见阎罗。

指甲青兼黑暗多,唇青恶逆病将瘥,忽惊鸦声心气急,此病端的命难过。

蛔虫出口有三般,口鼻中来大不堪,如或白虫兼黑色,此病端的命难延。
四肢疭痛不为祥,下气冲心兼滑肠,气喘汗流身不热,手拿胸膈定遭殃。

(《按摩经》)

八、内八段锦

红净为安不用惊,若逢红黑便难宁,更加红乱青尤甚,取下风痰病立轻。
赤色微轻是外惊,若如米粒势难轻,红散多因乘怒乱,更加搐搦实难平。
小儿初诞月腹痛,两眉颦号作盘肠,泣时啼哭又呻吟,急宜施法行功作。
小儿初诞日,肌体瘦尫羸,秃发毛稀少,元因是鬼胎。

(《按摩经》)

九、外八段锦

先望孩儿眼色青,次看背上冷如冰,阳男搐左无防事,搐右令人甚可惊。
女搐右边犹可治,若逢搐左痰非轻,歪邪口眼终无害,纵有仙舟也莫平。
囟门肿起定为风,此候应知是必凶,忽陷成坑如盏足,未过七日命须终。
鼻门青燥渴难禁,面黑唇青命莫存,肚大青筋俱恶候,更兼腹肚有青纹。
忽见眉间紫带青,看来立便见风生,青红碎杂风将起,必见疳癥膈气形。
乱纹交错紫兼青,急急求医免命倾,盛紫再加身体热,须知脏腑恶风生。
紫少红多六畜惊,紫红相等即疳成,紫黑有红如米粒,伤风夹食症堪评。
紫散风传脾脏间,紫青口渴是风痫。紫隐深沉难疗治,风痰祛散命须还。
黑轻可治死还生,经赤浮寒痰积停。赤青皮受风邪症,青黑脾风作慢惊。
红赤连兮风热轻,必然乳母不相应,两手忽然无脉见,定知冲恶犯神灵。

(《按摩经》)

十、入门歌

五指梢头冷,惊来不可安,若逢中指热,
必定见伤寒。中指独自冷,麻痘症相传。
女右男分左,分明仔细看。
儿心热跳是着唬,热而不跳伤风说,
凉面翻眼是水惊,此是入门探候诀。

(《按摩经》)

(〔按〕《幼科推拿秘书》"五指定症歌"同本歌前半部分,而该书的"手探冷热定症歌"同本歌的后半部分。《秘传推拿妙诀》"看指定诀歌"同此。)

十一、病证死生歌

手足皆符脾胃气,眼神却与肾通神,两耳均匀牵得匀,要知上下理分明。
孩儿立醒方无事,中指将来掌内寻,悠悠青气人依旧,口关眼光命难当。
口眼歪斜人易救,四肢无应不须忙,天心一点掣膀胱,膀胱气馁痛难当。
丹田斯若绝肾气,闭涩其童命不长,天河水边清水好,眼下休交黑白冲。
掌内如寒难救兆,四肢麻冷定人亡,阴硬气冷决昏沉,紫上筋纹指上寻,

209

阴硬气粗或大小，眼黄指冷要调停。　　肾经肝胆肾相连，寒暑交加作楚煎，
脐轮上下全凭火，眼翻手掣霎时安。　　口中气出热难当，吓得旁人叹可伤，
筋过横纹人易救，若居坎离定人亡。　　吐泻皆因筋上转，横门四板火来提，
天心穴上分高下，再把螺蛳骨上煨。　　鼻连肺经不知多，惊死孩儿脸上过，
火盛伤经心上刺，牙黄口白命门疴。　　口溢心拽并气喘，故知死兆采人缘，
鼻水口黑筋无脉，命在南柯大梦边。

（《按摩经》）

十二、诊脉歌

小儿有病须凭脉，一指三关定其息，浮洪风盛数多惊，虚冷沉迟实有积。
小儿一岁至三岁，呼吸须将八至看，九至不安十至困，短长大小有邪干。
小儿脉紧是风痫，沉脉须至气化难，腹痛紧弦牢实秘，沉而数者骨中寒。
小儿脉大多风热，沉重原因乳食结，弦长多是肝胆风，紧数惊风四指掣。
浮洪胃口似火烧，浮紧腹中痛不竭，虚濡有气更兼惊，脉乱多痢大便血。
前大后小童脉顺，前小后大必心咽，四至洪来若烦满，沉细腹中痛切切。
滑主露湿冷所伤，弦长客忤分明说，五至夜深浮大昼，六至夜细浮昼别，
息数中和八九至，此是仙人留妙诀。

（《按摩经》）

十三、识病歌

要知虎口气纹脉，倒指看纹分五色，黄红安乐五脏和，红紫依稀有损益，
紫青伤食气虚烦，青色之时症候逆。忽然纯黑在其间，好手医人心胆寒，
若也直上到风关，迟速短长分两端。如枪衡射惊风至，分作枝叶有数般，
弓反里顺外为逆，顺逆交连病已难，又头长短尤可救，如此医工仔细看。
男儿两岁号为婴，三岁四岁幼为名，五六次第年少长，七龆八龄朝论文，
九岁为童十稚子，百病关格辨其因。十一痫疾方癫风，疳病还同劳病攻，
痞癖定为沉积候，退他潮热不相同，初看掌心中有热，便知身体热相从，
肚热身冷伤食定，脚冷额热是感风，额冷脚热惊所得，疱疹发时耳后红。
小儿有积宜与塌，伤寒两种解为先，食泻之时宜有积，冷泻须用与温脾。
小儿宜与涩脏腑，先将带伤散与之。孩儿无事忽大叫，不是惊风是天吊，
大叫气促长声粗，误食热毒闷心窍，急后肚下却和脾，若将惊痫真堪笑。
痢疾努气眉头皱，不努不皱肠有风。冷热不调分赤白，脱肛因毒热相攻。
十二种痢何为恶，禁口刮肠大不同。孩儿不病不可下，冷热自汗兼自下。
神因囟陷四肢冷，干呕气虚神却怕。吐虫面白毛焦枯，疳气潮热食不化。
鼻塞咳嗽及虚痰，脉细肠鸣烦燥讶，若还有疾宜速通，下了之时心上脱。
孩儿食热下无妨，面赤青红气壮强，脉弦红色肚正热，疰腮喉痛尿如汤。
屎硬腹胀胁肋满，四肢浮肿夜啼长，遍身生疮肚隐痛，下之必愈是为良。

（《按摩经》）

十四、论虚实二症歌

实症：两腮红赤便坚秘，小便黄色赤不止，上气喘急脉息多，当行冷药方可治。
虚症：面光白色粪多青，腹虚胀大呕吐频，眼珠青色微沉细，此为冷痰热堪行。

（《按摩经》）

十五、陈氏经脉辨色歌

小儿须看三关脉，风气命中审端的，青红紫黑及黄纹，屈曲开了似针直。
三关通青四足惊，水惊赤色谁能明，人惊黑色紫泻痢，色黄定是被雷惊。
或青红纹只一线，娘食伤脾惊热见，左右三条风肺痰，此时伤寒咳嗽变。
火红主泻黑相兼，痢疾之色也如然，若是乱纹多转变，沉疴难起促天年。
赤色流珠主膈热，三焦不和心烦结，吐泻肠鸣自利下，六和汤中真口诀。
环珠长珠两样形，脾胃虚弱心胀膨，积滞不化肚腹痛，消食化气药堪行。
来蛇去蛇形又别，冷积脏寒神困极，必须养胃倍香砂，加减临时见药力。
弓反里形纹外形，感寒邪热少精神，小便赤色夹惊风，痫症相似在人明。
枪形鱼刺水字纹，风痰发搐热如焚，先进升麻连壳散，次服柴胡大小并。
针形穿关射指甲，一样热惊非蜗啤，防风通圣凉膈同，次第调之休乱杂。
医者能明此一篇，小儿症候无难然，口传心授到家地，遇地收功即近仙。
此诀即徐氏水镜诀之意，陈氏敷演之，取其便诵也。

（《按摩经》）

十六、五言歌

心惊在印堂，心积两额广，心冷太阳位，心热面颊装。
肝惊起发际，脾积唇焦黄，脾冷眉中岳，脾热大肠侵。
肺惊发际形，肺积发际当，肺冷人中见，肺热面腮旁。
肾惊耳前穴，肾积眼胞厢，肾冷额上热，肾热赤苍苍。

（《按摩经》）

十七、认筋法歌

囟门八字甚非常，筋透三关命必亡，初关乍入或进退，次部相侵也何妨。
赤筋只是因膈食，筋青端被水风伤，筋连大指是阴症，筋若生花定不祥。
筋带悬针主吐泻，筋纹关外命难当，四肢痰染腹膨胀，吐乳却因乳食伤。
鱼口鸦声并气急，犬吠人唬自惊张，诸风惊症宜推早，如若推迟命必亡，
神仙留下真奇法，后学能通第一强。

（《按摩经》）

（〔按〕《秘传推拿妙诀》称此歌为"看小儿被惊法歌"。）

十八、看示指定症诀

虎口有三关，紫热红伤寒，青惊白是疳，黑即人中恶，黄者是脾端，三关者即风气命三关也。

（《幼科推拿秘书》）

十九、面上诸穴歌

心属火兮居额上,肝主左颊肺右向,肾水在下颏所思,脾唇上下准头相。

肝青心赤肺病白,肾黑脾黄不须惑,参之元气实与虚,补泻分明称神术。

额上青纹因受惊,忽然灰白命逡巡,何如早早求灵药,莫使根源渐渐深。

印堂青色受人惊,红白皆缘水火侵,若要安然无疾病,镇惊清热即安宁。

年寿微黄为正色,若平更陷夭难禁,忽然痢疾黑危候,霍乱吐泻黄色泻。

鼻头无病要微黄,黄甚长忧入死乡,黑色必当烦躁死,灵丹何必救其殃。

两眉青者斯为吉,霍乱才生黄有余,烦躁夜啼红色见,紫由风热赤还殂。

两眼根源本属肝,黑瞳黄色是伤寒,珠黄痰积红为热,黑白分明仔细看。

太阳青色始方惊,赤主伤寒红主淋,要识小儿疾病笃,青筋直向耳中生。

风气二池黄吐逆,若黄青色定为风,惊啼烦躁红为验,两手如莲客热攻。

两颊赤色心肝热,多哭多啼无休歇,明医见此不须忧,一服清凉便怡悦。

两颧微红虚热生,红赤热甚痰积停,色青脾受风邪症,青黑脾风药不灵。

两腮青色作虫医,黄色须知是滞颐,金匮之纹青若见,遭惊[1]多次不须疑。

承浆黄色食时惊,赤主惊风所感形,吐逆色黄红则痢,要须仔细与推寻。

注:①原文作遭京,现改作遭惊。

(《小儿推拿广意》)

二十、卓溪家传秘诀

婴儿十指冷如冰,便是惊风体不安,　十指梢头热似火,定是夹食又伤寒。

以吾三指按儿额,感受风邪三指热,　三指按兮三指冷,内伤饮食风邪感。

一年之气二十四,天额开门也此义,　自古阴阳数有九,额上分推义无异。

天庭逐掐至承浆,以掐代针行血气,　伤寒推法上三关,脏热专推六腑间。

六腑推三关应一,三关推十腑应三,　推多应少为调燮,血气之中始不偏。

啼哭声从肺里来,无声肺绝实哀哉,　若因痰蔽声难出,此在医家用妙裁。

病在膏肓不可攻,我知肺俞穴能通,　不愁痰浊无声息,艾灸通神胜上工。

百会由来在顶心,此中一穴管通身,　扑前仰后歪斜痫,艾灸三九抵万金。

腹痛难禁还泻血,也将灸法此中寻,　张口摇头并反折,速将艾灸鬼眼穴,

更把脐中灸一壮,却是治疗最妙诀,　井肩穴是大关津,掐此开通血气行。

各处推完将此掐,不愁气血不周身,　病在脾家食不进,重揉艮宫妙似圣,

再加大指面旋推,脾若初伤推即应,　头疼肚痛外劳宫,揉外劳宫即见功,

疼痛医家何处识,眉头蹙蹙哭声雄,　心经热盛作痴迷,天河引水上洪池,

掌中水底捞明月,六腑生凉那怕痴,　婴儿脏腑有寒风,试问医人何处攻,

揉动外劳将指屈,此曰黄蜂入洞中,　揉掐五指爪节时,有风惊吓必须知,

若还人事难苏醒,精威二穴对拿之,　胆经有病口作苦,只将妙法推脾土,

口苦医人何处知,合口频频左右扭,　大肠侧推到虎口,止泻止痢断根源,

不从指面斜推入,任教骨碎与皮穿,　揉脐兼要揉龟尾,更用推揉到涌泉。

肾水小指与后溪,推上为清下补之,　小便闭赤清之妙,肾虚便少补为宜。

小儿初诞月中啼,气滞盘肠不用疑,　脐轮胸口宜灯火,木香用下不迟疑。

白睛青色有肝火,鼻破生疮肺热攻,　祛风却用祛风散,指头泻肺效相同。
鼻准微黄紫庶几,奇红带燥热居脾,　大指面将脾土泻,灶土煎汤却也宜。
太阳发汗来如雨,身弱兼揉太阴止,　太阴发汗女儿家,太阳止汗单属女。
眼翻即掐小天心,望上须将下陷平,　若是双眸低看地,天心上掐即回睛。
口眼相邀扯右边,肝风动极趁风牵,　若还口眼频牵左,定是脾家动却痰,
肾水居唇之上下,风来焉不作波澜,　双眸原属肝家木,枝动因风理必然,
右扯将儿左耳坠,左丢撺回右耳边。　三朝七日眼边黄,便是脐风肝受伤,
急将灯火十三点,此是医仙第一方。　效见推拿是病轻,重时莫道药无灵,
疗惊定要元宵火,非火何能定得惊。　若用推拿须下午,推拿切莫在清晨,
任君能火还能药,烧热常多退五更。　叮咛寄语无他意,恐笑先生诀不真。

(《幼科铁镜》)

二十一、观形察色审病歌

观形察色辨因由,阴弱阳强发碍柔,　若是伤寒双足冷,要知有热肚皮求。
鼻冷便知是疹痘,耳凉知是风热投,　浑身皆热伤风症,下冷上热食伤仇。

(《幼科推拿秘书》)

二十二、分补泄左右细详秘旨歌

补泄分明寒与热,左转补兮右转泄,　男女不同上下推,子前午后要分别。
寒者温之热者凉,虚者补之实者泄,　手足温和顺可言,冷厥四肢凶莫测。
十二经中看病源,穴真去病汤浇雪。

(《幼科推拿秘书》)

二十三、三关六腑秘旨歌

小儿元气胜三关,推动三关真火然,　真火熏蒸来五脏,小儿百脉皆和畅,
元气既足邪气退,热极不退六腑推,　若非极热退愈寒,不如不退较为安,
六腑愈寒痰愈盛,水火相交方吉庆。

(《幼科推拿秘书》)

二十四、调护歌

养子须调护,看承莫纵弛。乳多终损胃,食壅即伤脾。
衾浓非为益,衣单正所宜。无风频见日,寒暑顺天时。

(《小儿推拿广意》)

二十五、保婴赋

人禀天地,全而最灵,原无夭札,善养则存。始生为幼,三四为小,七龀八龊,九童十稚。惊痫疳癖,伤食中寒,汤剂为难,推拿较易。以其手足,联络脏腑,内应外通,察识详备。男左女右,为主看之,先辨形色,次观虚实。认定标本,手法祛之,寒热温凉,取效指掌。四十余穴,有阴有阳,十三手法,至微至妙,审症欲明,认穴欲确,百治百灵,万不失一。

(《幼科推拿秘书》)

二十六、保生歌

欲得小儿安,常带饥与寒,肉多必滞气,生冷定成疳。
胎前防辛热,乳后忌风参,保养常如法,灾病自无干。

(《幼科推拿秘书》)

二十七、手法歌

心经有热作痰迷,天河水过作洪池。　肝经有病儿多闷,推动脾土病即除。
脾经有病食不进,推动脾土效必应。　肺经受风咳嗽多,即在肺经久按摩。
肾经有病小便涩,推动肾水即救得。　小肠有病气来攻,板门横门推可通。
用心记此精宁穴,看来危症快如风。　胆经有病口作苦,好将妙法推脾土。
大肠有病泄泻多,脾土大肠久搓摩。　膀胱有病作淋疴,肾水八卦运天河。
胃经有病呕逆多,脾土肺经推即和。　三焦有病寒热魔,天河过水莫蹉跎。
命门有病元气亏,脾土大肠八卦推。　仙师授我真口诀,愿把婴儿寿命培。
五脏六腑受病源,须凭手法推即痊。　俱有下数不可乱,肺经病掐肺经边。
心经病掐天河水,泻掐大肠脾土全。　呕掐肺经推三关,目昏须掐肾水添。
再有横纹数十次,天河兼之功必完。　头痛推取三关穴,再掐横纹天河连。
又将天心揉数次,其功效在片时间。　齿痛须揉肾水穴,颊车推之自然安。
鼻塞伤风天心穴,总筋脾土推七百。　耳聋多因肾水亏,掐取肾水天河穴。
阳池兼行九百功,后掐耳珠旁下侧。　咳嗽频频受风寒,先要汗出沾手边。
次掐肺经横纹内,乾位须要运周环。　心经有热运天河,六腑有热推本科。
次食不进推脾土,小水短少掐肾多。　大肠作泻运多移,大肠脾土病即除。
次取天门入虎口,揉脐龟尾七百奇。　肚痛多因寒气攻,多推三关运横纹。
脐中可揉数十下,天门虎口法皆同。　一去火眼推三关,一百二十数相连。
六腑退之四百下,于推肾水四百全。　兼取天河五百遍,终补脾土一百全。
口传笔记推摩诀,付与人间用意参。

(《按摩经》)

(〔按〕《小儿推拿方脉活婴秘旨全书》中"五脏主病歌"同此歌前一部分。

《秘传推拿妙诀》中"五脏六腑定诀"同此歌)

二十八、要诀

三关出汗行经络,发汗行气此为先,　倒推大肠到虎口,止泻止痢断根源。
脾土曲补直为推,饮食不进此为魁,　疟痢疲羸并水泻,心胸痞痛也能祛。
掐肺一节与离经,推离往乾中间轻,　冒风咳嗽与吐逆,此经神效抵千金。
肾水一纹是后溪,推下为补上清之,　小便秘涩清之妙,肾虚便补为经奇。
六筋专治脾肺热,遍身湿热大便结,　人事昏沉总可推,去病浑如汤泼雪。
总经天河水除热,口中热气并拈舌,　心经积热火眼攻,推之方知真妙诀。
四横纹和上下气,吼气腹痛皆可止,　五经纹动脏腑气,八卦开胸化痰最。
阴阳能除寒与热,二便不通并水泻,　人事昏沉痢疾攻,救人要诀须当竭。

天门虎口揉斗肘,生血顺气皆妙手,一掐五指爪节时,有风被吓宜须究。

小天心能生肾水,肾水虚少须用意,板门专治气促攻,扇门发热汗宣通。

一窝风能除肚痛,阳池专一止头疼,精宁穴能治气吼,小肠诸病快如风。

（《按摩经》）

（〔按〕《小儿推拿方脉活婴秘旨全书》"掌上诸穴拿法歌"同此。）

二十九、掌面推法歌

一掐心经二劳宫,推上①三关汗即通,如若不来加二扇,黄蜂入洞助其功。侧掐大肠推虎口,螺蛳穴用助生功,内伤泄痢兼寒症,肚胀痰吼气可攻。一掐脾经屈指补,艮震重揉肚胀宜,肌瘦面若带黄色,饮食随时而进之。

肾经一掐二横纹,推上为清下补盈,上马穴清同此看,双龙摆尾助其功。肺经一掐二为离,离乾二穴重按之,中风咳嗽兼痰积,起死回生便响时。一掐肾水下一节,便须二掐小横纹,退至六腑凉将至,肚膨闭塞一时宁。

总经一掐天河水,潮热周身退似水,再加水底捞明月,终夜孩啼即住声。运行八卦开胸膈,气喘痰多即便轻,板门重揉君记取,即时饮食进安宁。眼翻即掐②小天心,望上须当掐下平,望下即宜将上掐,左边掐右右当明。

运土入水身赢瘦,土衰水盛肚青筋,运水入土膨胀止,水衰土盛眼将睁。阴阳二穴分轻重,寒热攻之疟痢生,痰热气喘阴重解,无吼无热用阳轻。

运动五经驱脏腑,随时急用四横纹。

注：①原文为"推"字,今仍从藻文堂本改为"上"字。符推上三关退下六腑之说。②原文为播字、意不通,今改用作掐字。

（《小儿推拿方脉活婴秘旨全书》）

三十、掌背穴治病歌

掌背三节驱风水,靠山剿疟少商同①。内外间使兼三穴,一窝风止头疼功。

头疼肚痛外劳宫,潮热孩啼不出声。单掐阳池头痛止,威灵穴掐死还生。

一掐精灵穴便苏,口歪气喘疾皆除。内外间使②平吐泻,外揉③八卦遍身舒④。

注：①原文为"回"字,今仍从五云堂本改为"同"字。②原文为"内间""外使",意不通,今改作"内外（间使)。"③原文为"柔"字,今改作"揉"字。④原文为"疏"字,今改作"舒"字。

（《小儿推拿方脉活婴秘旨全书》）

三十一、拿法

太阳二穴属阳明,起手拿之定醒神。耳背穴原从肾管,惊风痰吐一起行。

肩井肺经能发汗,脱肛痔瘘总能遵。及至奶旁尤属胃,去风止吐为非轻。

曲池脾经能定搐,有风有积也相应。肚痛太阴脾胃络,肚疼泄泻任拿停。

下部股肢百虫穴,调和手足止诸惊。肩上琵琶肝脏络,本宫壮热又清神。

合谷穴原连虎口,通关开窍解谷沉。鱼肚脚胫抽骨处,醒神止泻少阳经。

莫道膀胱无大肋,两般秘结要他清。十二三阴交穴尽,流通血脉自均匀。

记得急惊从上起,慢惊从下上而行。此是神仙真妙诀,须教配合要知音。

天吊眼唇都向上,琵琶穴上配三阴。先是百虫穴走马,通关之后隆痰行。

角弓反张人惊怕,十二惊中急早针。肩井颊车施莫夺,荆汤调水服千金。

此后男人从左刺,女人反此右边针。生死入门何处断,指头中甲掐知音。

此是小儿真妙诀,更于三部看何惊。

(《小儿推拿广意》)

三十二、十二手法主病赋

黄蜂入洞治冷痰,阴症第一;水底捞明月主化痰,潮热无双。凤凰单展翅,同乌龙双摆尾①之功;老翁绞荟,合猿猴摘果之用。打马过天河,止呕兼乎泻痢;按弦走搓磨动气,最化痰涎。赤凤摇头治木麻;乌龙摆尾开闭结;二龙戏珠,利结止擂之猛将;猿猴摘果,祛痰截疟之先锋;飞筋走气专传送之;天门入虎口之能。

(《小儿推拿方脉活婴秘旨全书》)

注:①原文为"乌双龙摆尾",今改正。

三十三、十二手法诀

黄蜂入洞法:大热。一掐心经,二掐劳宫。先开三关,后做此法。将左右大指先分阴阳;二大指并向前,众小指随后,一撮、一上,发汗可用。

水底捞明月法:大凉。做此法,先掐总筋、清天河水;后以五指皆跪,中指向前,众指随后,如捞物之状;以口吹之。

飞经走气法:化痰、动气。先运五经文,后做此法。用五指开张,一滚、一笃,做至关中,用手打拍乃行也。

按弦走搓磨法:先运八卦,后用二大指搓病人掌、三关各一搓;二指拿病人掌,轻轻慢慢如摇,化痰甚效。

二龙戏珠法:用二大指、二示指并向前,小指在两旁,徐徐向前,一进、一退,小指两旁掐穴,半表里也。

赤凤摇头法:此法,将一手拿小儿中指;一手五指,攒住小儿肘肘,将中指摆摇,补脾、和血也(中指属心、色赤,故也)。

乌龙摆尾法:用手拿小儿小指,五指攒住肘肘将小指摇动,如摆尾之状,能开闭结也(小指属肾水,色黑,故也)。

猿猴摘果法:左手大指,示指交动,慢动;右手大指、示指,快上至关中,转至总筋左边,右上至关上。

凤凰单展翅法:热,用大指掐总筋,四指皆伸在下,大指又起,又翻四指如一翅之状。

打马过天河法:温凉。以三指在上马穴边,从手背推到天河头上,与捞明月相似(俗以指甲弹响过天河者,非也)。

天门入虎口法:右手大指掐小儿虎口,中指掐住天门,示指掐住总筋,以五指攒住肘肘,轻轻摇动,效。

老翁绞荟法:左手掐大指根骨,右手掐脾经摇之,治痞。

(《小儿推拿方脉活婴秘旨全书》)

〔按〕原文缺最后一法,今加上,以成十二手法诀。)

三十四、治法捷要歌

人间发汗如何说，只在三关用手诀。再掐心经与劳宫，热汗立止何愁雪。
不然重掐二扇门，大汗如雨便休歇。若治痢疾并水泻，重推大肠经一节。
侧推虎口见功夫，再推阴阳分寒热。若问男女咳嗽诀，多推肺经是法则。
八卦离起到乾宫，中间宜乎轻些些。凡运八卦开胸膈，四横纹掐和气血。
五藏六腑气候闭，运动五经开其塞。饮食不进儿着吓，推动脾土就吃得。
饮食若进人事瘦，曲指补脾何须怯。若还小便兼赤涩，小横纹与肾水节。
往上推去为之清，往下退来为补诀。小儿若着风水吓，多推五指指之节。
大便闭塞久不通，盖因六腑有积热。小横肚角要施工，更掐肾水下一节。
口出臭气心经热，只要天河水清彻。上入洪池下入掌，万病之中多去得。
若是遍身不退热，外劳宫上多揉擦。不问大热与大炎，更有水底捞明月。
天门虎口斟肘诀，重揉顺气又生血。黄蜂入洞医阴症，冷气冷痰俱治得。
阳池穴掐止头痛，一窝风掐肚痛绝。威灵总心救暴亡，精宁穴治打逆噎。
男女眼若往上撑，重重多揉小心穴。二人上马补肾经，即时下来就醒豁。
男左三关推发热，退下六腑冷如铁。女右三关退下凉，推上六腑又是热。
病证虚实在眼功，面部详观声与色。寒者温之热者清，虚者补之实者泄。
仙人传下救孩童，后学殷勤当切切。古谓痘科治法难，惟有望闻并问切。
我今校订无差讹，穴道手法细分别。画图字眼用心详，参究其中真实说。
非我多言苦叮咛，总欲精详保婴诀。更述一篇于末简，愿人熟诵为口诀。
诸人留意免哭儿，医士用心有阴德。

（《秘传推拿妙诀·卷下》）

（〔按〕《小儿推拿广义》"拿法（又）"同此歌。

《幼科推拿秘书》"推拿小儿总诀歌"同此诀）

三十五、基本手法歌

上下挤动是为推，揉推旋转不须离，搓为来往摩无异，摇是将头与手医，
刮则挨皮稍用力，运须由此往彼移，掐入贵轻朝后出，拿宜抑下穴上皮，
推分两手分开划，和字为分反面题。

（《推拿指南》）

三十六、取温凉汗吐泻秘旨

凡身热重者，但捞明月，或揉涌泉，引热下行，或揉脐及鸠尾。方用芽茶嚼烂，贴内间使穴上，又方用靛搽手足四心，又用水粉乳，调搽太阳四心，即热退矣。

凡身凉重者，揉外牢宫板门穴、揉二扇门、推三关、揉阳位。方用薪艾揉细，火烘敷脐，立热。

凡要取汗，推三关，揉二扇门，黄蜂入洞为妙。

凡要止汗，退六腑，补肺经。如不止，方用浮小麦煎汤，灌之立效。至无疾，自汗乃小儿常事，不可过疑。

凡取吐泄者，外牢推至大陵位，取吐方知为第一，大陵反转至牢宫，泄泻心火无止息，左转

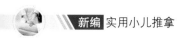

三来右一摩,此是神仙真妙诀。

凡止吐泄者,呕吐乳食真可怜,板门来至横纹中,横纹若转板门去,吐泻童子得平安,其间口诀无多记,往者俱重过者轻。

此合上外牢二法,俱圆推,男左转女右转,去重回轻,此一节须详究。

（《幼科推拿秘书》）

三十七、各穴用法总歌

心经一掐外劳宫,三关之上慢从容,汗若不来揉二扇,黄蜂入洞有奇功。

肝经有病人多痹,推补脾土病即除,八卦大肠应有用,飞金走气也相随。

咳嗽痰涎呕吐时,一掐清肺次掐离,离宫推至乾宫止,二头重实中轻虚。

饮食不进补脾土,人事瘦弱可为之,屈为补兮直为泄,妙中之妙有玄机。

小水赤黄也可清,但推肾水掐横纹,短少之时宜用补,赤热清之得安宁。

大肠有病泄泻多,侧推大肠久按摩,分理阴阳皆顺息,补脾方得远沉疴。

小肠有病气来攻,横纹板门推可通,用心记取精宁穴,管叫却病快如风。

命门有病元气亏,脾土大肠八卦为,侧推三关真火足,天门肸肘免灾危。

三焦有病生寒热,天河六腑神仙诀,能知取水解炎蒸,分别阴阳掐指节。

膀胱有病作淋疴,补水八卦运天河,胆经有病口作苦,重推脾土莫蹉跎。

肾经有病小便涩,推动肾水即清澈,肾脉经传小指侧,依方推掐无差忒。

胃经有病食不消,脾土大肠八卦调,胃口凉时心作哕,板门温热始为高。

心经有热发痴迷,天河水过作洪池,心若有病补上膈,三关离火莫推迟。

肝经有病人闭目,推动脾土效即速,脾若热时食不进,再加六腑病除速。

（《幼科推拿秘书》）

三十八、面部推拿次第歌

第一先推是坎宫,次推攒竹法相同。太阳穴与耳背骨,三四全凭运动工。

还有非推非运法,掐来以爪代针锋。承浆为五颊车六,聪会太阳七八逢。

九至眉心均一掐,循循第十到人中。再将两耳提三下,此是推拿不易功。

（《推拿捷径》）

三十九、手臂各部推拿次第歌

虎口三关为第一,次推五指至其巅,掌心手背如何运,八卦须分内外旋,

分到阴阳轻与重,三关六腑别寒喧,十施手法因称大,肸肘旋摇各法至。

（《推拿捷径》）

四十、推拿三字经（节选）

小婴儿,看印堂。五色纹,细心详。色红者,心肺恙。俱热证,清则良。

清何处,心肺当。退六腑,即去恙。色青者,肝风张。清则补,自无恙。

平肝木,补肾脏。色黑者,风肾寒。揉二马,清补良。列缺穴,也相当。

色白者,肺有痰。揉二马,合阴阳。天河水,立愈恙。色黄者,脾胃伤。

若泻肚，推大肠。 一穴愈，来往忙。 言五色，兼脾良。 曲大指，补脾方。
内推补，外泻详。 大便闭，外泻良。 泻大肠，立去恙。 兼补肾，愈无恙。
若腹痛，窝风良。 数在万，立无恙。 流清涕，风感伤。 蜂入洞，鼻孔强。
若洗皂，鼻两旁。 向下推，和五脏。 女不用，八卦良。 若泻痢，推大肠。
示指侧，上即上。 来回推，数万良。 牙痛者，骨髓伤。 揉二马，补肾水。
推二穴，数万良。 治伤寒，拿列缺。 出大汗，立无恙。 受惊吓，拿此良。
不醒事，也此方。 或感冒，急慢恙。 非此穴，不能良。 凡出汗，忌风扬。
霍乱病，暑秋伤。 若止吐，清胃良。 大指根，震艮连。 黄白皮，真穴详。
凡吐者，俱此方。 向外推，立愈恙。 倘肚泻，仍大肠。 吐并泻，板门良。
揉数万，立愈恙。 进饮食，也称良。 瘟疫者，肿脖项。 上午重，六腑当。
下午重，二马良。 兼六腑，立消亡。 分男女，左右手。 男六腑，女三关。
此二穴，俱属凉。 男女逆，左右详。 脱肛者，肺虚恙。 补脾土，二马良。
补肾水，推大肠。 来回推，久去恙。 或疹痘，肿脖项。 仍照上，午别恙。
诸疮肿，明此详。 虚喘嗽，二马良。 兼清肺，兼脾良。 小便闭，清膀胱。
补肾水，清小肠。 示指侧，推大肠。 尤来回，轻重当。 倘生疮，辨阴阳。
阴者补，阳清当。 紫陷阴，红高阳。 虚歉者，先补强。 诸疮症，兼清良。
疮初起，揉患上。 左右旋，立消亡。 胸膈闷，八卦详。 男女逆，左右手。
运八卦，离宫轻。 痰壅喘，横纹上。 左右揉，久去恙。 治歉症，并痨伤。
歉弱者，气血伤。 辨此症，在衣裳。 人着裌，伊着棉。 也咳嗽，名七伤。
补要多，清少良。 人穿裌，他穿单。 名五痨，肾水伤。 分何肱，清补良。
在学者，细心详。 眼翻者，上下僵。 揉二马，捣天心。 翻上者，捣下良。
翻下者，捣上强。 左捣右，右捣左。 阳池穴，头痛良。 风头痛，蜂入洞。
左右旋，立无恙。 天河水，口生疮。 遍身热，多推良。 中气风，男左逆。
右六腑，男用良。 左三关，女用强。 独穴疗，数三万。 多穴推，约三万。
遵此法，无不良。 遍身潮，拿列缺。 汗出良，五经穴。 肚胀良，水入土。
不化谷，土入水。 肝木旺，小腹寒。 外牢宫，左右旋。 久揉良，嘴唇裂。
脾火伤，眼泡肿。 脾胃恙，清补脾。 俱去恙，向内补。 向外清，来回推。
清补双，天门口。 顺气血，五指节。 惊吓伤，不计次。 揉必良，时摄良。
一百日，即去恙。 上有火，下有寒。 外劳宫，下寒良。 六腑穴，去火良。
左三关，去寒恙。 右六腑，亦去恙。 虚补母，实泻子。 曰五行，生克当。
生我母，我生子。 穴不误，治无恙。 古推书，身手足。 执治婴，无老方。
皆气血，何两样。 数多寡，轻重当。 吾载穴，不相商。 老少女，无不当。
遵古推，男女分。 俱左手，男女同。 余尝试，并去恙。 凡学者，意会方。
加减推，身歉壮。 病新久，细思详。 推应症，无苦恙。

（《推拿三字经》）

四十一、看面审病歌

（一）

肝热面青肾病黑，心病面赤肺病白。

惟有脾病面带黄,五脏发泄应五色。

（二）

面黄多积食,青色是惊风。

白色多成痢,伤风面色红。

渴来唇带赤,热甚眼朦胧。

痢疾眉必皱,不皱是伤风。

（三）

额间赤色心经热,烦躁惊悸不必说。

青黑腹痛又惊风,瘦疭叫啼何时歇。

微黄惊疳自古传,纯黑之时命已绝。

（四）

客忤之病两颊青,痰食喘急黄色临。

红主惊风须凉散,两颊赤时伤寒寻。

（《幼科推拿秘书》）

四十二、观形察色审病歌

观形察色辨因由,阴弱阳强发硬柔,

若是伤寒双足冷,要知有热肚皮求。

鼻冷便知是痘疹,耳冷应知风热症,

浑身皆热是伤寒,上热下冷伤食病。

（《幼科推拿秘书》）

四十三、望鼻色主症歌

（一）

脾胃热极鼻色赤,小便深黄或不通。

鼻中气粗兼干燥,衄血之证因而成。

脾虚泄泻若何形,乳食不化鼻淡白。

脾经受寒色白青,黑为恶候死之症。

（二）

二次受惊山根青,如现黑色症不轻。

年寿平陷主夭折,青色发热惊更生。

黑主泄痢红主燥,微黄隐隐为和平。

（《幼科推拿秘书》）

四十四、望耳色主病歌

耳后微赤虚鸣症,本经受热亦知情,

耳轮干燥是骨蒸,口渴盗汗肝热盛。

（《幼科推拿秘书》）

四十五、察五指审候歌

五指梢头冷，惊来神不安，
若逢中指热，必定是伤寒。
中指独自冷，麻痘症相传，
男女分左右，医家仔细看。

（《推拿抉微》）

四十六、脉纹察病歌

三岁以下儿有病，男左女右看三关，
寅是风关卯是气，辰是命关难医治，
虎口有纹往上接，看时需要辨颜色，
红黄安乐五脏和，青紫定是受惊吓，
入掌生枝恐不祥，筋透三关命必亡，
初关乍入推宜早，次节相侵亦可防。

（《推拿抉微》）

四十七、三关部位歌

初起风关症未殃，气关纹现急须防，
乍临命关诚危急，射甲通关病热彰。

（《推拿抉微》）

四十八、三关脉纹主病歌

虎口有三关，熟记应当先，
紫热红伤寒，青惊白是疳，
黑纹因中恶，黄即困脾端。

（《幼科折衷》）

四十九、五脏有病呈现面部歌

（一）
心经有冷目无光，面赤须知热病当，
若是惊吓山根赤，准头红色有热藏。
（二）
肝经有冷面微青，有热眼泡赤色生，
发际白色受惊症，腮上发黄疳积成。
（三）
脾冷须认面色黄，眼皮赤色热作恙，
青居发际主惊候，唇口皆黄食积伤。

（四）

肺寒面白冷为由，热赤人中及嘴头，
青在山根惊要起，热居发际痰为仇。

（五）

面黑当知肾脏寒，食仓红是热须看，
风门黄色为惊入，两目微沉痰所干。

（《幼科发挥》）

五十、观面色审音歌

要知儿病生与死，总观面色并审音，
唇青耳黑儿难救，哭声不响病已深。

（《幼科推拿秘书》）

五十一、脉症宜忌歌

脉浮身热汗之松，沉细身冷莫强求。
咳嗽正嫌莫带数，沉细浑胀定之凶。
沉迟下痢亦为吉，洪大偏宜痘疹逢。
腹痛不堪浮有力，浮洪吐衄结无功。

（《幼幼集成》）

五十二、小儿坏症十五候歌

眼生赤脉贯瞳人，囟门肿起又作坑。
指甲黑色鼻干燥，鸦声忽作肚青筋。
虚舌出口咬牙齿，目多直视不转睛。
鱼口气急啼不得，蛔虫既出死形真。
手足掷摇惊过节，灵丹妙法也无生。

（《幼科推拿秘书》）

五十三、推拿手法主治总歌诀

小儿推拿如何说，全在手法用妙诀。
掐在心经内劳宫，大汗立至如融雪。
不然重掐二扇门，汗淋如雨便休歇。
治疗痢疾并腹泻，重推大肠经一节。
侧推虎口见功夫，再从阴阳分寒热。
若治男女咳嗽症，多推肺经是法则。
八卦离起乾宫止，中间手法宜轻些。
凡运八卦开胸膈，掐四横纹和气血。
五脏六腑气血闭，运五经纹这一诀。
饮食不进是有滞，重揉艮宫就进得。

饮食若进人仍瘦，屈指补脾无二说。
拇指直推便是清，屈指推之为补诀。
若是小儿受惊吓，掐五指节是要诀。
大便闭塞久不通，这是六腑有积热。
揉拿肚角用功夫，能除积热和气血。
口出臭气心经热，只要天河能清澈。
上入肘纹下入掌，一切热病都去得。
若是遍身热不退，揉外劳宫要多些。
不问大热或小热，可向水底捞明月。
天门虎口肸肘诀，重推顺气又生血。
黄蜂入洞治阴病，寒痰冷气都治得。
揉外劳宫治腹泻，掐一窝风肚痛绝。
掐威灵穴治暴死，掐精灵穴止逆呃。
小儿眼若往上翻，掐捣天心这一诀。
二人上马补肾水，一切沉疴都去得。
三关六腑用手诀，调理寒热是法则。
寒者温之热者清，虚者补之实者泻。
古人留下救儿诀，学习推拿须详阅。

（《幼科推拿秘书》）

五十四、十三大手法主治歌诀

天门虎口肸肘诀，重揉顺气又生血。
若是身烧热还多，必须打马过天河。
黄蜂入洞取热汗，水底捞月来凉寒。
飞经走气化风痰，按弦搓摩积滞散。
二龙戏珠气血和，苍龙摆尾解结疴。
猿猴摘果能截疟，消除寒积有效果。
欲止小儿痢与泄，揉脐并推龟尾穴。
赤凤摇头治喘胀，凤凰展翅救暴亡。
总收妙法有奇功，一身血脉总能通。
诸症推毕此法收，久病更宜用无休。

（《小儿推拿秘诀》）

五十五、手法治病歌

水底捞月最为凉，清心止热此为强。
飞经走气能行气，赤凤摇头助气良。
黄蜂入洞最为热，阴症白痢并水泄，
发汗不出后用之，顿教孔穴皆通泄。
大肠侧推到虎口，止吐止泻断根源，

疟疾羸瘦并水泄，心胸痞满也能痊。

掐肺经络与离宫，推离往乾中要轻，

冒风咳嗽并吐逆，此经推掐抵千金。

肾水一经是后豁，推下为补上为清，

小便闭塞清之妙，肾亏虚损补为能。

六腑专治脏腑热，遍身潮热大便结，

人事昏沉总可推，去火浑如汤泼雪。

总经天河皆除热，口中热气并刮舌，

心经积热火眼攻，推之即好真妙诀。

五经运通脏腑塞，八卦开通化痰逆，

胸膈痞满最为先，不是知音莫与泄。

四横纹和上下气，吼气肚痛掐可止。

二人上马清补肾，小肠诸病俱能理。

阴阳能除寒与热，二便不通并水泻。

诸病医家先下手，带遴天心坎水诀，

人事昏迷痢疾攻，疾忙急救要口诀。

天门侧推到虎口，肘肘重掐生气血。

一掐五指节与离，有风被喝要须知。

板门专治气促攻，扇门发热汗宜通。

一窝风能治肚痛，阳池穴上治头痛。

外劳治泻亦可用，此穴又可止头痛。

精灵穴能医吼气，威灵卒死能回生。

（《幼科推拿秘书》）

第十三章　成人中药贴敷法

穴位贴药外治法是根据中医经络学说,在疾病相应的腧穴上用药物敷贴,以达到减轻病人痛苦、治疗疾病目的的一种方法。

该方法简便易学,安全可靠,疗效显著,无痛苦,故易被患者所接受,常用的剂型有散剂、糊剂、膏剂、饼剂、水剂、锭剂等,具有止痛止泻、行气活血、清热解毒、利水消肿、化痰止咳、收敛固涩等作用。

在使用过程中应注意以下几点:

(1) 贴药时应选取适当的体位(取穴决定)以防药物流失,并便于固定。

(2) 贴药前选定穴位,用温水或其他溶液清洗皮肤或消毒,并要注意有无皮肤过敏现象,发现过敏应及时停药,以免引起不良后果。

(3) 根据不同剂型,在贴敷过程中,发现有疼痛或皮肤溃烂者,应停止贴药,一穴不可连续贴药 10 次以上,小儿贴药应在家长看护下,贴药时间不宜过长,以 1～2 小时为度,并做好护理工作。

(4) 贴药后应注意防寒保暖,对患有严重心脑血管疾病者用药量不宜过大,时间不宜过久。贴药固定后,不宜从事重体力劳动,以防滑脱。

一、中风:口眼歪斜

方一　药物:蓖麻子肉 30 克、生附子末 10 克、冰片 2 克,冬季加干姜 6 克。

诸药混合捣烂如膏,贴颊车、地仓、牵正、承浆穴,纱布覆盖,胶布固定,左歪贴右侧,右歪贴左侧,一日一换,病愈即止。

方二　药物:炮马钱子 50 克、芫花 20 克、雄黄 2 克、川乌 3 克、胆南星 5 克、白胡椒 2 克、白附子 3 克。

将诸药碾为细末,过筛,备用。取药末 10～15 克,撒于胶布中间贴于神阙、牵正穴,两日换药一次。

二、中风:瘫痪,半身不遂

药物:炮穿山甲 60 克、川乌 60 克、红海蛤 60 克,葱汁适量。

诸药粉碎为细末,加入适量葱汁制成约 1 元硬币大小圆饼,取药饼贴于患侧涌泉、肩髃、阳陵泉、曲池穴,上盖纱布,胶布固定,取热水一盆,温热适度时把患侧脚放入水内浸泡,待身热汗出,揭去药物。3 日贴洗一次,以病愈为度。

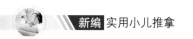

三、头痛

症状：头风头痛,遇风痛甚

方一 药物：羌活45克、独活45克、赤芍30克、白芷20克、石菖蒲18克、葱头5个。

诸药混合粉碎过筛后,以葱头加水煮浓汁调成膏,取药膏贴太阳、风池、风府穴,上盖纱布,胶布固定。

方二 白附子、川芎、白芷各30克,细辛10克,葱白5个。

将药粉碎过筛,加入葱白捣烂如膏。取药膏贴太阳、神阙、关元穴,上盖纱布,胶布固定,一日一换。

四、感冒

（一）风寒感冒

症状：头痛、发热、恶寒、身痛、无汗、舌苔白、脉浮紧。

方一 药物：胡椒15克、丁香4克、葱白适量。

先将前二味药粉碎过筛,加入葱白捣烂如膏,贴内劳宫穴、大椎穴,胶布固定,覆被取汗,汗出即愈。

方二 药物：白芥子100克,鸡蛋清适量。

将白芥子粉碎过筛,加鸡蛋清适量调药如糊状,贴大椎、神阙、涌泉穴,纱布覆盖,胶布固定,覆被取微汗。

（二）风热感冒

症状：发热自汗、头痛、口渴,或咳嗽舌苔白,脉浮数。

药物：淡豆豉30克、连翘15克、薄荷9克、葱白适量。

诸药粉碎过筛,加葱白适量,捣烂如膏,贴风池、大椎、神阙穴,纱布覆盖,胶布固定即可。

五、结胸

症状：感冒误治后胃脘硬满疼痛,手不可近。

药物：生姜100克、水菖蒲120克、食盐60克、全瓜蒌1枚。

诸药混合捣匀后制成4~5 cm圆饼,蒸热后敷于上脘、中脘穴,另用麦麸炒热,用布包放在药饼上熨之,待腹内有响声即可。

六、衄血（鼻出血）

药物：独头大蒜或大蒜1~2枚。

捣烂如泥后敷于涌泉穴,左鼻出血敷左侧涌泉穴,右鼻出血敷右侧涌泉穴,两鼻出血敷两侧涌泉穴。

七、痰饮

症状：痰积胸膈,吐之不出,咽之不下,时咳,纳差,胸闷不适。

药物：葱白10~20茎。

把葱白捣烂,炒热,取葱团一块,趁热贴于膻中、上脘穴,半小时即可。

八、胁痛

症状：胁肋疼痛，嗳气不舒。

药物：白芥子、吴茱萸各等分。

将药物粉碎后过筛，加水调成糊状，敷于章门、京门穴，干后即换，一日数次。

九、咳嗽

症状：久嗽干咳，虚劳咳嗽。

药物：全瓜蒌 1 枚、川贝母 50 克、青黛 15 克、蜂蜜适量。

将贝母粉为细末于青黛混合备用，瓜蒌捣烂如泥，蜂蜜炼后调和诸药如膏，贴敷于肺俞、大杼、后溪穴，一日或二日一换。

十、哮喘

症状：喉间痰鸣，动则喘甚。

药物：白芥子 15 克、元胡 30 克、甘遂 15 克、细辛 15 克、麝香 1.5 克，姜汁适量。

将诸药粉碎过筛，兑入麝香，姜汁调和药末如膏状，制成蚕豆大药丸备用。

取百劳、膏肓、肺俞三穴，夏季初、中、末三伏时贴药，每次 4～6 小时，一伏只贴一次。

十一、痢疾（休息痢）

症状：日久不愈，时发时止，或轻或重，体倦乏力，大便常有黏液。

药物：番木鳖 3 个、母丁香 24 粒、麝香 0.3 克。

将番木鳖和母丁香粉碎为细末，再与麝香混合研细，取药末用水调和做成豌豆大小药粒，敷于神阙、止泻、脾俞穴，胶布固定，一日一换，2～3 次即可。

十二、胃痛

症状：腹痛隐隐，时痛时续、得热则减、便溏体倦。

药物：川花椒 15 克、干姜 10 克、黑附片 10 克、檀香 10 克、苍术 10 克，姜汁适量。

诸药粉碎为末，以姜汁调和如膏状贴敷中脘、脾俞、胃俞穴，纱布覆盖，胶布固定，日换一次。

十三、泄泻

症状：便溏时泻，食欲不振，食后脘闷，腹中隐痛，神疲气短，舌淡脉弱。

药物：枯矾 30 克、朱砂 15 克、母丁香 10 克、大枣肉适量（煮熟）、麻油 250 克、生姜 200 克、广丹粉 120 克。

将前药与枣肉混合捣烂如膏，制成黄豆大药丸备用。

麻油入锅加热，放入生姜炸枯去姜，熬油无滴水或珠时加入炒广丹粉收膏备用，取药丸放于摊成的药膏中间贴神阙、脾俞、大肠俞穴，一穴一丸，三日换一次。

十四、呕吐

症状：胃中不适，食后即吐出。

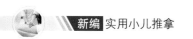

药物：大黄、丁香、甘草各等分，姜汁适量。

诸药粉碎为细末，姜汁调和成膏，贴敷于神阙、胃俞、中脘穴，每日一换。

十五、头痛

症状：头痛受风，遇冷遇风痛甚。

药物：羌活 45 克、川芎 30 克、赤芍 30 克、白芷 20 克、石菖蒲 18 克、葱白 5 茎。

诸药粉碎为细末加葱头捣如膏，取药膏贴敷于太阳、风池、风府穴，纱布覆盖，胶布固定，每日一换。

十六、便秘

症状：大便秘结，排便困难。

药物：甘遂 3 克、麝香 0.3 克、炒食盐 5 克。

将上药混合研细末，放神阙穴内，以艾炷置药粉上灸，5～7 壮即可。

十七、腰痛

症状：腰痛重者，气机不利，遇冷加重，痛引下肢。

药物：羌活、独活、川乌、草乌、肉桂、川芎、苍术、威灵仙、地鳖虫、全蝎、吴茱萸各 10 克，红花 15 克，细辛 8 克，皂刺 9 克，川椒 30 克，冰片 10 克，姜汁适量。

诸药粉为细末，姜汁调和成膏，取药膏贴敷于腰眼、肾俞、脾俞穴，每日一次，6 日为一个疗程。

十八、肩周炎

症状：肩关节酸楚疼痛，屈伸不利，活动受限。

药物：全蝎 10 克、地鳖虫 10 克、羌活 10 克、川乌 10 克、草乌 10 克、乳香 15 克、没药 15 克、桑寄生 10 克、冰片 10 克、姜汁适量。

诸药粉碎为细末，姜汁调和成膏，贴敷肩髃、曲池、天宗穴，每日一换。

十九、鼻渊

症状：鼻塞不通，流浓涕，不闻香臭。

药物：生附子 100 克，纯葱汁适量（葱涎）。

生附子碾为细末，葱涎调成膏状，贴双侧涌泉穴，每日换一次。

二十、痛经

症状：妇女月经不调，经前腹痛。

药物：乳香、没药、赤芍、白芍、牛膝、丹参、山楂、广木香、红花各 15 克，冰片 3 克，黄酒适量。

将诸药粉碎为细末，兑入冰片，加入适量黄酒，调成糊状，敷于神阙穴、子宫穴，纱布覆盖，胶布固定，一日一换。

第十四章　推拿医师临床常用方剂

第一节　内治法方剂

一、复元活血汤(《医学发明》)

(1)组成:柴胡 15g,天花粉 10g,当归尾 10g,红花 6g,穿山甲 10g,酒浸大黄 30g,酒浸桃仁 12g。

(2)功效:活血祛瘀,消肿止痛。主治跌打损伤、血停积于胁下、肿痛不可忍者。

(3)用法:水煎,分 2 次服,如服完第 1 次后,泻下大便,得利痛减,则停服;如 6 小时后,仍无泻者,则服下第 2 次,以利为度。

二、大成汤(《外科正宗》)

(1)组成:当归 10g,木通 10g,枳壳 10g,厚朴 10g,苏木 12g,大黄 12g,芒硝 12g,川红花 6g,陈皮 6g,甘草 6g。

(2)功效:祛瘀生新。主治腰椎损伤后并发肠麻痹腹胀或二便秘结者。

(3)用法:水煎服。

三、桃仁承气汤(《伤寒论》)

(1)组成:桃仁 10g,大黄 12g,桂枝 6g,甘草 6g,芒硝 6g。

(2)功效:泻下逐瘀。主治跌打损伤、瘀血停聚、疼痛拒按等里热实证。

(3)用法:水煎服。

四、活血止痛汤(《伤科大成》)

(1)组成:当归 12g,川芎 6g,乳香 6g,苏木 5g,没药 6g,地鳖虫 3g,三七 3g,赤芍 9g,陈皮 5g,落得打 6g,紫荆藤 9g。

(2)功效:活血止痛。主治跌打损伤肿痛。

(3)用法:水煎服(孕妇禁用)。

五、活血祛瘀汤(《中医伤科学》)

(1)组成:当归 25g,红花 10g,土鳖虫 15g,自然铜 15g,狗脊 15g,骨碎补 25g,没药 10g,

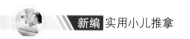

乳香10 g,路路通10 g,桃仁5 g,三七粉5 g。

（2）功效：活血化瘀,通络消肿,续筋接骨。

（3）用法：水煎服。

六、柴胡疏肝散（《景岳全书》）

（1）组成：柴胡6 g,芍药15 g,枳壳10 g,甘草10 g,川芎10 g,香附10 g。

（2）功效：疏肝理气止痛,主治胸肋损伤。

（3）用法：按病情拟定药量,水煎服。

七、加味乌药汤（《济阴纲目》）

（1）组成：乌药10 g,砂仁10 g,木香10 g,延胡索10 g,香附10 g,甘草10 g。

（2）功效：理气止痛。用于损伤后气滞疼痛。

（3）用法：药物用量据证而定,水煎服。

八、膈下逐瘀汤（《医林改错》）

（1）组成：当归9 g,川芎6 g,赤芍9 g,桃仁9 g,红花6 g,枳壳5 g,丹皮9 g,香附9 g,延胡索12 g,乌药9 g,五灵脂9 g,甘草5 g。

（2）功效：活血祛瘀。主治腹部损伤、瘀血疼痛。

（3）用法：水煎服。

九、顺气活血汤（《伤科大成》）

（1）组成：苏梗10 g,厚朴10 g,砂仁10 g,枳壳10 g,当归尾10 g,红花10 g,木香10 g,赤芍15 g,桃仁10 g,苏木10 g,香附10 g。

（2）功效：行气活血,祛瘀止痛。用于胸腹挫伤、气滞胀满作痛者。

（3）用法：按病情定剂量,水煎,可加少量米酒和服。

十、血府逐瘀汤（《医林改错》）

（1）组成：当归10 g,生地黄10 g,桃仁12 g,红花10 g,枳壳6 g,赤芍6 g,柴胡3 g,甘草3 g,桔梗4.5 g,川芎4.5 g,牛膝10 g。

（2）功效：活血逐瘀,通络止痛。用治瘀血内阻、血行不畅、经脉闭塞疼痛。

（3）用法：水煎服,日1剂。

十一、四生丸（《妇人良方》）

（1）组成：生地黄12 g,生艾叶10 g,生荷叶10 g,生侧柏叶10 g。

（2）功效：凉血止血。主治损伤出血、血热妄行、吐血或衄血。

（3）用法：水煎服,或将生药捣汁服,或等量为丸,每服6～12 g,日3次。

十二、十灰散（《十药神书》）

（1）组成：大蓟、小蓟、荷叶、侧柏叶、茅根、大黄、山栀、茜草根、棕榈皮、牡丹皮,以上各药等量。

(2)功效：凉血止血。主治损伤所致呕血、吐血、咯血、创面渗血。

(3)用法：各烧灰存性,研极细末保存待用。每服10~15g,用鲜藕汁或鲜萝卜汁调服。

十三、至宝丹(《和剂局方》)

(1)组成：犀角、玳瑁、琥珀、朱砂、雄黄各100份,龙脑、麝香各1份,牛黄50份,安息香150份。

(2)功效：开窍安神,清热解毒。

(3)用法：研成细末为丸,每丸3g,每服1丸,小儿酌减。

十四、行军散(《霍乱论》)

(1)组成：牛黄3g,麝香3g,珍珠3g,冰片3g,硼砂3g,雄黄24g,大硝0.9g,金箔适量。

(2)功效：开窍避秽,清暑解毒。

(3)用法：每服0.9~1.5g,凉开水调下。

十五、和营止痛汤(经验方)

(1)组成：当归20g,丹参20g,木香5g,茴香10g,青皮15g,甲珠10g,陈皮15g,白芷10g,贝母10g,漏芦10g,甘草5g,香附15g,枳壳15g,延胡索15g,乌药15g,川楝子15g。

(2)功效：理气化痰,调和营卫。主治骨折中期瘀血未尽、营卫失和、初则作痛或肌肉间窜痛等证。

(3)用法：水煎300毫升,分3次温服,日服2~3次。

十六、定痛和血汤(《伤科补要》)

(1)组成：当归10g,红花15g,乳香10g,没药10g,五灵脂10g,川断10g,蒲黄10g,秦艽10g,桃仁12g。

(2)功效：活血止痛。主治挫扭伤后瘀血不散。

(3)用法：按病情酌量,水酒各半煎服。

十七、七厘散(《救伤秘旨》)成方

(1)组成：血竭,乳香,没药,红花等,各适量。

(2)功效：活血化瘀,行气通经。

(3)用法：陈酒冲服,轻者0.2g,重者0.4g,极重者0.6g。

十八、新伤续断汤(经验方)

(1)组成：当归尾12g,地鳖虫6g,乳香3g,没药3g,丹参6g,自然铜(醋煅)12g,骨碎补12g,泽兰叶6g,延胡索6g,苏木10g,续断10g,桑枝12g,桃仁6g。

(2)功效：活血祛瘀,止痛接骨。

(3)用法：水煎服。

十九、续骨活血汤(《中医伤科学讲义》)

(1)组成：当归尾12g,赤芍10g,白芍10g,生地黄15g,红花6g,地鳖虫6g,骨碎补12g,

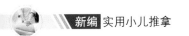

煅自然铜 10g,续断 12g,落得打 10g,乳香 6g,没药 6g。

(2)功效:祛瘀止血,活血续骨。

(3)用法:水煎服。

二十、接骨紫金丹(《杂病源流犀烛》)

(1)组成:土鳖虫、乳香、没药、自然铜、骨碎补、大黄、血竭、硼砂、当归各等量。

(2)功效:祛瘀,续骨,止痛。

(3)用法:共研细末,每服 3~6g,开水或少量酒送服。

二十一、舒筋活血汤(《伤科补要》)

(1)组成:羌活 6g,防风 9g,荆芥 6g,独活 9g,当归 12g,续断 12g,青皮 5g,牛膝 9g,五加皮 9g,杜仲 9g,红花 6g,枳壳 6g。

(2)功效:舒筋活络。主治软组织损伤及骨折脱位后期筋肉挛痛者。

(3)用法:水煎服。

二十二、活血舒筋汤(《中医伤科学讲义》)

(1)组成:当归 10g,赤芍 15g,片姜黄 10g,伸筋草 15g,松节 10g,海桐皮 10g,落得打 10g,路路通 10g,羌、独活各 10g,防风 10g,继断 10g,甘草 10g;上肢加用川芎 10g,桂枝 10g;下肢加用牛膝 10g,木香 10g;痛甚者加乳香 10g,没药 10g。

(2)功效:活血祛瘀,舒筋活络。

(3)用法:用量据病情定,水煎服。

二十三、蠲痹汤(《百一选方》)

(1)组成:羌活 6g,姜黄 6g,当归 12g,赤芍 9g,黄芪 12g,防风 6g,炙甘草 3g,生姜 5 片。

(2)功效:活血通络,祛风除湿。

(3)用法:水煎服。

二十四、独活寄生汤(《千金方》)

(1)组成:独活 6g,防风 6g,川芎 6g,牛膝 6g,秦艽 12g,杜仲 12g,当归 12g,茯苓 12g,桑寄生 18g,党参 12g,熟地黄 15g,白芍 10g,细辛 3g,甘草 3g,肉桂 2g。

(2)功效:益肝肾,补气血,祛风湿,止痹痛。

(3)用法:水煎服,可复煎外洗患处。

二十五、补中益气汤(《东垣十书》)

(1)组成:黄芪 15g,党参 12g,白术 12g,陈皮 3g,炙甘草 5g,当归 10g,升麻 5g,柴胡 5g。

(2)功效:益气补中。

(3)用法:水煎服。

二十六、归脾丸(《济生方》)(又名归脾汤)

(1)组成:白术 10g,当归 3g,党参 3g,黄芪 10g,酸枣仁 10g,木香 1.5g,远志 3g,炙甘草

4.5g,龙眼肉 4.5g,茯苓 10g。

(2) 功效：健脾养心，补益气血。

(3) 用法：水煎服，日 1 剂，也可制成丸剂服用。

二十七、壮筋养血汤(《伤科补要》)

(1) 组成：当归 9g,川芎 6g,白芷 9g,续断 12g,红花 5g,生地 12g,牛膝 9g,牡丹皮 9g,杜仲 6g。

(2) 功效：活血壮筋。治损伤筋络，可作为调理之剂。

(3) 用法：水煎服。

二十八、生血补髓汤(《伤科补要》)

(1) 组成：生地 12g,芍药 9g,川芎 6g,黄芪 9g,杜仲 9g,五加皮 9g,牛膝 9g,红花 5g,当归 9g,续断 9g。

(2) 功效：调理气血，舒筋活络。

(3) 用法：水煎服，日 1 剂。

二十九、健步虎潜丸(《伤科补要》)

(1) 组成：龟胶 2 份，鹿角胶 2 份，虎胫骨 2 份，何首乌 2 份，川牛膝 2 份，杜仲 2 份，锁阳 2 份，当归 2 份，熟地 2 份，威灵仙 2 份，黄柏 1 份，人参 1 份，羌活 1 份，白芍 1 份，白术 1 份，川附子 1 份半，蜜糖适量。

(2) 功效：补气血，壮筋骨。

(3) 用法：共为细末，炼蜜丸如绿豆大。每服 10g,空腹淡盐水送下，每日 2~3 次。

三十、壮筋续骨丹(《伤科大成》)

(1) 组成：当归、补骨脂、菟丝子、党参、刘寄奴各 60g,川芎、白芍、杜仲、三七、虎骨、木瓜各 30g,熟地 120g,川断、五加皮各 45g,骨碎补、黄芪、地鳖虫各 90g。

(2) 功效：壮筋续骨。

(3) 用法：共研细末，糖水泛丸，每次服 12g,温酒下。

三十一、大活络丹(《兰台轨范》引《圣济总录》)

(1) 组成：本方系成药，方略。

(2) 功效：行气活血，通利经络。

(3) 用法：每服 3g,日服 2 次，陈酒送下。

三十二、小活络丹(《和剂局方》)

(1) 组成：制南星 3 份，制川乌 3 份，地龙 3 份，乳香 1 份，没药 1 份，蜜糖适量。

(2) 功效：温寒散结，活血通络。

(3) 用法：共为细末，炼蜜为丸，每丸重 3g,每次服 1~2 丸。

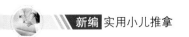

三十三、麻桂温经汤(《伤科补要》)

(1) 组成：麻黄 6g，桂枝 10g，红花 10g，白芷 10g，细辛 3g，桃仁 10g，赤芍 10g，甘草 6g。

(2) 功效：通经活络去瘀。

(3) 用法：按病情定剂量，水煎服。

三十四、青蒿鳖甲汤(《温病条辨》)

(1) 组成：青蒿 6g，鳖甲 15g，细生地 12g，知母 6g，丹皮 9g。

(2) 功效：养阴清热。

(3) 用法：水煎服。

三十五、当归六黄汤(《兰室秘藏》)

(1) 组成：当归 10g，生地黄 10g，熟地黄 10g，黄芩 10g，黄柏 10g，黄连 10g，黄芪 15g。

(2) 功效：滋阴清热，固表止汗。

(3) 用法：为粗末，每服 15g。也可水煎服，用量按原方，比例酌情增减。

三十六、缩泉丸(《校注妇人良方》)

(1) 组成：乌药、益智仁各等份。

(2) 功效：温肾止遗，缩尿固涩。

(3) 用法：上药共为细末，酒制山药为糊，制成小丸。

三十七、磁朱丸(《备急千金要方》)

(1) 组成：磁石 60g，朱砂 30g，六曲 120g。

(2) 功效：重镇安神，潜阳明目。

(3) 用法：上药研末，炼蜜为小丸，每服 6g，每日 2 次，开水送服。

三十八、黑锡丹(《太平惠民和剂局方》)

(1) 组成：黑锡、硫黄各 60g，沉香、木香、茴香、阳起石、葫芦巴、补骨脂、肉豆蔻、金铃子、附子各 30g，肉桂 15g。

(2) 功效：温肾阳，散阴寒，降逆气，定虚喘。

(3) 用法：酒糊丸，成人每服 5g，小儿每服 2～3g，盐开水送下，急救可用 9g。

三十九、五苓散(《伤寒论》)

(1) 组成：猪苓 9g，泽泻 9g，白术 9g，茯苓 15g，桂枝 6g。

(2) 功效：化气利水。主治膀胱气化不利而小便不畅症。

(3) 用法：水煎服，日 1 剂。或共为散，分 2～3 次，在 1 日内服完。

四十、冠心Ⅱ号(《新编药物学》)

(1) 组成：赤芍、川芎各 15g，红花、降香各 12g，丹参 24g。

(2) 功效：活血化瘀。

（3）用法：水煎服。

（4）主治：冠心病、脑血栓形成、血栓闭塞性脉管炎、宫外孕等多种因血瘀而致的疾病。

四十一、减肥汤（《北京中医》1987.3）

（1）组成：柴胡 6 g，白芍、乌梅、茯苓、荷叶、泽泻各 10 g。

（2）功效：理气祛湿。

（3）用法：水煎服。

（4）主治：肥胖病。

四十二、轻身Ⅰ号（《中医杂志》1980.10）

（1）组成：黄芪、防己、白术、川芎、制首乌各 15 g，泽泻、山楂、丹参、茵陈、水牛角各 30 g，仙灵脾 10 g，生大黄 9 g。

（2）功效：益气活血，利水消肿。

（3）用法：水煎成 100 ml，分 2 次服，甚者日 1.5 剂。主治单纯性肥胖症。

四十三、海藻轻身汤（《浙江中医杂志》1987.6）

（1）组成：海藻、夏枯草、薏苡仁、白芥子、山楂、泽泻、茵陈、柴胡。

（2）功效：化痰祛脂，健脾利湿，调理气机。

（3）用法：水煎服，隔日 1 剂。

第二节 外治法方剂

一、消肿散（《林如高正骨经验》）

（1）组成：黄柏、川黄连各 60 g，侧柏叶 150 g，透骨草、穿山龙、骨碎补、芙蓉叶、天花粉、紫荆皮、菊花叶各 90 g，煅石膏 240 g，楠香 180 g。

（2）功效：清热凉血，消肿定痛。

（3）用法：共为细末，用蜜水各半，调成糊状，每日敷贴 1 次，每次 8 小时。

二、定痛膏（《证治准绳》）

（1）组成：芙蓉叶 4 份，紫荆皮 1 份，独活 1 份，生南星 1 份，白芷 1 份。

（2）功效：祛瘀、消肿、止痛。

（3）用法：共研细末。用姜汁、水、酒调煮热敷；或用凡士林调煮成软膏外敷。

三、消瘀止痛药膏（《伤科学讲义》）

（1）组成：木瓜 60 g，栀子 30 g，大黄 15 g，蒲公英 60 g，地鳖虫 30 g，乳香 30 g，没药 30 g。

（2）功效：消瘀，退肿，止痛。

（3）用法：共为细末，糖或凡士林调敷。

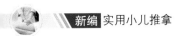

四、三色敷药(《中医伤科学讲义》)

(1) 组成:黄荆子(去衣,炒黑)8 份,紫荆皮(炒黑)8 份,全当归、木瓜、丹参、羌活、赤芍、白芷、片姜黄、独活、天花粉、怀牛膝、威灵仙、木防己、防风、炙马钱子各 2 份,甘草半份,秦艽、川芎、连翘各 1 份。

(2) 功效:消肿止痛,祛风湿,利关节。

(3) 用法:共研细末,用蜜糖或饴糖调拌厚糊状,敷于患处。

五、驳骨散(《外伤科学》)

(1) 组成:桃仁、黄连、金耳环、川红花各 1 份,栀子、生地黄、黄柏、黄芩、防风、甘草、蒲公英、赤芍、自然铜、土鳖虫 2 份,侧柏叶、大黄、骨碎补各 6 份,当归尾、薄荷、毛麝香、牡丹皮、金银花、透骨草、鸡骨香各 4 份。

(2) 功效:消肿止痛,散瘀接骨。

(3) 用法:共研细末。水、酒、蜂蜜或凡士林调煮外敷患处。

六、金黄膏(《医宗金鉴》)

(1) 组成:大黄、黄柏、姜黄、白芷各 2.5 kg,制南星、陈皮、苍术、厚朴、甘草各 500 g,天花粉 5 kg。

(2) 功效:清热解毒,散瘀消肿。

(3) 用法:共研细末,用酒、油、蜜、菊花、金银花露、丝瓜叶或生葱等捣汁调散,或凡士林 8/10,金黄散 2/10 调制成膏外敷。

七、活血散(《林如高正骨经验》)

(1) 组成:乳香、没药、三七、沉香各 30 g,无名异、赤芍、血竭、桂枝、白芷、羌活、紫荆皮、续断、栀子、骨碎补各 60 g,楠香 150 g,五加皮 90 g。

(2) 功效:疏风散结,消肿定痛。

(3) 用法:共研细末,酒水各半,调拌成糊状,敷贴患处,每日敷 1 次,每次 5 小时。

八、舒筋活络药膏(《林如高正骨经验》舒筋活络膏)

(1) 组成:当归、松节、豨莶草、蓖麻仁、双钩藤、海风藤各 60 g,木瓜、蚕沙各 30 g,穿山龙、五加皮各 90 g,以上十味粗料,用净搽油 750 g,桐油 250 g,同入锅内熬炼,滤去药渣,再加入以下 6 味细料:乳香、没药、蚯蚓(干)各 30 g,蛇蜕 15 g,麝香 3 g,炒黄丹 500 g。

(2) 功效:祛风活络,行血止痛。

(3) 用法:将药膏摊在布上,温贴患处。

九、温经通络药膏(《中医伤科学讲义》)

(1) 组成:乳香、没药、麻黄、马钱子各等量,饴糖或蜂蜜适量。

(2) 功效:祛风止痛。

(3) 用法:共为细末,饴糖或蜂蜜调成软膏或凡士林调煮成膏外敷患处。

十、接骨续筋药膏(《中医伤科学讲义》)

(1)组成:自然铜、荆芥、防风、五加皮、皂角、茜草根、续断、羌活各 3 份,乳香、没药、骨碎补、接骨木、红花、赤芍、地鳖虫各 2 份,白及、血竭、硼砂、螃蟹末各 4 份,饴糖或蜂蜜适量。

(2)功效:接骨续筋。

(3)用法:共为细末,饴糖或蜂蜜调煮外敷。

十一、外敷接骨散(《刘寿山正骨经验方》)

(1)组成:骨碎补、血竭、硼砂、制乳香、制没药、土鳖虫、续断、大黄、自然铜(醋淬 7 次)各等份。

(2)功效:接骨止痛。

(3)用法:共为细末,酒调或用蜂蜜、麻油、凡士林等调敷伤处。

(4)禁忌:皮肤过敏或有皮肤病者禁用。

十二、四黄膏(经验方)

(1)组成:黄连、黄柏、黄芩、大黄、乳香、没药各等量。

(2)功效:清热解毒,活血消肿。

(3)用法:共为细末,凡士林调为膏外用。

十三、红油膏(经验方)

(1)组成:凡士林 300 g,九一丹 30 g,东丹 45 g。

(2)功效:防腐生肌,用于溃疡不敛。

(3)用法:先将凡士林烊化,然后徐徐将两丹调入,和匀成膏,将药膏匀涂纱布上。

十四、橡皮膏(成药《伤科补要》)

(1)组成:略。

(2)功效:活血生肌,接骨续筋。

(3)用法:外敷用。

十五、万应膏(成药)

(1)组成:略。

(2)功效:活血祛瘀,温经通络。

(3)用法:把膏药烘热贴患处。

十六、陀僧膏(《伤科补药》)

(1)组成:南陀僧 40 份,赤芍、当归、乳香、没药、血竭、儿茶各 1 份,赤石脂半份,百草霜 4 份,苦参 8 份,银黝 2 份,桐油 64 份,香油 32 份,大黄 16 份。

(2)功效:解毒止血。

(3)用法:陀僧研成细末,用香油把其他药煎熬,去渣后入陀僧末,制成膏,外用。

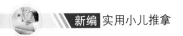

十七、化坚膏（《中医伤科学讲义》）

（1）组成：白芥子、甘遂、地龙肉各 2 份，威灵仙、急性子、透骨草各 2.5 份，麻根、细辛各 3 份，乌梅肉、生山甲各 4 份，血余炭、江子、全蝎、防风、生草乌各 1 份，紫硇砂半份（后入），香油 80 份，东丹 40 份。

（2）功效：祛风化瘀。

（3）用法：将香油熬药至枯，去渣，炼油滴水成珠时下东丹，将烟搅净后再下硇砂，外敷患处。

十八、桃花散（《外科正宗》）

（1）组成：白石灰 5 份，大黄 1 份。

（2）功效：止血。

（3）用法：大黄煎汁泼入白石灰内为末，再炒以石灰变成红色为度，将石灰过筛备用，用时掺撒患处，纱布紧扎。

十九、花蕊石散（《本草纲目》引《和剂局方》）

（1）组成：花蕊石 60 g，石硫黄 120 g。

（2）功效：化瘀而不伤气，止血生新。

（3）用法：二味和匀，放入瓦罐煅研为细末。每服 3 g，童便调下。或外用止血。

二十、云南白药（成药）

（1）组成：略。

（2）功效：活血止血，祛瘀定痛。

（3）用法：内服每次 0.5 g，每服 4 小时服一次。外伤创面出血，可直接掺撒在出血处，然后包扎，也可调敷患处。

二十一、金枪铁扇散（《中医伤科学讲义》）

（1）组成：乳香、没药、象皮、老材香各 2 份，明矾、炉甘石、降香、黄柏、血竭各 1 份。

（2）功效：收敛，拔毒，生肌。

（3）用法：共为极细末，直接掺于伤口或溃疡面上。

二十二、七三丹（经验方）

（1）组成：熟石膏 21 g，升丹 9 g。

（2）功效：提脓去腐。

（3）用法：共研细末，米糊为条，阴干备用。用时将药条插入瘘管中。

二十三、九一丹（《医宗金鉴》）

（1）组成：熟石膏 9 份，升丹 1 份。

（2）功效：提脓去腐。

（3）用法：研极细末，掺于疮面或制成药线插入疮口或瘘管内。

二十四、如圣金刀散（《外科正宗》）

（1）组成：松香 210 g，生矾 45 g，枯矾 45 g。

（2）功效：止血燥湿。

（3）用法：共研细末，敷于创口包扎。

二十五、生肌八宝丹（《中医伤科学讲义》）

（1）组成：煅石膏 3 份，赤石脂 3 份，东丹 1 份，龙骨 1 份，轻粉 3 份，血竭 1 份，乳香 1 份，没药 1 份。

（2）功效：生肌收敛。

（3）用法：共研极细末，外撒创口。

二十六、丁桂散（《中医伤科学讲义》）

（1）组成：丁香、肉桂各等份。

（2）功效：祛风散寒，温经通络。

（3）用法：共研细末，撒在药膏上，烘热后贴患处。

二十七、生肌散（经验方）

（1）组成：制炉甘石 15 g，滴乳石 9 g，滑石 30 g，白琥珀 9 g，朱砂 3 g，冰片 0.3 g。

（2）功效：生肌收口。

（3）用法：研极细末，掺疮口中，外盖膏药或药膏。

二十八、四生散（原名青州白丸子，《太平惠民和剂局方》）

（1）组成：生川乌 1 份，生南星 6 份，生白附子 4 份，生半夏 14 份。

（2）功效：祛风逐痰，散寒解毒，通络止痛。

（3）用法：共为细末存放待用。用时以蜜糖适量调成糊状外敷患处。

二十九、通关散（《林如高正骨经验》）

（1）组成：雄黄 6 g，朱砂 6 g，芒硝 9 g，麝香 0.9 g，冰片 9 g，牙皂 6 g，细辛 1.5 g，蟾酥 1.5 g。

（2）功效：通窍清心。

（3）用法：共研成细末，装在瓷瓶封固，临证时，吹入鼻内，一嚏即醒。

三十、舒筋药水（《上海市药品标准》）

（1）组成：生川乌、生草乌、生天南星、樟脑、山栀、大黄、木瓜、羌活、独活、路路通、花椒、苏木、蒲黄、香樟木、赤芍、红花，各等量。

（2）功效：舒筋活络，祛风止痛。

（3）用法：制为酊剂，搓擦患处，每日 3 次。

三十一、桂麝散（《药鉽启秘》）

（1）组成：麻黄 15 g，细辛 15 g，肉桂 30 g，牙皂 10 g，半夏 25 g，丁香 30 g，生南星 25 g，麝香

1.8g,冰片 1.2g。

(2) 功效：祛风散寒,温经通络。

(3) 用法：共研细末,掺药膏上,贴患处。

三十二、海桐皮汤(《医宗金鉴》)

(1) 组成：海桐皮、透骨草、乳香、没药各6g,当归5g,川椒10g,川芎、红花、威灵仙、甘草、防风、白芷各3g。

(2) 功效：舒筋活络,行气止痛。

(3) 用法：共为细末,布袋装,煎汤熏洗患处。

三十三、舒筋活血洗方(《伤科学》)

(1) 组成：伸筋草、海桐皮、大秦艽、独活、当归、山钩藤各9g,川红花、乳香、没药各6g。

(2) 功效：活血消肿,舒筋止痛。

(3) 用法：煎汤温洗患处。

三十四、上肢损伤洗方(《中医伤科学讲义》)

(1) 组成：伸筋草、透骨草各15g,荆芥、防风、红花、刘寄奴、苏木、川芎、威灵仙各9g,千年健、桂枝各12g。

(2) 功效：活血舒筋。

(3) 用法：煎汤熏洗患肢。

三十五、下肢损伤洗方(《中医伤科学讲义》)

(1) 组成：伸筋草、透骨草各15g,五加皮、三棱、莪术、秦艽、海桐皮各12g,牛膝、木瓜、红花、苏木各10g。

(2) 功效：活血舒筋。

(3) 用法：煎汤熏洗患肢。

三十六、八仙逍遥汤(《医宗金鉴》)

(1) 组成：防风、荆芥、川芎、甘草各3g,当归、黄柏各6g,苍术、丹皮、川椒各10g,苦参15g。

(2) 功效：祛风散寒,活血通络。

(3) 用法：煎汤熏洗患处。

三十七、正骨烫药(《伤科学》)

(1) 组成：荆芥、防风、羌活、独活各6g,桂枝、透骨草、海桐皮、川椒、桑枝、防己各9g。

(2) 功效：活血舒筋。

(3) 用法：共为细末,装在布袋内扎口煎滚,烫局部伤处。

第十五章　足部按摩法

第一节　概　　述

足部按摩法是在足部找出与器官相关的反射区,用特定的按摩手法来刺激这些部位,以调整脏腑功能、经络气血的循行,从而达到养生保健的目的。

足是人体的第2个心脏,我们每天锻炼双足可以促进血液循环,增进健康,这是众所周知的普通知识,一般人的衰老,大多从足部开始,俗话说:"树老根先竭,人老脚先衰。"

足部按摩不是医疗,是一种促进身体健康的方法。足部上有十二正经的足三阳经和足三阴经走行。足部有66个穴位,通过按摩刺激达到疏通经络恢复脏腑的功能,调整人体的阴阳平衡,从而治疗经络和脏腑功能失常所导致的疾病。人体就是依赖经络的气血运行,发挥着营内卫外的功能。

近年来,在国内广泛开展的足部按摩法,其适应证和保健的水平也在不断地扩大和提高疗效,其适应证可归纳为几个方面:①骨伤科疾病:如落枕、颈椎病等。②内科疾病:如高血压、冠心病及便秘等。③外科疾病:如肠粘连、慢性阑尾炎等。④妇科疾病:如月经不调、痛经及闭经等。⑤儿科疾病:如小儿消化不良、腹泻等。⑥五官科疾病:如鼻炎、耳鸣及牙痛等。

足部按摩也有一定的局限性,存在着不适合按摩或按摩有一定危险的情况,也就是禁忌证。在进行足部按摩时,一定要先进行诊断,判断受术者是否患有禁忌证,如有以下情况则禁止按摩:①有皮肤病及皮肤破损处,影响按摩拖术者,如湿疹、烧伤及脓肿等。②有感染性疾病者,如骨髓炎、骨结核等。③内外科危重病人,如严重心脏病等。④有开放性损伤者,有血管、神经的吻合术者。⑤有血液病及出血倾向者,如恶性贫血等。⑥体质虚弱经不起轻微手法者,极度疲劳、醉酒后神志不清、饥饿及饭后半小时者也不宜施以按摩。

第二节　足部反射区图解

一、足部反射分布规律

足部为人体缩影的理论,认为生物体在发育的过程中,整体的每个组成部分都隐藏着整体生命的特征。当双足并拢在一起时,人体脏器在足部的对应区,就像一个从后上方向下看到的一个屈腿盘坐并向前俯伏的投影人体,五官则分布在其足趾处。蹈趾根部相当于人体颈项部。双侧足弓并在一起,相当于脊椎部分,从前向后依次为颈椎、胸椎、腰椎、骶椎、尾椎。足底上部相当于胸腔,足底中部相当于腹腔,足底下部相当于盆腔。双足外侧相当于人体的肩、肘、膝。详见图 15－1。

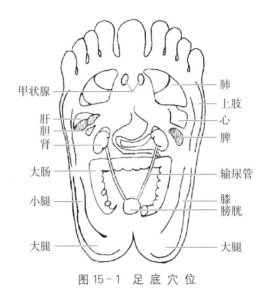

图 15－1　足 底 穴 位

二、足部反射区分布示意图表

足底反射区图解见图 15－2～图 15－6。

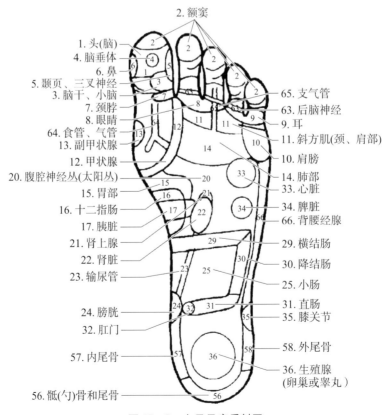

图 15－2　左足足底反射区

右足足底反射区图解。

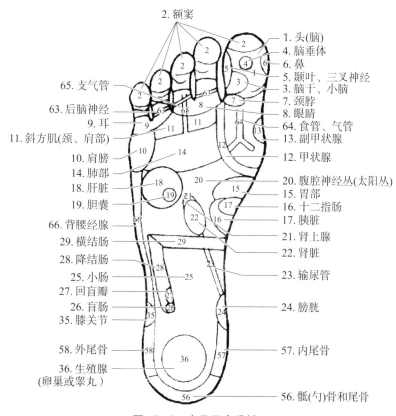

图 15-3 右足足底反射区

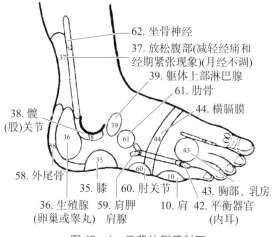

图 15-4 足背外侧反射区

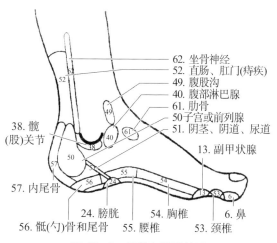

图 15-5 足背内侧反射区

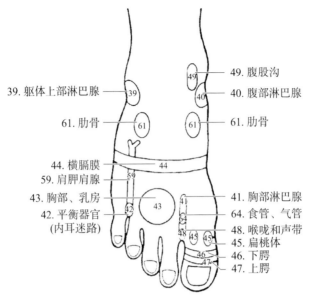

图 15-6　足背正面反射区

<table>
</table>

39. 躯体上部淋巴腺	49. 腹股沟
61. 肋骨	40. 腹部淋巴腺
44. 横膈膜	61. 肋骨
59. 肩胛肩腺	41. 胸部淋巴腺
43. 胸部、乳房	64. 食管、气管
42. 平衡器官（内耳迷路）	48. 喉咙和声带
	45. 扁桃体
	46. 下腭
	47. 上腭

表 15-1　足部反射区作用及位置

编号	反射区	作用	位置
1	头（脑）	主记忆、思考、创造之能力，对失眠、头痛、头重、头晕、中风、血栓、脑性麻痹、高血压等有一定效果	双足大踇趾趾腹全部
2	额窦	头痛、头胀、鼻窦炎、前额不舒服及眼鼻问题	双足每个趾腹前端肉球部位
3	脑干、小脑	主活动神经，控制肌肉紧张，可预防中风、脑性麻痹、帕金森病、失眠、后头胀痛、脑震动、脑瘤	双足大踇趾趾腹肉球外侧半边下角
4	脑垂体	前叶主调整各内分泌腺，后叶主抗利尿激素，调节内分泌腺之平衡	双足大踇趾趾腹中央深处，如一粒小米
5	颜叶、三叉神经	偏头痛、颜面神经麻痹、面部神经痛、失眠	双足大踇趾趾腹外侧向第2趾的侧面
6	鼻子	鼻炎、鼻塞、过敏性鼻炎、流鼻涕等各种鼻病	双足大踇趾内侧中间突起位置
7	颈项	头酸痛、落枕、颈部僵硬或扭伤等	双足大踇趾向第2趾的基部关节下面踇趾项外侧
8	眼睛	近视、白内障及内脏器官失调所引起之眼疾、各种眼疾	双足第2趾第3趾的趾腹项部及基部
9	耳朵	重听、耳鸣、中耳炎等各种耳病	双足第4趾第5趾的趾腹项部及基部
10	肩膀	肩痛、肩周关节炎、手臂无力酸麻、五十肩	双足足底前掌第4趾骨和第5跖骨间的肉球及外缘部位

（续表）

编号	反射区	作　用	位　置
11	斜方肌	肩周关节炎、颈肩酸痛	双足第2趾至第5趾的基部、眼睛和耳朵反射区的下方横卧足掌凸起的前端
12	甲状腺	甲状腺功能亢进、不足引起之甲状腺肿、凸眼、消瘦、肥胖、心悸情绪不安、怕冷、怕热等	双足第1趾和第2趾骨之间,围绕大踇趾根部的肉球周围
13	副甲状腺	平衡钙质、抽筋、筋骨酸痛、易瘀血、指甲脆弱、失眠等,各种缺钙症	双足大踇趾项部内侧稍向底面接近关节的根部
14	肺部	肺气肿、肺炎、肺结核、气喘、咳嗽、感冒等	双足足底前掌多肉凸起的位置
15	胃部	胃酸、胃痛、胃溃疡、胃胀闷、消化不良、急慢性胃炎等各种胃病	双足足底内侧弓形前部接近大踇趾根部肉球关节下方
16	十二指肠	消化不良、十二指肠溃疡、十二指肠胀气	双足足底内侧弓形前部胃反射区的正下方
17	胰脏	控制胰岛素、维持血糖、分解蛋白质、帮助消化	双足足底内侧弓形中央受胃及十二指肠反射区包围
18	肝脏	肝炎（甲乙型）、肝硬化、肝肿大、肝功能失常引起的营养不良、疲劳、失眠、肝斑等症状	右足前掌下方,中线偏向外侧踇指与第4趾相对
19	胆囊	胆囊炎、胆结石、黄疸、乳化脂肪不良引起的消化不良	在肝的反射区内,偏内下角
20	腹腔神经丛	消除紧张,减轻精神压力、神经性胃肠病、腹泻、失眠	双足足掌肺反射区下方
21	肾上腺	肾上腺皮质,髓质功能不足,心律不齐、昏厥、消炎、皮肤过敏、风湿症、关节炎	双足足底中心肾脏反射区上面
22	肾脏	肾过滤功能不足、肾炎、结石、尿蛋白、水肿、尿毒症、皮肤症、风湿症、关节炎、高血压、动脉粥样硬化、静脉曲张	双足足底中心偏下深处
23	输尿管	输尿管结石、发炎、狭窄造成肾脏积水	双足足底肾脏与膀胱反射区之间的肌肉层管道
24	膀胱	尿频、膀胱炎、排尿的灼热感、结石、收缩无力引起尿床、尿液没有排完感	双足足底内侧脚跟前接近尾椎反射区
25	小肠	营养吸收不良、腹泻、胀气、紧张、闷痛、疲劳、发炎	双足足底由足腰至足跟之间的中央
26	盲肠	慢性盲肠炎、腹部胀气	右足足跟前靠近外侧上行连接升结肠反射区
27	回盲瓣	小肠与大肠之连接处、防止大肠内容物回流入小肠	右足足跟前盲肠反射区上方再连接升结肠反射区

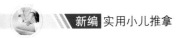

（续表）

编号	反射区	作　用	位　置
28	升结肠	（同属大肠）与左足横、降结肠同、蠕动不良而停滞、腹泻、便秘	右足足腰小肠反射区外侧
29	横结肠	主吸收水分、结肠发炎、腹泻	双足足腰横线小肠反射区上方
30	降结肠	主吸收水分、结肠发炎、腹泻	双足足腰小肠反射区外侧
31	直肠	便秘、痔疮、脱肛	左足足跟前缘深处及2个小腿内侧的腓肠肌
32	肛门	便秘、痔疮、脱肛	左足足跟前缘直肠反射区末端靠近膀胱反射区
33	心脏	先天性心脏病、心肌梗死、心绞痛、冠状动脉硬化,心力衰竭、心律不齐,血液循环问题	左足前掌肺反射区下方则第4趾蹠骨的下方深处
34	脾脏	免疫功能失调及血液之疾病,贫血、食欲不振、容易感冒、加强抗体、抗癌症	左足心脏反射区下方深处
35	膝关节	关节炎、风湿酸痛、膝伤害,坐骨神经痛	双足外侧足踝下前方凹处
36	生殖腺（卵巢或睾丸）	促进幼儿成长、促进性功能发育、不孕症、发炎、围绝经期病变、调经	双足足跟外侧及足底后跟中央
37	放松腹部	妇女月经不调、痛经、经期紧张、调经	双足外侧腓骨后方由踝骨起向上延伸至膝关节外侧下方
38	髋（股）关节	坐骨神经痛、髋股关节炎、酸痛、腿部肌肉萎缩、腰部酸痛	双足内外侧踝骨下方绕行
39	躯体上部淋巴腺	肚脐以上之器官消炎、加强抗体、肿瘤、癌症、发热、上半身各种炎症	双足外侧踝骨前凹窝部位
40	腹部淋巴腺	肚脐以下之器官消炎、加强抗体、肿瘤、癌症、发热、脚踝肿胀、腿部充水、下半身各种炎症	双足内侧踝骨前凹窝部位
41	胸部淋巴腺	胸部消炎、（呼吸道）、乳房或胸部肿瘤、抑制癌细胞扩散	双足足背第1趾与第2趾的蹠骨之间的凹缝部位,与喉咙气管反射区重叠和连接
42	平衡器官（内耳）	耳液不平衡、头晕、血压不正常、耳鸣、目眩、晕车、晕船等	双足足背第4趾与第5趾基部关节范围
43	胸部、乳房	胸闷、胸部瘀伤、乳腺癌	双足足背第2、3、4趾骨之间
44	横膈膜	打嗝、横膈膜的收缩和肺的呼吸相关、缓解紧张压力	双足外侧边缘中间突起楔骨处横跨足背如带状至内侧楔骨胸椎反射区
45	扁桃体	发炎、肿痛、喉咙痛、感冒	双足大蹈趾趾背腰部上面肌腱两边
46	下腭	牙痛、牙周病、打呼噜、磨牙、发炎	双足大蹈趾第1关节上面横纹后方扁桃体反射区前方,成横带状

（续表）

编号	反射区	作用	位置
47	上腭	牙痛、牙周症、打呼噜、磨牙、发炎	双足大踇趾第1关节上面横纹前方趾甲后方，成横带状
48	喉咙和声带	喉咙痛、咳嗽、发炎、沙哑、失声	双足大踇趾与第2趾根部上面相连接凹缝的部位
49	腹股沟	疝气、消除淋巴结、生殖方面的病证、性无能	双足内踝前面上方伸肌部位
50	子宫或前列腺	子宫发炎、不孕症、子宫内膜异位、子宫瘤、经痛、白带、前列腺肿大或发炎会导致排尿困难或疼痛	双足足跟内侧、内踝和内尾骨反射区之间
51	阴茎、阴道、尿道	阴（尿）道发炎、妇女排尿困难或频尿、小儿尿床	双足足跟内侧由膀胱反射区和子宫反射区斜线相接骨缝里
52	直肠、肛门	便秘、痔疮、脱肛、静脉曲张等	双足小腿内侧胫骨后方，由内踝后方向上循行至比目鱼肌
53	颈椎	椎间盘突出、骨刺、手麻痹、循环障碍紧张颈项僵硬或酸痛	双足大踇趾第2趾骨内侧腰部
54	胸椎	背脊痛、前胸不舒服、胸椎骨刺、背部肌肉酸痛	双足内侧足弓腰部楔骨至舟骨下方
55	腰椎	酸痛、骨刺、椎间盘突出、腰部以下的酸痛与腰椎神经相关	双足内侧腰部楔骨至舟骨下方
56	骶（勺）骨和尾骨	坐骨神经痛、腰酸、骨刺、跌挫尾骨受伤	双足内侧脚弓后段子宫反射区下方足跟边缘
57	内尾骨	坐骨神经痛、尾骨受伤后遗症、后脑勺痛	双足内侧后跟边缘，绕行子宫反射区
58	外尾骨	坐骨神经痛、外尾骨受伤后遗症	双足外侧后跟边缘，绕行卵巢反射区
59	肩胛肩腺	背酸痛、肩胛酸痛、举手困难、五十肩	双足足背第4跖骨与第5跖骨的骨缝，平衡器官反射区后方至肋骨反射区之间
60	肘关节	肘受伤、网球肘、肘关节酸痛	双足外侧边缘中间突起的楔骨范围
61	肋骨	肋间神经痛、腰酸痛、腰部扭伤（闪腰）、肋膜炎	双足足背各有两点反射区，内侧在腹部淋巴腺反射区前方，附骨范围。外侧在上身淋巴腺前方骶骨范围
62	坐骨神经	坐骨神经酸痛、外侧在腓骨下面、内侧在胫骨下面	双足小腿外侧腓骨及内侧胫骨后方，由内外踝向上延伸至膝腘位置
63	后脑神经	神经紧张、失眠、落枕、头痛（后脑）、颈部僵硬	双足第2、3、4趾，趾腹根部、趾节下方，由趾缝外侧向内推按最容易抓到
64	食管、气管	气管发炎、哮喘、咳嗽、感冒、声嘶	双足足背大踇趾与第2趾的跖骨之间凹缝位置，与胸部淋巴及喉咙同一腺。及在足底掌大踇趾后方凸起的肉球内

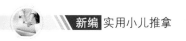

（续表）

编号	反射区	作 用	位 置
65	支气管	哮喘、支气管炎、咳嗽、感冒、声嘶	双足足掌肺部反射区穿过斜方肌反射区至脚中趾深部
66	背腰经腺	肩胛骨外侧至腰部之间肋骨神经痛，俗称大板筋或腰肢筋酸痛症	双足足底外侧边缘，由脚后跟前方膝反射区起延伸至肩反射区

第三节　足部按摩十二法

中国各种传统保健身法，如静坐、吐纳、柔软操、按摩、推拿、指压、刮痧、拔罐、气功、针灸及太极拳等，都是宝贵的医学遗产，其中足部按摩方法简单自然，效果显著。足部按摩尽管来自古代祖先遗产，但最风行发展还是最近几十年之事。如何对足部进行按摩才能取得最好的效果呢？这有赖于足部按摩手法的选择，这里介绍足部按摩手法十二式，如推法、拿法、捏法、擦法、理法、摇法、搓法、叩法、推压法、压刮法、按揉法及指关节钩法等手法。详细操作见“成人推拿手法”部分。

足部按摩手法的注意事项有以下两点。

（1）手法的补泻：一般来说，力度较轻，手法节律较慢者为补法；而力度较大，使患者感到疼痛较重，手法节律较快者为泻法。

（2）手法操作技巧：先轻力按摩，渐渐加重，或一个重力，两三个轻力揉按这样有节奏地循环运作，患者才易接受。

第四节　足部按摩常规操作

一、足部按摩程序

左足反射区按摩操作顺序：①太阳神经丛；②肾上腺；③肾脏；④输尿管；⑤膀胱；⑥额窦；⑦三叉神经；⑧小脑；⑨大脑；⑩垂体；⑪鼻；⑫颈项；⑬颈椎；⑭甲状腺；⑮旁腺；⑯眼睛；⑰耳朵；⑱斜方肌；⑲肺部；⑳支气管；㉑心脏；㉒脾脏；㉓背腰经腺；㉔胃部；㉕胰脏；㉖十二指肠；㉗小肠；㉘横结肠；㉙降结肠；㉚直肠；㉛肛门；㉜生殖腺；㉝胸椎；㉞腰椎；㉟骶椎；㊱尾骨；㊲子宫；㊳阴道（尿道）；㊴内尾骨；㊵髋关节；㊶直肠、肛门括约肌；㊷坐骨神经；㊸肩膀；㊹肘关节；㊺膝关节；㊻卵巢（睾丸）；㊼外尾骨；㊽髋关节；㊾下腹部；㊿坐骨神经；(51)上、下腭；(52)扁桃体；(53)喉咙（声带）；(54)气管；(55)胸部淋巴腺；(56)内耳迷路；(57)胸部；(58)横膈膜；(59)肩胛肩腺；(60)肋骨；(61)上下身淋巴腺；(62)腹股沟；(63)解溪。

右足反射区按摩操作顺序：①太阳神经丛；②肾上腺；③肾脏；④输尿管；⑤膀胱；⑥额窦；⑦三叉神经；⑧小脑；⑨大脑；⑩垂体；⑪鼻；⑫颈项；⑬颈椎；⑭甲状腺；⑮甲状旁腺；⑯眼睛；⑰耳朵；⑱斜方肌；⑲肺部；⑳支气管；㉑肝脏；㉒胆囊；㉓背腰经腺；㉔胃部；㉕胰部；㉖十二指肠；㉗小肠；㉘盲肠；㉙回盲瓣；㉚升结肠；㉛横结肠；㉜生殖腺；㉝胸椎；㉞腰椎；㉟骶椎；㊱尾骨；㊲子宫，㊳阴道（尿道）；㊴内尾骨；㊵髓关节；㊶直肠、肛门括约肌；㊷坐骨神经；㊸肩膀；㊹肘关节；㊺膝关节；㊻卵巢（睾丸）；㊼外尾骨；㊽髋关节；㊾下腹部；㊿坐骨神经；(51)上、下腭；

㉝扁桃体;㉝喉(声带);㉝气管;㉝胸部淋巴腺;㉝内耳迷路;㉝胸部;㉝横膈膜;㉝肩胛肩腺;㉝肋骨;㉝上下身淋巴腺;㉝腹股沟;㉝解溪。

二、足部按摩原则

在操作时,先按摩及检查心脏反射区,视受术者的身体情况决定力量的大小和时间的长短;反射区与器官的联系如被堆积物阻塞时,器官功能会受到影响。器官功能不良时,按压反射区会感到疼痛,操作时要重点注意这些敏感的区域。

第五节 足部按摩的注意事项

(1) 饥饿或饭后一小时内不可按摩,避免因受刺激而引起反胃。

(2) 按摩后半小时内请饮用温开水 300~500 ml。

(3) 每次同一部位不可连续重压,避免压迫骨头部位,以免伤害骨膜。

(4) 严重心脏病、糖尿病、肾脏病者每次按摩时间要特别谨慎,请按摩后喝开水,稍休息。

(5) 按摩期间,有些患者的病况会更加疼痛(特别是关节炎或风湿病患者),此时不必害怕,可以继续按摩,并多喝开水。

(6) 按摩后不可立刻以冷水洗脚,免受伤害。

(7) 生活起居要正常,营养摄取要平衡。

(8) 每天要做适量的运动,保持情绪平稳、乐观。

(9) 初行按摩期间,可能产生疲倦,尿液可出现颜色加深、气味浓臭等现象,是尿酸排出体外的表现。

(10) 脚踝肿胀,特别是淋巴阻塞的人,停止按摩后可自然消退。

(11) 要使按摩见效,要有信心、耐心与恒心。一曝十寒,较难见效。

(12) 按摩师工作后不可立刻以冷水洗手,以免受伤。

第十六章 耳穴按摩法

第一节 概　　述

耳穴按摩法,又称耳郭穴位按摩疗法。它流传于民间,是中国传统医学手法的宝贵遗产之一。耳穴按摩法是我国劳动人民在长期与疾病做斗争中创造出来的一种治疗方法。早在2000多年前就有刺激耳穴治病的记载。耳穴按摩具有很大的优越性。

（1）适应证广:耳穴按摩治病范围较广,如急性扭伤、失眠、神经衰弱、老年慢性支气管炎、遗尿、血尿、结肠炎、腹泻、便秘、感冒、胃痛、坐骨神经痛、三叉神经痛、肩周炎、落枕、食欲不振、高血压、低血压、痛经、月经不调等50多种疾病均可用耳穴按摩法进行治疗。

（2）疗效迅速:可迅速止痛、退热、止痒。

（3）操作简便,易学易做,经济实用,不良反应少。

（4）能预防疾病:经常进行耳部按摩,可增强体质,预防疾病。

第二节　耳郭的表面解剖

耳郭分前面和背面两部分,耳郭正面可划分为17个大区,其解剖名称与形态如图16-1。

耳郭背面可划分为8个大区,其主要解剖名称与形态如图16-2。

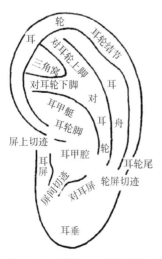

图 16-1　耳郭正面解剖名称图

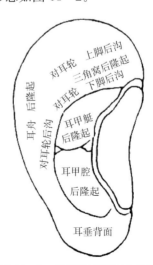

图 16-2　耳郭背面解剖名称图

第三节 耳穴的全息图解

人体脏腑和肢体器官患病时,在耳郭的一定部位会出现变色、变形、丘疹、脱屑、压痛明显、电阻变低等症状和表现,刺激这些部位可以起到治疗的作用,也可以利用它来进行诊断和鉴别诊断,这些部位称为耳穴。

通过长期的观察,耳郭正面耳穴的分布,像一个在子宫内倒置的胎儿,头部朝下,手脚朝上、脏腑和肢体器官的分布都有一定的规律性。

耳垂:相当于面部。

耳屏:相当于鼻咽部。

对耳屏:相当于头部

对耳轮:相当于躯体。

对耳轮上脚:相当于下肢部。

对耳轮下脚:相当于臀部。

耳舟:相当于上肢部。

耳甲腔:相当于胸腔部。

耳甲艇:相当于腹腔部。

耳轮脚:相当于膈肌部。

三角窝:相当于盆腔部。

屏间切迹:相当于内分泌系统。

耳郭背面耳穴的分布,也似一个倒置的胎儿(与耳郭前面的耳穴基本上相对称)(图 16 - 3、图 16 - 4)。

耳垂背面:相当于头面部。

耳甲腔后隆起:相当于胸腔部。

耳甲艇后隆起:相当于腹腔部。

对耳轮后沟:相当于脊椎。

对耳轮上脚后沟:相当于下肢部。

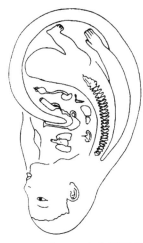 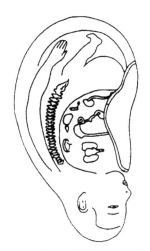

图 16－3　耳郭正面人体投影示意图　　　　图 16－4　耳郭背面人体投影示意图

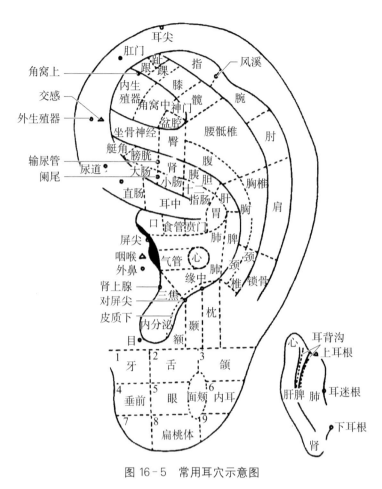

图 16-5 常用耳穴示意图

对耳轮下脚后沟：相当于臀部。

耳舟后隆起：相当于上肢部。

第四节 耳穴按摩的常用穴位和主治表

表 16-1 耳穴按摩的常用穴位和主治表

解剖	穴名	定位	主治
耳轮11穴	耳中	耳轮脚	呃逆，荨麻疹，皮肤瘙痒，小儿遗尿，咯血
	直肠	耳轮脚棘前上方的耳轮	便秘，腹泻，脱肛，痔疮
	尿道	"直肠"上方耳轮	尿频，尿急，尿痛，尿潴留
	外生殖器	对耳轮下脚前方的耳轮	睾丸炎，附睾炎，外阴瘙痒
	肛门	三角窝前方的耳轮	痔疮，肛裂
	耳尖	耳郭向前对折的上部尖端	发热，高血压，急性结膜炎，急性睑腺炎（麦粒肿）
	结节	耳轮结节	头晕，头痛，高血压
	轮1~4	耳轮结节下方的耳轮顺次向下	发热，扁桃体炎，上呼吸道感染

（续表）

解剖	穴名	定位	主治
耳舟6穴	指	耳舟上方	甲沟炎,手指疼痛麻木
	腕	"指"区下方	腕部疼痛
	风溪	耳轮结节前方,"指"	荨麻疹,皮肤瘙痒,过敏性鼻炎
	肘	"腕"区下方	网球肘,肘部疼痛
	肩	"肘"区下方	肩关节周围炎、肩部疼痛
	销骨	"肩"区下方	肩关节周围炎
对耳轮14穴	跟	耳尖下方对耳轮上脚后上部	足扭伤
	趾	"趾""跟"区下方	甲沟炎,趾部疼痛
	踝	对耳轮上脚中1/3	踝关节扭伤
	膝	对耳轮上脚下1/3	膝关节肿痛
	髋	对耳轮下脚前2/3	髋关节疼痛,坐骨神经痛
	坐骨神经	对耳轮上脚末端与耳轮内缘相交	坐骨神经痛
	交感	对耳轮下脚1/3	自主神经功能紊乱
	臀	对耳轮体前部上2/5	坐骨神经痛,臀筋膜炎
	腹	"腹"区后方	腹痛,腹胀,腹泻,急性腰扭伤
	腰骶椎	对耳轮体前部上2/5	腰骶部疼痛
	胸	"胸"区后方	胸肋疼痛,胸闷,乳腺炎
	胸椎	对耳轮体前部中2/5	胸肋疼痛,乳腺炎,经前乳痛,泌乳不足
	颈	"胸"区后方	落枕,颈项肿痛
	颈椎	对耳轮体前部下1/5	落枕,颈项肿痛,颈椎病
三角窝5穴	角窝上	三角窝前1/3的上部	高血压
	内生殖器角	三角窝前1/3的下部	痛经,月经不调,功血,带下,遗精,早泄
	窝中	三角窝中1/3	哮喘
	神门	三角窝后1/3的上部	失眠,多梦,痛经,戒断综合征
	盆腔	三角窝后1/3的下部	盆腔炎
耳屏9穴	上屏	耳屏外侧面上1/2处	无
	下屏	耳屏外侧面下1/2处	无
	外耳	屏上切迹前方近耳轮处	外耳道炎,中耳炎,耳鸣
	屏尖	耳屏游离缘上部尖端	发热,牙痛
	外鼻	耳屏外侧面中部,上下屏之间	鼻炎,鼻窦炎
	肾上腺	耳屏游离缘下部尖端	低血压,风湿性关节炎,腮腺炎,链霉素中毒
	咽喉	耳屏内侧面上1/2处	咽喉炎,扁桃体炎,声音嘶哑

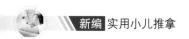
(续表)

解剖	穴名	定 位	主 治
	内鼻	耳屏内侧面上 1/2 处	鼻炎,副鼻体炎,鼻衄
	屏间前	屏间切迹前方耳屏最下部	假性近视
对耳屏8穴	额	对耳屏外侧面前部	头痛,头晕,失眠,多梦
	屏间后	屏间切迹后方,对耳屏前下部	假性近视
	颞	对耳屏外侧面中部	偏头痛
	枕	对耳屏外侧面后部	头痛,头晕,哮喘,癫痫,神经衰弱
	皮质下	对耳屏内侧面	痛症,间日疟,神经衰弱,假性近视
	对屏尖	对耳屏游离缘的尖端	哮喘,腮腺炎,皮肤瘙痒,睾丸炎,副睾炎
	缘中	对耳屏游离缘上,对屏尖与屏轮切迹中点	遗尿,内耳眩晕
	脑干	屏轮切迹处	脑疾患,脑动脉供血不足,癫痫,多动症,低智
耳甲21穴	口	耳轮脚下方前 1/3 处	面瘫,口腔炎,胆结石,胆囊炎,戒断综合征
	食管	耳轮脚下方中 1/3 处	食管炎,食道痉挛
	贲门	耳轮脚下方后 1/3 处	贲门痉挛,神经性呕吐
	胃	耳轮脚消失处	胃痉挛,胃炎,胃溃疡,消化不良,失眠,牙痛
	十二指肠	耳轮脚上方后部	十二指肠溃疡,胆结石,胆囊炎,幽门痉挛
	小肠	耳轮脚上方中部	消化不良,腹痛,心动过速,心律不齐
	大肠	耳轮脚上方前部	腹泻,便秘
	阑尾	"大肠"和"小肠"区之间	腹泻,阑尾炎
	艇角	对耳轮下脚下方前脚	前列腺炎,尿道炎
	膀胱	对耳轮下脚下方中部	膀胱炎,遗尿,尿潴留,腰痛,后头痛,坐骨神经痛
	肾	对耳轮下脚下方后部	耳鸣,肾盂肾炎,遗尿,遗精早泄,月经不调,哮喘
	输尿管	"肾"和"膀胱"区之间	输尿管结石
	胰胆	耳甲艇的后上部	胆结石,胆囊炎,胆道蛔虫,偏头痛,胰腺炎,耳病
	肝	耳甲艇的后下部	胁痛,高血压,假性近视,月经不调,围绝经期综合征
	艇中	"小肠"和"肾"区之间	腹痛腹胀,胆道蛔虫症
	脾	耳甲腔的后上部	腹胀腹痛便秘,食欲不振,功血,带下,内耳眩晕
	心	耳甲腔正中凹陷处	心动过速,心律不齐,心绞痛,神经衰弱,癔病,舌疮
	气管	"心"区和外耳门之间	咳喘
	肺	"心""气管"区周围处	咳喘,声嘶,痤疮,便秘,皮肤瘙痒,荨麻疹,戒断综合征
	三焦	外耳门后下,"肺"和"内分泌"间	便秘,腹胀,腹痛
	内分泌	屏间切迹内,耳甲腔的前下部	痛经,月经不调,围绝经期综合征,间日疟

（续表）

解剖	穴名	定位	主治
耳垂8穴	牙	耳垂正面前上部	牙痛,牙周炎,低血压
	舌	耳垂正面中上部	舌炎,口腔炎
	颌	耳垂正面后上部	牙痛,颞颌关节功能紊乱
	垂前	耳垂正面前中部	神经衰弱,牙痛
	眼	耳垂正面中央部	急性结膜炎,急性睑腺炎(麦粒肿),假性近视,电光性眼炎
	内耳	耳垂正面后中部	内耳眩晕,耳鸣,听力减退
	面颊	耳垂正面,"眼"与"内耳"区间	周围性面瘫,三叉神经痛,扁平疣
	扁桃体	耳垂正面下部	扁桃体炎,咽炎
耳背6穴	耳背心	耳背上部	心悸,失眠,多梦,
	耳背肺	耳背中内部	咳喘,皮肤瘙痒
	耳背脾	耳背中央部	胃痛,消化不良,食欲不振
	耳背肝	耳背中外部	胆结石,胆囊炎,胁痛
	耳背肾	耳背下部	头痛,头晕,神经衰弱
	耳背沟	对耳轮沟与对耳轮上下脚沟处	高血压,皮肤瘙痒
耳根3穴	上耳根	耳根处	鼻衄
	耳迷根	耳轮脚后沟的耳根处	胆结石,胆囊炎,胆道蛔虫,鼻塞,心动过速,腹泻,腹痛
	下耳根	耳根最下处	低血压

第五节 耳穴按摩九法

中医学的手法医学是不断经历代医家的经验与总结所积累的精华,它有别于西方的所谓按摩,也区别于其他学科。耳穴按摩的手法是因为耳部的特殊结构,所以在按摩时所选用的手法特别重要,这是治疗与保健取得良好效果的保障。

耳穴按摩的手法主要有9种,如按法、摩法、推法、拿法、揉法、捏法、摇法、点法、掐法等。

耳穴按摩手法操作时需注意以下事项:

（1）医者指甲要勤修,要干净。

（2）力度要由轻到重、再由重到轻,速度要先慢到快、再由快到慢。

（3）认准虚实辨证,本着实者泻之、虚者补之的原则。具体为重手法为泻,轻手法为补;快速手法为泻,慢速手法为补;顺时针为补,逆时针为泻;顺经络为补,逆经络为泻。

附：小儿穴位示意图

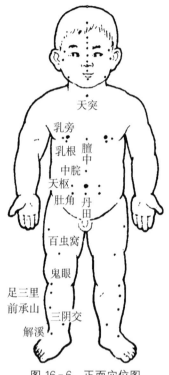

图 16－6　正面穴位图

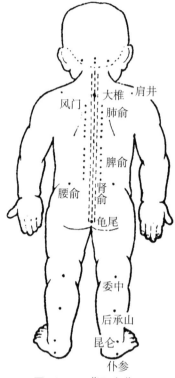

图 16－7　背面穴位图

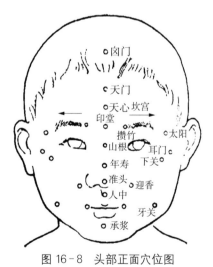

图 16－8　头部正面穴位图

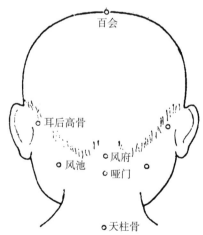

图 16－9　头部背面穴位图

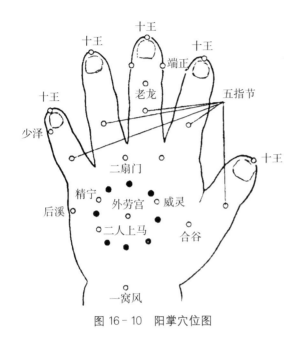

图 16-10 阳掌穴位图

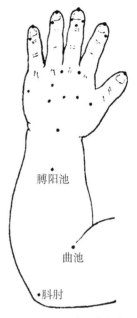

图 16-11 上肢阳掌穴位图

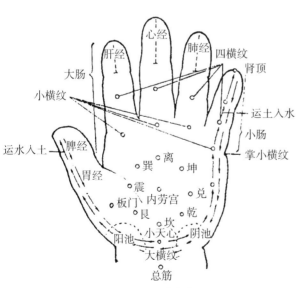

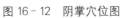

图 16-12 阴掌穴位图

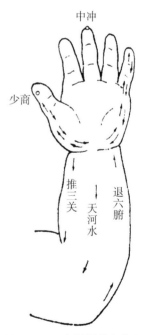

图 16-13 上肢阴掌穴位图

参考文献

［1］杨继洲.针灸大成［M］.北京：人民卫生出版社,1963.

［2］孙思邈.千金要方［M］.北京：人民卫生出版社,1982.

［3］吴谦.医宗金鉴［M］.北京：人民卫生出版社,1973.

［4］孙承南.齐鲁推拿医术［M］.济南：山东科学技术出版社,1987.

［5］王建斌,霍永华.点穴与解穴［M］.南京：东南大学出版社,1989.

［6］金义成.小儿推拿学［M］.上海：上海中医学院出版社,1988.

［7］王启民.家庭按摩指南［M］.北京：中国环境科学出版社,1988.

［8］黄鼎坚.点穴疗法［M］.南宁：广西科学技术出版社,1988.

［9］李茂林.按摩推拿手法萃锦［M］.北京：人民卫生出版社,1989.

［10］喻德元.武当伤科［M］.南昌：江西科学技术出版社,1989.

［11］张长江.中医骨伤科推拿手法［M］.北京：中医古籍出版社,1989.

［12］孙树椿.实用推拿手法彩色图谱［M］.北京：中国医药科技出版社,1988.

［13］黄孝宽.中华气功点穴疗法精粹［M］.北京：北京体育学院出版社,1988.

［14］张安祯.中医古伤科学［M］.北京：人民卫生出版社,1988.

［15］俞大方.推拿学［M］.上海：上海科学技术出版社,1994.

［16］陈金波.足底按摩保健康［M］.北京：中国友谊出版公司,2003.

［17］王槐昌.耳穴治病妙法［M］.南京：江苏科学技术出版社,2001.

［18］刘时觉.中医学教程［M］.北京：人民卫生出版社,1999.

［19］卞春强.中国现代推拿［M］.济南：山东友谊出版社,2003.